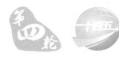

国家卫生健康委员会"十四五"规划教材

全国高等中医药教育教材

供针灸推拿学等专业用

U0292269

小儿推拿学

第 3 版

推针
拿灸

主　编　邵　瑛　于　娟

副主编　林丽莉　杨永刚　郭现辉

编　者　（按姓氏笔画排序）

于　娟（山东中医药大学）　　　张　锐（青岛大学附属医院）

王　列（辽宁中医药大学）　　　陆　萍（上海中医药大学）

王莉莉（安徽中医药大学）　　　邵　瑛（广州中医药大学）

王德军（湖南中医药大学）　　　林丽莉（福建中医药大学）

冯　跃（成都中医药大学）　　　郝　华（内蒙古医科大学）

许　丽（浙江中医药大学）　　　郭现辉（河南中医药大学）

李　雪（陕西中医药大学）　　　陶　琦（南京中医药大学）

李　静（山东中医药大学）　　　章海凤（江西中医药大学）

李忠正（天津中医药大学）　　　鲁梦倩（北京中医药大学）

杨永刚（长春中医药大学）　　　樊　云（湖北中医药大学）

杨良兵（广州中医药大学）　　　戴　缙（黑龙江中医药大学）

秘　书　王海宽（广州中医药大学）

人民卫生出版社

·北京·

图书在版编目（CIP）数据

小儿推拿学 / 邵瑛，于娟主编 . —3 版 . —北京：
人民卫生出版社，2021.6（2024.10重印）

ISBN 978-7-117-31598-2

I. ①小… Ⅱ. ①邵… ②于… Ⅲ. ①小儿疾病 – 推
拿 – 医学院校 – 教材 Ⅳ. ①R244.15

中国版本图书馆 CIP 数据核字（2021）第 121177 号

人卫智网	www.ipmph.com	医学教育、学术、考试、健康，
		购书智慧智能综合服务平台
人卫官网	www.pmph.com	人卫官方资讯发布平台

小儿推拿学
Xiao'er Tuinaxue
第 3 版

主　　编：邵　瑛　于　娟

出版发行：人民卫生出版社（中继线 010-59780011）

地　　址：北京市朝阳区潘家园南里 19 号

邮　　编：100021

E - mail：pmph @ pmph.com

购书热线：010-59787592　010-59787584　010-65264830

印　　刷：三河市国英印务有限公司

经　　销：新华书店

开　　本：850×1168　1/16　印张：20

字　　数：499 千字

版　　次：2012 年 6 月第 1 版　　2021 年 6 月第 3 版

印　　次：2024 年 10 月第 7 次印刷

标准书号：ISBN 978-7-117-31598-2

定　　价：65.00 元

打击盗版举报电话：010-59787491　E-mail：WQ @ pmph.com

质量问题联系电话：010-59787234　E-mail：zhiliang @ pmph.com

数字增值服务编委会

主　编　邵　瑛　于　娟

副主编　林丽莉　杨永刚　郭现辉

编　者　（按姓氏笔画排序）

于　娟（山东中医药大学）　　　张　锐（青岛大学附属医院）

王　列（辽宁中医药大学）　　　陆　萍（上海中医药大学）

王莉莉（安徽中医药大学）　　　邵　瑛（广州中医药大学）

王德军（湖南中医药大学）　　　林丽莉（福建中医药大学）

冯　跃（成都中医药大学）　　　郝　华（内蒙古医科大学）

汤　伟（湖南中医药大学）　　　郭现辉（河南中医药大学）

许　丽（浙江中医药大学）　　　陶　琦（南京中医药大学）

李　雪（陕西中医药大学）　　　梅文静（北京市第一中西医结合医院）

李　静（山东中医药大学）　　　章海凤（江西中医药大学）

李忠正（天津中医药大学）　　　鲁梦倩（北京中医药大学）

杨永刚（长春中医药大学）　　　樊　云（湖北中医药大学）

杨良兵（广州中医药大学）　　　戴　缙（黑龙江中医药大学）

秘　书　王海宽（广州中医药大学）

◇◇◇ 修 订 说 明 ◇◇◇

为了更好地贯彻落实《中医药发展战略规划纲要(2016—2030年)》《中共中央国务院关于促进中医药传承创新发展的意见》《教育部 国家卫生健康委 国家中医药管理局关于深化医教协同进一步推动中医药教育改革与高质量发展的实施意见》《关于加快中医药特色发展的若干政策措施》和新时代全国高等学校本科教育工作会议精神,做好第四轮全国高等中医药教育教材建设工作,人民卫生出版社在教育部、国家卫生健康委员会、国家中医药管理局的领导下,在上一轮教材建设的基础上,组织和规划了全国高等中医药教育本科国家卫生健康委员会"十四五"规划教材的编写和修订工作。

为做好新一轮教材的出版工作,人民卫生出版社在教育部高等学校中医学类专业教学指导委员会、中药学类专业教学指导委员会和第三届全国高等中医药教育教材建设指导委员会的大力支持下,先后成立了第四届全国高等中医药教育教材建设指导委员会和相应的教材评审委员会,以指导和组织教材的遴选、评审和修订工作,确保教材编写质量。

根据"十四五"期间高等中医药教育教学改革和高等中医药人才培养目标,在上述工作的基础上,人民卫生出版社规划、确定了第一批中医学、针灸推拿学、中医骨伤科学、中药学、护理学5个专业100种国家卫生健康委员会"十四五"规划教材。教材主编、副主编和编委的遴选按照公开、公平、公正的原则进行。在全国50余所高等院校2 400余位专家和学者申报的基础上,2 000余位申报者经教材建设指导委员会、教材评审委员会审定批准,聘任为主编、副主编、编委。

本套教材的主要特色如下:

1. 立德树人,思政教育　坚持以文化人,以文载道,以德育人,以德为先。将立德树人深化到各学科、各领域,加强学生理想信念教育,厚植爱国主义情怀,把社会主义核心价值观融入教育教学全过程。根据不同专业人才培养特点和专业能力素质要求,科学合理地设计思政教育内容。教材中有机融入中医药文化元素和思想政治教育元素,形成专业课教学与思政理论教育、课程思政与专业思政紧密结合的教材建设格局。

2. 准确定位,联系实际　教材的深度和广度符合各专业教学大纲的要求和特定学制、特定对象、特定层次的培养目标,紧扣教学活动和知识结构。以解决目前各院校教材使用中的突出问题为出发点和落脚点,对人才培养体系、课程体系、教材体系进行充分调研和论证,使之更加符合教改实际、适应中医药人才培养要求和社会需求。

3. 夯实基础,整体优化　以科学严谨的治学态度,对教材体系进行科学设计、整体优化,体现中医药基本理论、基本知识、基本思维、基本技能;教材编写综合考虑学科的分化、交叉,既充分体现不同学科自身特点,又注意各学科之间有机衔接;确保理论体系完善,知识点结合完备,内容精练、完整,概念准确,切合教学实际。

4. 注重衔接,合理区分　严格界定本科教材与职业教育教材、研究生教材、毕业后教育教材的知识范畴,认真总结、详细讨论现阶段中医药本科各课程的知识和理论框架,使其在教材中得以凸显,既要相互联系,又要在编写思路、框架设计、内容取舍等方面有一定的区分度。

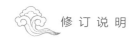

5. 体现传承, 突出特色 　本套教材是培养复合型、创新型中医药人才的重要工具, 是中医药文明传承的重要载体。传统的中医药文化是国家软实力的重要体现。因此, 教材必须遵循中医药传承发展规律, 既要反映原汁原味的中医药知识, 培养学生的中医思维, 又要使学生中西医学融会贯通, 既要传承经典, 又要创新发挥, 体现新版教材"传承精华、守正创新"的特点。

6. 与时俱进, 纸数融合 　本套教材新增中医抗疫知识, 培养学生的探索精神、创新精神, 强化中医药防疫人才培养。同时, 教材编写充分体现与时代融合、与现代科技融合、与现代医学融合的特色和理念, 将移动互联、网络增值、慕课、翻转课堂等新的教学理念和教学技术、学习方式融入教材建设之中。书中设有随文二维码, 通过扫码, 学生可对教材的数字增值服务内容进行自主学习。

7. 创新形式, 提高效用 　教材在形式上仍将传承上版模块化编写的设计思路, 图文并茂、版式精美; 内容方面注重提高效用, 同时应用问题导入、案例教学、探究教学等教材编写理念, 以提高学生的学习兴趣和学习效果。

8. 突出实用, 注重技能 　增设技能教材、实验实训内容及相关栏目, 适当增加实践教学学时数, 增强学生综合运用所学知识的能力和动手能力, 体现医学生早临床、多临床、反复临床的特点, 使学生好学、临床好用、教师好教。

9. 立足精品, 树立标准 　始终坚持具有中国特色的教材建设机制和模式, 编委会精心编写, 出版社精心审校, 全程全员坚持质量控制体系, 把打造精品教材作为崇高的历史使命, 严把各个环节质量关, 力保教材的精品属性, 使精品和金课互相促进, 通过教材建设推动和深化高等中医药教育教学改革, 力争打造国内外高等中医药教育标准化教材。

10. 三点兼顾, 有机结合 　以基本知识点作为主体内容, 适度增加新进展、新技术、新方法, 并与相关部门制订的职业技能鉴定规范和国家执业医师(药师)资格考试有效衔接, 使知识点、创新点、执业点三点结合; 紧密联系临床和科研实际情况, 避免理论与实践脱节、教学与临床脱节。

本轮教材的修订编写, 教育部、国家卫生健康委员会、国家中医药管理局有关领导和教育部高等学校中医学类专业教学指导委员会、中药学类专业教学指导委员会等相关专家给予了大力支持和指导, 得到了全国各医药卫生院校和部分医院、科研机构领导、专家和教师的积极支持和参与, 在此, 对有关单位和个人表示衷心的感谢! 希望各院校在教学使用中, 以及在探索课程体系、课程标准和教材建设与改革的进程中, 及时提出宝贵意见或建议, 以便不断修订和完善, 为下一轮教材的修订工作奠定坚实的基础。

人民卫生出版社

2021 年 3 月

前　言

　　国家卫生健康委员会"十四五"规划教材《小儿推拿学》(第3版)在人民卫生出版社和第四届全国高等中医药教育教材建设指导委员会的指导下,汇聚了全国二十余所高等院校的一线专业教师,充分汲取上一版教材的优势和特色,并结合近五年的学科发展和社会需求编写而成。

　　本教材扩增了小儿推拿的适应病种,如新生儿疾病,五官科疾病章节增加了目前临床常见多发病,增加了现代社会小儿发病率上升的自闭症、性早熟等疾病。本教材将小儿推拿现代研究部分细化到各病中,以期能更好地反映小儿推拿学科的前沿性。同时也加强了追本溯源,在手法部分增加了古籍引文,在教材最后增加了古代小儿推拿歌赋,让学习者能更深刻地体会小儿推拿的历史沿革。保健篇丰富了脏腑保健推拿法、小儿推拿助长等内容,凸显小儿推拿强身健体之功效。

　　在"互联网+"教育时代背景下,本教材融合了多种形式的数字化资源,内容包括单式、复式手法操作视频,PPT课件,"扫一扫测一测"练习,期中、期末各一套模拟试卷和答案,以及每章末的复习思考题答案。丰富多样的数字资源,在纸质教材的相关部位以二维码形式呈现,扫码即可观看,为小儿推拿学的线上、线下教学提供了方便。本教材供全国高等中医药院校针灸推拿学等专业教学使用,也可供从事小儿推拿教学、临床、科研的专业人员及广大小儿推拿爱好者使用。

　　本教材的绪论由邵瑛执笔,第一章由林丽莉、李雪编写,第二章由许丽、林丽莉编写,第三章由章海凤编写,第四章由邵瑛、杨良兵编写,第五章由郝华、张锐编写,第六章由王德军编写,第七章由王莉莉编写,第八章由王列、冯跃编写,第九章由冯跃编写,第十章由李静编写,第十一章由陶琦编写,第十二章由于娟、李雪编写,第十三章由樊云编写,第十四章由李雪编写,第十五章由李忠正、戴缙编写,第十六章由陆萍编写,第十七章由郭现辉编写,第十八章由鲁梦倩、陆萍编写,第十九章由鲁梦倩编写。本教材手法视频由邵瑛、杨良兵、王海宽参与拍摄,感谢小模特谭博伦、林祺恩的配合;数字化资源由上述编委按章各自编写,由汤伟、梅文静整理;纸质版和数字资源终稿由邵瑛、王海宽统稿。

　　本教材虽经全体编委多次修改,但内容难免存在不足或疏漏之处,望广大师生在使用中提出宝贵意见,以便今后修订和提高。

编者

2021年3月

◇◇◇ 目　　录 ◇◇◇

绪论　小儿推拿学概述 1
　　一、小儿推拿学科体系的构建 1
　　二、小儿推拿学的基本内容 1
　　三、小儿推拿学习和训练方法 2

上篇　基　础　篇

第一章　小儿推拿学基础知识 4
　第一节　小儿推拿发展简史 4
　　一、小儿推拿历史源流 4
　　二、主要小儿推拿文献介绍 8
　第二节　小儿推拿流派介绍 10
　　一、流派概述 10
　　二、中国主要小儿推拿流派介绍 11
　第三节　小儿推拿作用原理 19
　　一、小儿推拿的特征 19
　　二、小儿推拿的基本作用原理 20
　第四节　小儿推拿适应证和禁忌证 24
　　一、小儿推拿适应证 24
　　二、小儿推拿禁忌证 24
　第五节　小儿推拿介质介绍 24
　　一、推拿介质种类与作用 24
　　二、推拿介质的选择 25

第二章　小儿的生理病理特点 26
　第一节　小儿中医生理病理特点 26
　　一、生理特点 26
　　二、病理特点 27
　　三、五脏特点 28
　第二节　小儿生长发育各年龄段特点 29

一、发育常数 ·· 29
二、解剖生理特点 ·· 32

第三章 小儿推拿临证概要 ·· 35
第一节 小儿常见病因 ·· 35
一、外感因素 ·· 35
二、饮食因素 ·· 35
三、先天因素 ·· 35
四、情志因素 ·· 36
五、意外因素 ·· 36
六、其他因素 ·· 36
第二节 小儿四诊概要 ·· 36
一、望诊 ·· 36
二、闻诊 ·· 38
三、问诊 ·· 38
四、切诊 ·· 39
第三节 小儿辨证概要 ·· 39
一、八纲辨证 ·· 39
二、脏腑辨证 ·· 39

中篇 技 能 篇

第四章 小儿推拿手法 ·· 46
第一节 小儿推拿手法特点 ·· 46
一、手法基本要求 ·· 46
二、手法补泻 ·· 46
三、手法操作顺序 ·· 47
四、手法操作注意事项（含禁忌） ·· 47
第二节 小儿推拿常用单式手法 ·· 47
一、按法 ·· 47
二、摩法 ·· 48
三、掐法 ·· 48
四、揉法 ·· 48
五、推法 ·· 49
六、运法 ·· 50
七、搓法 ·· 50
八、摇法 ·· 50
九、捏法 ·· 51
十、拿法 ·· 51
十一、捣法 ··· 51

十二、拍法 ··52
十三、擦法 ··52
十四、振法 ··52
十五、捻法 ··53
十六、捏挤法 ···53
十七、取痧法 ···53
第三节　小儿推拿常用复式手法 ··54
一、黄蜂入洞 ···54
二、猿猴摘果 ···54
三、水底捞明月 ··55
四、摇肘肘 ··55
五、打马过天河 ··55
六、飞经走气 ···55
七、二龙戏珠 ···56
八、苍龙摆尾 ···56
九、赤凤点头 ···56
十、凤凰展翅 ···56
十一、按弦走搓摩 ···57
十二、揉脐及龟尾并擦七节骨 ··57
十三、按肩井法 ··57
十四、开门见山（头面四大手法） ··58
十五、双凤展翅 ··58
十六、揉耳摇头 ··58
十七、黄蜂出洞 ··58
十八、调五经 ···58
十九、运土入水与运水入土 ··59
二十、天门入虎口 ···59
二十一、取天河水 ···59
二十二、飞金走气 ···59
二十三、开璇玑 ··59
二十四、抱肚法 ··60
二十五、肃肺法 ··60
二十六、温熨元阳 ···60

第五章　小儿推拿常用穴位 ··62
第一节　小儿推拿特定穴概述 ···62
一、小儿推拿特定穴的特点 ··63
二、小儿推拿特定穴的命名 ··63
三、小儿推拿常用穴位的度量标准 ···64
四、小儿推拿特定穴位源流 ··64

第二节　头面颈项部常用穴位 64

一、天门(攒竹) 65

二、坎宫(眉弓) 65

三、太阳 65

四、印堂(眉心) 65

五、天心(额中) 66

六、山根(山风、二门) 66

七、年寿 66

八、准头(鼻准) 66

九、迎香 66

十、牙关(颊车) 66

十一、囟门 67

十二、百会 67

十三、四神聪 67

十四、风池 67

十五、风府(脑门) 68

十六、耳后高骨 68

十七、天柱骨 68

十八、桥弓 68

十九、肩井 69

第三节　胸腹部常用穴位 69

一、天突 69

二、咳穴 69

三、璇玑 69

四、膻中 70

五、乳根 70

六、乳旁 70

七、胁肋 70

八、中脘(太仓) 70

九、腹 70

十、脐(神阙) 71

十一、天枢 71

十二、丹田 72

十三、气海 72

十四、关元 72

十五、肚角 72

第四节　背腰部常用穴位 72

一、大椎 73

二、五脏背俞穴(肺俞、心俞、肝俞、脾俞、肾俞) 73

三、脊柱 73

四、七节骨 ··· 74

五、龟尾 ·· 74

第五节　上肢部常用穴位 ··· 74

一、脾经(脾土) ·· 74

二、肝经(肝木) ·· 75

三、心经(心火) ·· 76

四、肺经(肺金) ·· 76

五、肾经(肾水) ·· 77

六、大肠 ·· 78

七、小肠 ·· 78

八、十王(十宣) ·· 78

九、四横纹 ·· 78

十、小横纹 ·· 79

十一、掌小横纹 ··· 79

十二、肾顶 ·· 79

十三、肾纹 ·· 79

十四、内劳宫 ··· 80

十五、小天心 ··· 80

十六、内八卦 ··· 80

十七、板门 ·· 81

十八、胃经 ·· 81

十九、大横纹 ··· 81

二十、总筋 ·· 82

二十一、左端正、右端正 ·· 82

二十二、老龙 ··· 82

二十三、拇腮 ··· 83

二十四、皮罢 ··· 83

二十五、五指节 ··· 83

二十六、二扇门 ··· 83

二十七、外劳宫 ··· 83

二十八、威灵 ··· 84

二十九、精宁 ··· 84

三十、二人上马 ··· 84

三十一、外八卦 ··· 84

三十二、一窝风 ··· 85

三十三、少商 ··· 85

三十四、列缺 ··· 85

三十五、合谷 ··· 85

三十六、螺蛳骨(养老穴) ··· 86

三十七、膊阳池 ··· 86

三十八、三关 ⋯⋯⋯⋯⋯⋯⋯⋯⋯⋯⋯⋯⋯⋯⋯⋯⋯⋯⋯⋯⋯⋯⋯⋯⋯⋯⋯⋯⋯⋯⋯⋯ 86

三十九、天河水 ⋯⋯⋯⋯⋯⋯⋯⋯⋯⋯⋯⋯⋯⋯⋯⋯⋯⋯⋯⋯⋯⋯⋯⋯⋯⋯⋯⋯⋯⋯⋯ 87

四十、六腑 ⋯⋯⋯⋯⋯⋯⋯⋯⋯⋯⋯⋯⋯⋯⋯⋯⋯⋯⋯⋯⋯⋯⋯⋯⋯⋯⋯⋯⋯⋯⋯⋯⋯ 88

四十一、洪池(曲泽) ⋯⋯⋯⋯⋯⋯⋯⋯⋯⋯⋯⋯⋯⋯⋯⋯⋯⋯⋯⋯⋯⋯⋯⋯⋯⋯⋯⋯ 88

四十二、曲池 ⋯⋯⋯⋯⋯⋯⋯⋯⋯⋯⋯⋯⋯⋯⋯⋯⋯⋯⋯⋯⋯⋯⋯⋯⋯⋯⋯⋯⋯⋯⋯⋯ 88

四十三、肘肘 ⋯⋯⋯⋯⋯⋯⋯⋯⋯⋯⋯⋯⋯⋯⋯⋯⋯⋯⋯⋯⋯⋯⋯⋯⋯⋯⋯⋯⋯⋯⋯⋯ 89

第六节　下肢部常用穴位 ⋯⋯⋯⋯⋯⋯⋯⋯⋯⋯⋯⋯⋯⋯⋯⋯⋯⋯⋯⋯⋯⋯⋯⋯⋯ 89

一、箕门 ⋯⋯⋯⋯⋯⋯⋯⋯⋯⋯⋯⋯⋯⋯⋯⋯⋯⋯⋯⋯⋯⋯⋯⋯⋯⋯⋯⋯⋯⋯⋯⋯⋯ 89

二、百虫(血海) ⋯⋯⋯⋯⋯⋯⋯⋯⋯⋯⋯⋯⋯⋯⋯⋯⋯⋯⋯⋯⋯⋯⋯⋯⋯⋯⋯⋯⋯ 90

三、膝眼(内、外膝眼) ⋯⋯⋯⋯⋯⋯⋯⋯⋯⋯⋯⋯⋯⋯⋯⋯⋯⋯⋯⋯⋯⋯⋯⋯⋯ 90

四、足三里 ⋯⋯⋯⋯⋯⋯⋯⋯⋯⋯⋯⋯⋯⋯⋯⋯⋯⋯⋯⋯⋯⋯⋯⋯⋯⋯⋯⋯⋯⋯⋯ 90

五、前承山(条口) ⋯⋯⋯⋯⋯⋯⋯⋯⋯⋯⋯⋯⋯⋯⋯⋯⋯⋯⋯⋯⋯⋯⋯⋯⋯⋯⋯ 90

六、丰隆 ⋯⋯⋯⋯⋯⋯⋯⋯⋯⋯⋯⋯⋯⋯⋯⋯⋯⋯⋯⋯⋯⋯⋯⋯⋯⋯⋯⋯⋯⋯⋯⋯⋯ 90

七、三阴交 ⋯⋯⋯⋯⋯⋯⋯⋯⋯⋯⋯⋯⋯⋯⋯⋯⋯⋯⋯⋯⋯⋯⋯⋯⋯⋯⋯⋯⋯⋯⋯ 91

八、止痢 ⋯⋯⋯⋯⋯⋯⋯⋯⋯⋯⋯⋯⋯⋯⋯⋯⋯⋯⋯⋯⋯⋯⋯⋯⋯⋯⋯⋯⋯⋯⋯⋯⋯ 91

九、委中 ⋯⋯⋯⋯⋯⋯⋯⋯⋯⋯⋯⋯⋯⋯⋯⋯⋯⋯⋯⋯⋯⋯⋯⋯⋯⋯⋯⋯⋯⋯⋯⋯⋯ 91

十、后承山(鱼肚) ⋯⋯⋯⋯⋯⋯⋯⋯⋯⋯⋯⋯⋯⋯⋯⋯⋯⋯⋯⋯⋯⋯⋯⋯⋯⋯⋯ 91

十一、太溪 ⋯⋯⋯⋯⋯⋯⋯⋯⋯⋯⋯⋯⋯⋯⋯⋯⋯⋯⋯⋯⋯⋯⋯⋯⋯⋯⋯⋯⋯⋯⋯ 92

十二、昆仑 ⋯⋯⋯⋯⋯⋯⋯⋯⋯⋯⋯⋯⋯⋯⋯⋯⋯⋯⋯⋯⋯⋯⋯⋯⋯⋯⋯⋯⋯⋯⋯ 92

十三、仆参 ⋯⋯⋯⋯⋯⋯⋯⋯⋯⋯⋯⋯⋯⋯⋯⋯⋯⋯⋯⋯⋯⋯⋯⋯⋯⋯⋯⋯⋯⋯⋯ 92

十四、鞋带(解溪) ⋯⋯⋯⋯⋯⋯⋯⋯⋯⋯⋯⋯⋯⋯⋯⋯⋯⋯⋯⋯⋯⋯⋯⋯⋯⋯⋯ 92

十五、大敦 ⋯⋯⋯⋯⋯⋯⋯⋯⋯⋯⋯⋯⋯⋯⋯⋯⋯⋯⋯⋯⋯⋯⋯⋯⋯⋯⋯⋯⋯⋯⋯ 92

十六、涌泉 ⋯⋯⋯⋯⋯⋯⋯⋯⋯⋯⋯⋯⋯⋯⋯⋯⋯⋯⋯⋯⋯⋯⋯⋯⋯⋯⋯⋯⋯⋯⋯ 93

下篇　治　疗　篇

第六章　新生儿疾病 ⋯⋯⋯⋯⋯⋯⋯⋯⋯⋯⋯⋯⋯⋯⋯⋯⋯⋯⋯⋯⋯⋯⋯⋯⋯⋯⋯⋯ 98

第一节　胎黄(新生儿黄疸) ⋯⋯⋯⋯⋯⋯⋯⋯⋯⋯⋯⋯⋯⋯⋯⋯⋯⋯⋯⋯⋯⋯⋯ 98

第二节　胎怯 ⋯⋯⋯⋯⋯⋯⋯⋯⋯⋯⋯⋯⋯⋯⋯⋯⋯⋯⋯⋯⋯⋯⋯⋯⋯⋯⋯⋯⋯⋯ 101

第三节　肠胀气 ⋯⋯⋯⋯⋯⋯⋯⋯⋯⋯⋯⋯⋯⋯⋯⋯⋯⋯⋯⋯⋯⋯⋯⋯⋯⋯⋯⋯⋯ 103

第四节　泪道堵塞(新生儿泪囊炎) ⋯⋯⋯⋯⋯⋯⋯⋯⋯⋯⋯⋯⋯⋯⋯⋯⋯⋯⋯ 106

第七章　肺系疾病 ⋯⋯⋯⋯⋯⋯⋯⋯⋯⋯⋯⋯⋯⋯⋯⋯⋯⋯⋯⋯⋯⋯⋯⋯⋯⋯⋯⋯⋯ 109

第一节　感冒 ⋯⋯⋯⋯⋯⋯⋯⋯⋯⋯⋯⋯⋯⋯⋯⋯⋯⋯⋯⋯⋯⋯⋯⋯⋯⋯⋯⋯⋯⋯ 109

附:小儿反复感冒 ⋯⋯⋯⋯⋯⋯⋯⋯⋯⋯⋯⋯⋯⋯⋯⋯⋯⋯⋯⋯⋯⋯⋯⋯⋯⋯ 112

第二节　发热 ⋯⋯⋯⋯⋯⋯⋯⋯⋯⋯⋯⋯⋯⋯⋯⋯⋯⋯⋯⋯⋯⋯⋯⋯⋯⋯⋯⋯⋯⋯ 114

附:小儿暑热症 ⋯⋯⋯⋯⋯⋯⋯⋯⋯⋯⋯⋯⋯⋯⋯⋯⋯⋯⋯⋯⋯⋯⋯⋯⋯⋯⋯ 117

第三节　咳嗽 ⋯⋯⋯⋯⋯⋯⋯⋯⋯⋯⋯⋯⋯⋯⋯⋯⋯⋯⋯⋯⋯⋯⋯⋯⋯⋯⋯⋯⋯⋯ 119

第四节　哮喘 ⋯⋯⋯⋯⋯⋯⋯⋯⋯⋯⋯⋯⋯⋯⋯⋯⋯⋯⋯⋯⋯⋯⋯⋯⋯⋯⋯⋯⋯⋯ 123

第五节　肺炎喘嗽 ⋯⋯⋯⋯⋯⋯⋯⋯⋯⋯⋯⋯⋯⋯⋯⋯⋯⋯⋯⋯⋯⋯⋯⋯⋯⋯⋯ 127

第八章 脾系疾病 ……………………………………………………………………… 131
　第一节 厌食 ……………………………………………………………………… 131
　第二节 呕吐 ……………………………………………………………………… 134
　第三节 泄泻 ……………………………………………………………………… 137
　第四节 便秘 ……………………………………………………………………… 140
　第五节 疳积 ……………………………………………………………………… 143
　第六节 腹痛 ……………………………………………………………………… 147
　第七节 滞颐 ……………………………………………………………………… 150
　第八节 脱肛 ……………………………………………………………………… 152

第九章 肝系疾病 ……………………………………………………………………… 156
　第一节 惊风 ……………………………………………………………………… 156
　第二节 注意缺陷障碍 …………………………………………………………… 160
　第三节 抽动秽语综合征 ………………………………………………………… 164
　第四节 癫痫 ……………………………………………………………………… 168
　第五节 龄齿 ……………………………………………………………………… 171

第十章 心系疾病 ……………………………………………………………………… 175
　第一节 夜啼 ……………………………………………………………………… 175
　第二节 汗证 ……………………………………………………………………… 178
　第三节 鹅口疮 …………………………………………………………………… 180
　第四节 口腔溃疡 ………………………………………………………………… 182

第十一章 肾系疾病 …………………………………………………………………… 186
　第一节 尿频 ……………………………………………………………………… 186
　第二节 遗尿 ……………………………………………………………………… 189
　第三节 癃闭 ……………………………………………………………………… 192
　第四节 尿失禁 …………………………………………………………………… 195
　第五节 脑瘫（五迟、五软、五硬） …………………………………………… 198
　第六节 水肿 ……………………………………………………………………… 202

第十二章 五官科疾病 ………………………………………………………………… 206
　第一节 鼻衄 ……………………………………………………………………… 206
　第二节 鼻渊 ……………………………………………………………………… 209
　第三节 鼻窒 ……………………………………………………………………… 212
　　附：腺样体肥大 ………………………………………………………………… 215
　第四节 鼻鼽（过敏性鼻炎） …………………………………………………… 217
　第五节 乳蛾 ……………………………………………………………………… 221
　第六节 中耳炎 …………………………………………………………………… 224
　第七节 耳鸣耳聋 ………………………………………………………………… 228

第八节　近视 ·· 232
第九节　斜视、弱视 ··· 235
第十节　慢性结膜炎 ··· 238

第十三章　伤科疾病 ·· 241
第一节　小儿桡骨小头半脱位 ·· 241
第二节　小儿臂丛神经损伤 ·· 243
第三节　小儿肌性斜颈 ··· 245
第四节　发育性髋关节脱位 ·· 247

第十四章　皮肤科疾病 ·· 251
第一节　婴儿湿疹 ··· 251
第二节　瘾疹（荨麻疹） ·· 254

第十五章　其他疾病 ·· 258
第一节　小儿肥胖症 ··· 258
第二节　小儿语言障碍 ··· 263
第三节　性早熟 ··· 267
第四节　自闭症 ··· 271

附篇　保　健　篇

第十六章　脏腑保健 ·· 278
第一节　健脾保健法 ··· 278
第二节　补肺保健法 ··· 279
第三节　疏肝保健法 ··· 279
第四节　养心保健法 ··· 280
第五节　补肾保健法 ··· 281

第十七章　体质调节 ·· 282
第一节　标准体质保健推拿法 ·· 282
第二节　偏态体质保健推拿法 ·· 282

第十八章　其他保健 ·· 286
第一节　小儿助长 ··· 286
第二节　小儿眼保健 ··· 287
第三节　小儿鼻保健 ··· 287
第四节　小儿耳保健 ··· 288
第五节　婴儿抚触 ··· 288

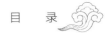

第十九章　小儿推拿歌赋 ·· 291

主要参考书目 ·· 301

绪论

小儿推拿学概述

小儿推拿学是中医儿科学和推拿学相结合的产物。

小儿推拿是在中医基本理论指导下,根据小儿的生理病理特点,运用一定的手法作用于小儿一定的部位和穴位,以防治儿科疾病、促进小儿身心健康和生长发育的中医外治疗法。

小儿推拿学是关于小儿推拿的基础知识、基本理论、基本技能和临床运用的一门学科。它追溯小儿推拿的起源和发展,研究手法作用于小儿的原理,探寻小儿推拿的特征和规律,总结古今小儿推拿防治疾病、调节体质,以及在儿童保健等方面的运用和经验等内容。

一、小儿推拿学科体系的构建

(一)中医和中医儿科学

小儿推拿是传统中医的组成部分,是中医认识小儿生理病理规律和运用手法防治儿科疾病的独特形式。它凭借特有的手法与穴位,将传统中医认识和治疗疾病的"理、法、方、药"演变成为"理、法、方、推"。历史上有名的小儿推拿学家如明代的徐用宣、龚云林、周于蕃,清代的熊应雄、骆如龙,近代的李德修、孙重三、张汉臣、刘开运等,他们首先是中医,其次才是小儿推拿医生。坚实的中医理论基础和丰富的中医儿科治疗经验,成就了他们在小儿推拿领域里的辉煌。传统中医理论基础知识是小儿推拿收集病历、辨识证候、分析病机、确立治疗方案的根本出发点。

(二)推拿学理论和技能

小儿推拿隶属于推拿学,遵循推拿学的基本规律,是手法和穴位在特定人群——小儿中的特殊运用,学习小儿推拿离不开推拿学。传统推拿的核心是手法和腧穴,手法与腧穴是建立在中医对包括小儿在内的人体共同认识基础上的。可供选择的手法和穴位越多,越有利于疾病的治疗。

(三)现代儿科学和育儿知识

现代儿科学及育儿知识从不同角度揭示了小儿的生理病理规律。它们的研究成果为运用小儿推拿防治儿科疾病提供了思路和方法。学习和借鉴现代儿科学和现代育儿知识,有利于拓展小儿推拿处方设计的视野,促进小儿推拿学术的发展。

二、小儿推拿学的基本内容

(一)小儿推拿的发展历史

小儿推拿从明代诞生到现在不过几百年。小儿推拿以文献典籍和民间技法形式存在。要发展小儿推拿,就必须研究整理小儿推拿的文献典籍,必须深入民间,追溯流派,考查和挖掘对今天儿童保健和防治儿科疾病有益的内容。

(二)小儿的生理与病理特点

小儿推拿的对象是小儿。小儿不是成人的缩影。不同年龄段的小儿表现出不同的生理特征,各个年龄段小儿的疾病谱和病机有区别。即使疾病相同,小儿与成人也有差异。只有了解小儿生理特点,熟悉和掌握小儿各个时期的生长发育规律,才能对小儿的体质及生长发育情况做出正确判断,才能指导儿童保健、辨证和对儿科疾病的防治。

(三)小儿推拿手法和小儿推拿特定穴

手法和穴位是小儿推拿的核心。手法本身是一门技(艺)术,是医生手的姿势、动力学和美学特征的综合体现,是学好、用好小儿推拿的前提。小儿推拿特定穴位有别于传统腧穴,它有固定名称、部位、操作方法、功效和临床应用。所有这些都应该重点掌握。

(四)小儿推拿作用原理

小儿推拿不用药物。手法施于小儿,刺激相应穴位和经络,调节经气,调节阴阳,调节精、气、神;通过激活与调动小儿机体,由机体自身而不是药物去改善体内状态,从而求得脏腑组织间新的平衡和人与自然之间的和谐。

(五)运用小儿推拿防治疾病

小儿推拿防治疾病离不开中医理论的基本特征,即整体观和辨证论治。在整体观指导下,对疾病进行病位、病性等方面的辨证论治,同时结合小儿推拿的特征,寻找出小儿推拿与相关疾病的切入点是小儿推拿的重要内容。

三、小儿推拿学习和训练方法

小儿推拿学是一门理论性和实践性都非常强的学科,故学习中需注重两个部分,一是中医儿科学理论知识以及现代医学的理论和技术,此部分知识主要体现在本教材的基础篇和治疗篇中;二是推拿手法结合穴位的操作技能,这是小儿推拿防治疾病起效的关键,主要体现在本教材的技能篇和治疗篇中。

推拿操作技能要做到熟练,必须经过刻苦的训练。学习中不仅要学习手法的动作要领,还要认真领会其中的操作技巧。可以先于米袋上练习,手法动作熟练后可在学习者中相互行人体上操作。只有经过刻苦的反复练习,真正达到了轻快、柔和、平稳、着实的要求,才能进行临床实践。

(邵　瑛)

上篇

基　础　篇

◆◆◆ 第一章 ◆◆◆
小儿推拿学基础知识

学习目标

通过学习小儿推拿发展简史,了解中国小儿推拿的历史源流、重要文献、目前主要的小儿推拿流派,并且掌握小儿推拿的特性和基本作用原理,了解其现代研究进展和成果,为更好地学习与开展小儿推拿学术研究打牢基础。

第一节　小儿推拿发展简史

一、小儿推拿历史源流

小儿推拿的发展历史与中医儿科学和推拿学的发展历史密切相关。

推拿学的理论体系形成于《黄帝内经》时代,以《黄帝岐伯按摩经》(佚失)为标志。中医儿科学理论体系形成于宋代,以《小儿药证直诀》为标志。

小儿推拿学是中医儿科学和推拿学发展到相当水平,相互结合才产生的新学科。

从历史上看,小儿推拿经历了明以前的史料积累、明朝末年的产生和近现代的发展三个阶段。

(一)明代以前小儿推拿史料积累

推拿古称按摩,是以手操作为特点的一种防治疾病的方法,起源于原始社会人们的生产劳动和生活实践。

据考证,早在殷商时期的甲骨文,就出现了具有按摩和儿科疾病含义的文字。

春秋战国时期,扁鹊广泛应用砭刺、针灸、按摩、汤液、热熨等治疗疾病,被尊为"医祖"。《史记·扁鹊仓公列传》有扁鹊救治虢国太子的儿科诊疗案例,还记载有"扁鹊名闻天下……来入咸阳,闻秦人爱小儿,即为小儿医"。

湖南长沙马王堆汉墓出土的《五十二病方》,为我国现存最早的医方著作。书中有婴儿索痉、婴儿病痫、婴儿瘛等儿科病名,并记载用匕周刮痧治疗小儿惊风;其中还首次提到膏摩法,将很多中药"善洒,干,节炙裹乐(药),以靡(磨)其骚(瘙)"。

秦汉时期,我国按摩已经具有相当规模。《黄帝内经》中已有按摩的产生、适应证、具体方法、治疗机制、按摩人才选择标准及按摩工具等记载。其中,与儿科有关的按摩记载有《灵枢·卫气失常》"十八已上为少,六岁已上为小",《灵枢·逆顺肥瘦》"婴儿者,其肉脆血少气

4

弱"，《素问·上古天真论》中男子以每八年、女子以每七年为阶段总结其生长发育规律。《灵枢·刺节真邪》谓："大热遍身，狂而妄见、妄闻、妄言，视足阳明及大络取之，虚者补之，血而实者泻之，因其偃卧，居其头前，以两手四指挟按颈动脉，久持之，卷而切推，下至缺盆中，而复止如前，热去乃止。"这是现代推桥弓的雏形，《灵枢·经水》载"审、切、循、扪、按，视其寒温盛衰而调之，是谓因适而为之真也"，强调了手法标准要根据证候确定。《灵枢·厥病》还记载了按摩治疗小儿虫症的方法："心腹痛，怀作痛，肿聚往来上下行，痛有休止，腹热喜渴，涎出者，是蛟蛕也。以手聚按而坚持之，无令得移。"

　　两晋南北朝时期，按摩手法日渐丰富，手法适用范围不断扩大，膏摩法得到系统总结，养生手法形成套路。葛洪《肘后备急方》最早记述"天行发斑疮（天花）"的典型症状和流行特点，记述了"爪刺人中良久""救卒中恶死"的方法。《肘后备急方·治卒腹痛方》记载："又方使病人伏卧，一人跨上，两手抄举其腹，令病人自纵重轻举抄之，令去床三尺许，便放之，如此二七度止。拈取其脊骨皮深取痛引之，从龟尾至顶乃止。未愈，更为之。"前法为抄腹法，又称颠（簸）腹法，用于小儿急性腹痛（如肠扭转）；后法为捏脊疗法，用于小儿食少、疳积和增强体质。两法流传至今。

　　隋唐时期出现官办太医署，按摩成为医学教育四大科目之一。最早的太医署为隋政府设立，分医、药两大部分。医学教育又分为医、针、按摩和咒禁四科。少小科（儿科）是医学教育的重要内容和必修课。《唐六典》记载隋代太医署按摩科设按摩博士、按摩师、按摩工等不同级别。按摩博士对按摩生进行有组织的按摩教学、培训和考核。唐代完善了太医署制度，将按摩博士和按摩师的官衔确定为"从九品下"，规定了按摩的治疗范围为"风、寒、暑、湿、饥、饱、劳、逸"八类。唐代对儿科医生要求严格，承袭医学博士教授学生的形式，学制五年，有严格的考试制度，考试合格者方能成为小儿医。由于政府重视、引导和规范，有力促进了包括按摩和中医儿科在内的中国医药学的发展。

　　隋代巢元方著《诸病源候论》，其中包括小儿杂病诸候6卷，儿科病因证候252候。书中将外感分为伤寒、时气两大类；内伤以脏腑分类。提出了小儿"不可暖衣……宜时见风日。常当节适乳哺"等正确的育儿观。全书并无方药，却于每卷之末附按摩导引法。其中，摩腹法最有特色，运用很多。唐代孙思邈著《备急千金要方》与《千金翼方》。《备急千金要方》首列妇人方，次少小婴孺方诸病。《千金翼方》有养小儿、小儿杂病等内容。孙思邈的主要贡献在于总结了膏摩法，其记载膏摩的适应证有小儿客忤、小儿夜啼、小儿热病、小儿鼻塞不通、小儿腹大且坚、腹胀满、小儿眡目不明，以及保健预防等，常用部位有囟门、手足心、腹、心口、脐等。操作手法有摩法、捼法、"上下行转"等。如《备急千金要方·少小婴孺方上》载："小儿虽无病，早起常以膏摩囟上及手足心，甚辟风寒。"所介绍的葱鞭法颇有创意，谓"儿生不作声者，此由难产、少气故也。可取儿脐带向身却捋之，令气入腹。仍呵之至百度，啼声自发。亦可以葱白徐徐鞭之，即啼"。此法选辛香通窍之葱白，适合小儿娇嫩的肌肤；鞭之，却又强调"徐徐"，且以小儿啼哭为度，足见其构思精巧。唐代王焘《外台秘要》第35、36卷为"小儿诸疾"，有"摩儿头及脊"的夜啼治疗经验。唐末我国第一部儿科专著《颅囟经》问世。该书提出了小儿为"纯阳之体"的理论，阐述小儿脉法及囟门诊察法；论述了惊、痫、疳、痢、火丹等证治，勾勒出中医儿科学的基本轮廓。同一时期，王超的《水镜图诀》记述了小儿指纹诊法，开拓了小儿病证诊断新思路。但是，此时期成人按摩和小儿按摩还混为一体，两者在手法与穴位上区别不大，儿科疾病仍以中药为主。

　　宋代将少小科改称小方脉科，使中医儿科完全独立。北宋钱乙对中医儿科贡献最大。

他总结出了小儿的生理病理特点,即"五脏六腑,成而未全,全而未壮。脏腑柔弱,气血未实,易虚易实、易寒易热";强调了望诊的重要性,对"面上证""目内证"、痘疹类出疹性疾病的诊断记录尤详;阐述了儿科病症的六种常见脉象;创立了中医儿科的脏腑辨证体系。宋代其他儿科著作有《小儿卫生总微论方》《幼幼新书》《小儿病源方论》等。当时的医学巨著《圣济总录》特设"小儿门"16卷;解析了按和摩,曰:"可按可摩,时兼而用,通谓之按摩。按之弗摩,摩之弗按,按止以手,摩或兼以药,曰按曰摩,适所用也。"将按摩的作用机制分成两大类:"大抵按摩法,每以开达抑遏为义,开达则壅蔽者以之发散,抑遏则慓悍者有所归宿。"从而使按摩同阴阳、升降等传统中医理论对接,步入了理性轨道。

宋代改革医学教育,太医局取消按摩科。但按摩医学仍惯性发展。苏轼《苏沈良方·卷十》记载河北一老翁用爪掐法治疗儿脐风的事迹,谓:"只掐令气脉断,不必破肉……应手皆效。"危亦林《世医得效方·卷十一·小儿科》有"初生大小便不通,腹胀欲绝者,急令妇人以温水漱口,吸咂儿前后心,并脐下手足心共七处,每一处凡三五次,数口吸咂取红赤为度,须臾自通,不尔无生意,有此证,遇此法可谓再生。"其法以口吸咂,独具匠心。后世《证治准绳》《本草纲目》《医便》等书皆引用此法。

金元时期,百家争鸣。寒凉派代表刘河间在《黄帝素问宣明论方·儿科论》中提出"大概小儿病者纯阳,热多冷少",主清热。攻下派张子和提出"养生当论食补,治病当论药攻",倡汗、吐、下三法;并在《儒门事亲》中运用"揉脾"法治疗小儿身瘦肌热等证。补土派李东垣重视脾胃,提出补土为治。滋阴派朱丹溪创"阳常有余,阴常不足",认为"乳下小儿常湿,热多","小儿食积、痰热、伤乳为病,大概肝与脾病多","小儿易怒,肝病最多,肝只有余,肾只不足",并采用滋阴法。各种流派虽然学术思想各异,治疗方法有别,但从不同角度认识小儿生理病理,运用不同方法防治儿科疾病,促进了中医儿科学向纵深发展。

中医儿科临床地位的提高和中医儿科学理论体系的建立为小儿推拿学的形成奠定了基础。

(二)明清小儿推拿的形成及意义

小儿推拿产生于明代末期有着深刻的学术与历史背景。

小儿推拿是推拿学的分支和重要组成部分。推拿学奠基于秦汉,繁荣昌盛于隋唐,扩展于宋金元。到了明代,推拿理论框架基本构建完备,各种手法和技术相当成熟,临床运用突破了骨(筋)伤范围。中医儿科学在北宋时期,无论论理论还是临床都领先于世界,极富特色。两门学科体系的建立和发展奠定了小儿推拿从成人推拿中分化出来的必要条件。

随着按摩知识的积累,人们已经发现小儿的生理病理现象可以通过在一定穴位或部位上点按与抚触来调节;已经归纳出手法的"开达"与"抑遏"之性;已经形成了"按之则热气至""按之则血气散""按之痛止""按而收之""推而散之"等关于按摩的理论;已经将按摩广泛用于小儿的保健和疾病的治疗,并取得丰富的经验;尤其是在小儿惊风、腹痛、虫证、食积、疳积、伤乳、发热等治疗方面显示出特殊疗效。所有这些成为了小儿推拿体系建立的根基和素材。

据现有资料,"推拿"一词最早见于明代安徽张四维(字国本)的《医门秘旨》。书中有部分小儿推拿内容,并绘"推拿掌法图"。由于此书早年失传,中医目录学对此并未著录,日本图书馆有收藏。"推拿"名词还见于明代万全的《幼科发挥》。书中记载:"一小儿得真搐,予曰不治。彼家请一推拿法者掐之。其儿护痛,目瞪口动,一家尽喜。"

最早的小儿推拿专篇见于庄应琪补辑的《补要袖珍小儿方论》第10卷。庄应琪在徐用宣所著《袖珍小儿方》的基础上增补"秘传看惊掐惊口授手法论"。最早提出了小儿推拿的特殊操作方法,介绍了三关、六腑等小儿推拿特定穴,同时载手足推拿穴位图谱。手法多推擦,却被称为"掐筋",可能与适应证为小儿急惊风有关。该篇不足 4 千字,内容简单,文字朴素,乃小儿推拿之原始雏形。

明代《小儿按摩经》是最早的小儿推拿专著,收录于杨继洲 1601 年所著的《针灸大成》。作为独立的第 10 卷,题为"四明陈氏著集"。该书开篇言"小儿之疾,并无七情所干,不在肝经,则在脾经;不在脾经,则在肝经。其疾多在肝、脾两脏",收集了 40 多个小儿推拿特定穴位,绘制了小儿推拿穴位图谱。其中已有关于五经穴的手法记载,并对脾经的操作提出"掐脾土,曲指左转为补,直推之为泻"。书中涉及手法有掐、推、揉、左转(旋推)、点、按、运、分、搓、摩、弹、摇、拍、捻(戏)、滚、撮、翻(屈伸)、跷等 18 种。记载了 29 种小儿推拿复式操作手法,如"黄蜂出洞""水底捞明月""赤凤摇头""运水入土""飞经走气""按弦搓摩""揉脐法"等。提出了小儿推拿"以手代针之神术""亦分补泻"等观点;还有小儿初生调护等内容。《小儿按摩经》的问世标志着小儿推拿从民间技艺升华为成熟理论,学科从此走上独立发展之道。

明清时期小儿推拿蓬勃发展。小儿推拿从业人员遍及全国,推拿适用范围进一步扩大,手法日渐增多,小儿推拿专著大量涌现。这些专著全面论述并发展了小儿推拿,完善并强化了小儿推拿学科体系,提高了推拿疗法在中医学中的地位。

(三)近现代小儿推拿概况

近代中国内忧外患,中医事业举步维艰,推拿疗法备受冷落,但因推拿有群众基础,仍然在民间发展。最大成就是形成了许多推拿流派。而西医和西方手法的传入又促进了传统手法的革新。这一时期的推拿著作仍以小儿推拿为多,大都通俗易懂,图文并见,对推拿的普及有一定作用,但多数陈陈相因,学术上建树不多。

中华人民共和国成立至今,中医事业有了长足进步,小儿推拿学科建设取得了令人瞩目的成绩。

1. 小儿推拿文献整理

(1)保存:由于清末和民国战乱,史料损失严重。中华人民共和国成立初期,党和政府开展了对古代医籍的抢救工作。如校刊了《针灸大成·按摩经》《小儿推拿方脉活婴秘旨全书》《小儿推拿直录》《小儿推拿广意》《幼科推拿秘书》《厘正按摩要术》等,使散在于民间的小儿推拿著作得以保存。近年引入了电子计算机和数字化图书技术,使明清时期主要小儿推拿著作资料等得到现代化形式的保存。

(2)提炼学术思想:不少学者对现存小儿推拿著作的主要学术思想、手法、穴位数量和理论贡献等进行了发掘,理顺了小儿推拿发展脉络,挖掘出对今天小儿推拿理论和临床有参考价值的内容。

(3)专题研究:专题研究是就某一个专题集合所有著作,通过比较发现其规律。这种研究更利于古为今用。如"中国古代小儿推拿防治感冒文献研究"等,但这种专题研究的广度和深度还不够,应该加强。

2. 创办推拿学校,开设小儿推拿课程 1958 年上海正式创办推拿学校,面向全国招生,学校开设小儿推拿课程。由于有的学员已经是当地名医,通过学习和交流,给各地小儿推拿技法的展示提供了平台,促进了各流派小儿推拿的融合与发展。这期间,山东省中医进修学校开设了小儿推拿课程,自编了《儿科推拿疗法简编》(1959 年出版)。上海的金义成也编写了《小儿推拿学》教材(1988年5月出版)。现在各中医院校都独立开设了小儿推拿课程。山西运城创办了小儿推拿专科学校。

3. 著书立说 自1950年起,我国出版了很多小儿推拿著作。比较有代表性的有:孙重三《小儿推拿疗法简编》、江静波《小儿推拿疗法新解》、张汉臣《实用小儿推拿》、张素芳《中国小儿推拿学》、湘西土家族苗族自治州卫生学校《小儿推拿疗法》、佘继林《冯氏捏积疗法》、张席珍《小儿推拿疗法》等。

4. 继承与发展小儿推拿流派 继承与发展小儿推拿流派也是当今小儿推拿发展的趋势之一。山东认定本土小儿推拿流派为齐鲁文化精粹。从临床、理论、保健和源流诸方面进行整理和挖掘。"小儿推拿三字经技法"申报国家非物质文化遗产获得成功。孙重三小儿推拿流派申报成功山东第五批省级非物质文化遗产代表性项目。山东孙重三小儿推拿流派传承工作室以及"十三大手法"特色技术获得山东省项目立项资助。湖南开展了对湘西小儿推拿流派的整理与研究。山西对河东小儿推拿流派也立项资助。

5. 小儿推拿临床 临床是学科存在与发展的根基。小儿推拿的适用范围更加广泛,临床总结报道很多。各地开展小儿推拿都很普遍,许多医院专门设立了小儿推拿专科。

6. 小儿推拿科研 目前小儿推拿的基础研究主要集中在补泻机制、脑肠互动、皮部感应、免疫原理等方面,临床研究主要集中在小儿脾胃、肺系、肝风和肌性斜颈等方面。由于小儿依从性差,幼小动物模型复制困难,以及推拿操作难于定性定量等,使小儿推拿实验研究进展缓慢。

如今我们迎来了小儿推拿的黄金时期,国家中医药管理局制定了小儿推拿发展计划,要求各大中医医院和社区卫生服务中心开展小儿推拿业务。还拨专项资金资助小儿推拿防治儿童反复上呼吸道感染、脾虚、便秘和改善小儿睡眠等研究。

二、主要小儿推拿文献介绍

1.《小儿推拿方脉活婴秘旨全书》 明代龚廷贤撰,是流传最早的小儿推拿单行本。该书内容与《小儿按摩经》相似,但更全面、系统。其开篇"何婴儿疾繁且甚欤?大抵半胎毒,半伤食也",这在当时是非常大胆的假设,为我们今天认识儿科疾病提供了思路。该书载有45个小儿推拿特定穴位,新增了靠山、胃穴、鞋带、甘载、百虫、前承山等。并在《小儿按摩经》的基础上,精练出复式"十二手法"。该书被曹炳章先生誉为"推拿最善之本"。

2.《小儿推拿秘诀》 又名《小儿推拿仙术》《推拿仙术》,明代周于蕃编撰。书中关于"手上推拿法"(即黄蜂入洞、赤凤摇头、飞经走气、天门入虎口、水里捞明月、打马过天河、凤凰单展翅、猿猴摘果、双龙摆尾九种复式操作法)、"身中十二拿法"(即拿太阳、肩井、耳后、合骨、鱼肚、百虫、膀胱、奶旁、曲尺、肚角、皮罢、三阳交等十二穴)、"阳掌诀法"(即运内八卦等十五种掌面推拿法)、"阴掌诀法"(即掐揉二扇门等七种手掌背推拿法)、"治法捷要歌诀"等皆有特色。该书以治法统领手法和穴位,于汗、吐、下三法之后给出具体推拿处方。同时也提出"凡推法俱有次序,每病必先用面上取汗,喉中取呕法,次于手上分阴阳,次推三关,次六腑,次各应先推之指"。他在"男左女右说"中提出三关、六腑等当时需要区别男女性别使用的穴位,可以女照男用,相差不大。此书还记载了"抱肚法",指出"诸凡小儿,不拘何病。以手掌心贴儿脐下小腹,往上轻轻托抱之。能令五脏冲和,百病消散"。该书对后世影响较大,业内视为秘诀,广为传抄。

笔记栏

3.《小儿推拿广意》 清代最早的小儿推拿著作,熊应雄编著,全书共 3 卷。本书在前人基础上发挥较多,规范亦多,首次将小儿推拿五经穴绘制于五指螺纹面,创立顺时针旋推为补,逆时针旋推为泻的五经推法。首次提出小儿"推拿手部次第"和"推拿面部次第"。全书共载 80 余个穴位,45 个为小儿推拿特定穴,既有主治,又有推拿操作图谱。该书之四横纹、威灵、精宁、涌泉、大肠及风池 6 个穴位与《小儿按摩经》同名但定位不同。复式手法之黄蜂入洞、赤凤摇头、二龙戏珠、猿猴摘果、按弦搓摩、飞经走气亦与《小儿按摩经》同名但操作不同。全书介绍了 20 余种儿科常见疾病的推拿治疗方法。该书对后世小儿推拿影响深远。

4.《幼科推拿秘书》 骆如龙编撰。卷一《歌赋论诀秘旨》主述儿科诊法。卷二《穴象手法》载穴位 170 余个,其中有 140 多个小儿推拿特定穴。头部天心(分为上天心与大天心)、两额、额角(即太阳)、中庭、天柱,面部三阴、三阳、龙角、虎角(目)、风池、气池、天开、水角、金精、耳珠、玉楼、阳掌(即手掌正面)浮心、经渠、水底、鱼脊,脊背七节骨、肾囊、膀胱尾、命门尾、腿足鬼胀等为新增穴位。书中定位脾经在"大拇指上螺纹,男左旋,女右旋",但又提出"不如屈小儿大指,内推为补,直指外推为清"。卷三《推拿手法》介绍了掐、推、运、拿、揉、戳、摇、擦、提等 42 种单式手法,明确将手法与穴位结合,如分阴阳、揉太阳、运内八卦等。还介绍了打马过天河、黄蜂入洞等 13 种复式操作手法。并认为分阴阳为"诸症之要领,众法之先声",一切推法必须以分阴阳为起式;诸症推毕,又应掐按肩井、拿食指、无名指作为"总收法"。该书还探讨了小儿特定穴与经络的关系,如"中指名为将指,属心,心气通于舌,络联于将指,通背左心俞穴、手中冲穴、足涌泉穴"(《五指经络内外秘旨》)。卷四、卷五为治疗篇,强调推拿穴位配伍,倡君臣主次。

5.《幼科铁镜》 夏鼎撰。推崇望面色、审苗窍。记载了催吐法治疗胃中实痰;倡慢惊"惟补脾虚";提出以根据掐老龙、精威、肺俞等穴位后小儿的反应来判断预后;总结出"九恨""十三不可学""十传"等推拿人才标准和禁忌。明确提出男女手部推拿可以俱取左手。该书所录小儿推拿手法和穴位均经两代以上家传或临床亲验所得。如夏鼎自认为"老汉扳罾""猿猴摘果"等无效而删除。全书载穴 57 个,其中特定穴 26 个,大部分集中于上肢。并对脾经、三关、六腑等位置进行了考证。认为脾经定位应在拇指螺纹面,推拇指桡侧为后人之误。提示脾经旋推和屈指上推补法在当时就存在。此外他对肾经与后溪两穴的推下为补、推上为清的补泻方向提出质疑。在五经穴推拿中,他认为推拿人员应掌握五脏生克定理,治病须用兼补兼泻之法。书中最大特色在于"推拿代药赋",用药性比喻小儿推拿穴位,为理解和普及小儿推拿做出了贡献。但小儿推拿毕竟不是药物,它没有副作用。所以,代药赋也引起了学术上的混乱。

6.《厘正按摩要术》 张振鋆编。本书系统总结了明清时期的儿科理论与临床经验。每一条目都先列历代文献,并标明出处,再谈自己认识。共载穴 100 余个,其中特定穴 50 多个。如肝记(皮罢)来自《小儿推拿秘诀》,大肠取自《按摩经》,百虫、前承山来源于《小儿推拿方脉活婴秘旨全书》,走马、左右端正、琵琶、胃、攒竹、坎宫、耳背高骨引自《小儿推拿广意》。卷一切诊中的"按胸腹"尤有特色;按虚里、按神阙等应用至今。卷二归纳出小儿推拿八法,即按、摩、掐、揉、推、运、搓、摇;介绍了 20 种外治法的具体运用。卷三分别介绍十四经穴和小儿推拿特定穴,并绘 29 幅小儿推拿图。卷四为推拿治疗,列有 24 种病证,主要内容来自周于蕃《小儿推拿秘诀》,但进行厘正、增补,如惊风分急惊、慢惊;呕吐分为热吐、寒吐、实吐和虚吐等。该书历史上曾多次刻印。

7. 其他小儿推拿著作

书名	作者	年代	主要贡献
《万育仙书》	曹无极	1565	有养生专著、导引图、手法操作图谱
《医学研悦》	李盛春	1626	以操作方、五脏和病证为临床小儿推拿分类
《秘传推拿捷法一卷》	余飞麟	不详	提出"五脏五指相连脉道",记载"提壶灌顶"法
《小儿推拿直录》	钱㯅村	1793	增《仲芳心诚赋》《揉儿心前诀》《太乙仙传十二大拿法》《马郎捷径手法歌诀》《拿六筋法》及图诀等内容
《保赤推拿法》,又名《推拿精要保赤必备》	夏云集(祥宇、英白)	1885	阐释、注解小儿推拿手法,论述注意事项。掐中指甲、掐大指甲、捻五指背皮、刮手背、揉手背对后世有影响
《详注推拿指南七卷》	唐系祥	1905	增加眼科疾病推拿法
《推拿易知》	中华书局编	1919	主要内容摘自《推拿广意》与《幼科铁镜》,是前书的汇总
《推拿抉微》	涂学修(蔚生)	1928	以《保赤推拿法》为基础,参考《推拿广意》
《推拿捷径》	马玉书	1930	比较小儿推拿(简称儿推)与药物,推荐儿推。增补推拿代药赋
《保赤推拿秘术》	彭慎(蕴公)	1934	推、揉、搓、摇、刮、运、掐、拿、分、和十种小儿推拿手法歌诀
《徐谦光推拿全集》	徐谦光	1950	汇总了前人小儿推拿的诊察五色五脉、手法歌诀,详细记载了小儿阳掌阴掌图及其中特定穴的应用,并有小儿推拿十大复式手法。增加遍身上下诸穴推法、推拿每次说、推拿次序说、分症推治法等

(林丽莉)

第二节 小儿推拿流派介绍

一、流派概述

《说文解字》:"流者,水行也","派者,别水也"。流派是用河水流动和分支来比喻不同派别和团体。流派是一种社会现象,其产生有客观原因,如历史、文化、地域、风俗差异等;也有主观原因,如人的阅历、文化水平、感悟与处事能力等。流派在中医学中很普遍,如"伤寒派""补土派"等;推拿中的"一指禅流派""脏腑点穴流派"等曾经对推拿学术产生过影响。中医的发展史就是充满了各家学说的流派史。

小儿推拿流派是指世代相传,具有自身特色和风格的研究与运用小儿推拿的群体。

小儿推拿流派的形成必须满足一定条件。

1. 明显的传承链 古人谓"医不三世,不服其药",说明流派必须经三代以上不间断的传承。古时多为单传和家传,而现代学校和单位成为学习与交流的主要传播途径,这是许多小儿推拿流派当今无法确定某个人而以地区或医院作为保留区域的原因。

2. 独特的学术思想 各流派在有关小儿生理病理、小儿推拿原理、保健与育儿,以及防治疾病等方面都有不同于主流的另类、深刻、独到的认识。以及建立在这种认识基础之上的独特的理论和方法(而不仅是对某些现象的描述)。研究流派与主流学科之不同,提炼其学术思想,对于学术发展有积极意义。

3. 特有的技法特征 推拿纯用手,变化多,程序多。各小儿推拿流派在操作方面都有自身特色。其在手法、穴位、套路等方面总有别于主流之处。这是流派的生命,是流派能得到广泛共鸣的根本原因。

4. 代表性著作与地域 著作是学术思想和特殊技法的载体和形式。既为流派,当有流行区域,著作和地域性也是流派形成的重要特征。

各流派在传承中,其技法亦不尽相同。如中医传统的望闻问切四诊,临床上四诊合参,相互配合,虽各流派均以望诊为重但侧重点又各有不同。三字经流派以望小儿印堂为特色。该流派传统望诊方法是用温水洗净额前皮肤,分为青、红、黄、白、黑五色,以五色对应五脏推测病情。而海派儿科推拿(简称海派)望诊对3岁以下小儿沿用传统之法——验指纹,三关定轻重,浮沉分表里,红紫辨寒热,淡滞定虚实。除传统四诊以外,湘西刘开运先生独创了分经诊脉方法,左手及右手寸、关、尺脉搏强弱代表不同脏腑疾病变化,分为单经病脉诊、单侧复合病脉诊及双侧复合病脉诊,不仅应用于小儿,对成人同样适用。海派除四诊外亦重视"摸"诊。"摸"诊指触摸查病,用手按压患儿各部位,以知晓冷热病痛,推断患病的部位和性质。

而在小儿推拿最为基础的操作手法与术式中,推法、揉法、掐法和运法是各大流派均有运用,其次常用的有捣法和拿法。而按法与摩法海派中常用,海派在操作中强调"松"腕,并融入了上海地区一指禅推拿、擦法。三字经流派常用手法就相对较少,且操作时要求均匀深透、轻而不浮、重而不滞。

本教材以此为标准和线索去总结小儿推拿流派。但今天中国各大小儿推拿流派与其原貌都有差异,这是现代学科交叉、流派融合的必然结果。作为教材,我们尽可能还原流派本来面目,理清其脉络,以利于同学们在实践中去创新和发展小儿推拿学术。

二、中国主要小儿推拿流派介绍

(各流派按首字笔画排序)

(一) 小儿推拿三字经流派

【学术思想】

1. "百脉皆汇于两掌" 该流派认为气血不和为病之根。气血受血脉约束并调节。欲调小儿血脉,两掌为先。考其常用28个穴位,头面仅"黄蜂入洞"和"(若)洗皂",其余全在上肢。建立起"推两掌—调血脉—治百病"的经典理论框架。

2. 抓主诉,用主穴 该流派在临床并无固定程式,强调根据主诉运用穴位。有此证用此穴,无此证不用此穴。疾病分型基本与中医儿科和内科相同,各型处方都以针对主诉的穴位为君,久推、先推。

3. 重视纯阳,以清见长 胶东乃鱼盐之地,"鱼者使人热中,盐者胜血",小儿热病、热证最多,他邪致病也易于热化。故该流派普遍运用清法。常用穴位中,凉穴12个,平性12个,温穴仅4个且很少运用。

4. 重脾胃,调中土,长养万物 该流派重视后天脾胃,处处固护脾胃。中焦有病,脾经多补、久补。虚证补,实证也补(配合清胃经)。虽有肺经和肾经,却很少补。肺虚补脾经,补土生金。肾虚补脾经,后天养先天。

【技法特征】

1. 取穴少,用独穴 该流派一般用穴1~3个,不超过5个。急性病可只用一个独穴。

把持之,多推、久推,甚至推数十分钟。穴位少,干扰少,主攻明确,力专效宏。

2. 推时长,频率快　每个穴位一般推拿 3~5 分钟,重点穴位 8~15 分钟。频率多在 200次 /min 左右。

3. 推与揉,重平衡　推为直线,有上下之别。揉为旋转,有顺逆之分。虚者补之,左旋和上(向心)推;实者泻之,右旋和下(离心)推。虚实不明显,特设揉法左右同数(如黄蜂入洞、外劳宫、横纹和疮痈局部)和"来回推"的平补平泻法,即"调法"。

4. "俱左手,男女同"　正式确立无论男女只推左手。

5. 特色穴位与手法

(1) 脾经位于拇指第一指节桡侧缘,而不是拇指螺纹面。

(2) 胃经位于第 1 掌骨桡侧缘赤白肉际处,而不是手掌面拇指第二节。

(3) 阳池位于手背一窝风穴上 3 寸,尺、桡骨间中点,非手腕桡侧之阳池。

(4) 列缺位于腕关节桡侧凹陷内,非腧穴学之列缺。

(5) 四横纹位于食、中、无名和小指掌指关节横纹,而不是四缝穴。

【常用处方】

清肝经同逍遥,补脾经代六君,清小肠功同导赤,清胃经不输泻心,推上三关乃独参,退下六腑喻凉膈,运八卦调中益气,天河水安宫牛黄,揉板门藿香正气,清大肠葛根芩连,四横纹功同保和丸,小天心还似桂枝汤。

【代表著作】

《推拿三字经》(徐谦光)、《幼科推拿三字经派求真》(赵鉴秋)。

【地域】

山东省胶东地区。

(二) 冯氏小儿捏脊(积)流派

【学术思想】

1. 脾胃为后天之本,脾虚成疳　该流派认为脾胃为气血生化之源,为气机升降之枢纽。脾健体健,脾安脏安。小儿最易伤食积滞。积滞日久,伤及脾胃,耗伤津液,影响他脏,全身气血虚衰,形成"疳积"。

2. 重视阳气,温补立法　脾失健运为疳积病根。脾喜燥恶湿,多虚寒。欲健脾,当重阳气,宜温补。脊为督脉所居,总督诸阳。捏拿脊背,刺激督脉,振奋阳气,推动气血运行,就能防治疾病。

3. 协调阴阳,沟通内外　督脉与任脉同起于胞中,交汇于脑。一前一后,实不可分。该流派认为,捏脊只捏在脊,但能通调任脉,"阴平阳秘,精神乃治"。

4. 内治外治,殊途同归　该流派认为内治外治各有特色。内外治疗结合能提高疗效。

【技法特征】

独特的冯氏捏脊术:双手握空拳,食指半屈在后,拇指伸直在前,与食指相对;从长强起自下而上推进,边推边捏拿脊骨皮,依次推、捏、捻、放、提,直至大椎。捏 5 遍后,第 6 遍捏 3提 1("重提")。提毕,以双拇指揉按相应背俞穴,以揉按肾俞结束。捏脊多在上午,6 天为 1疗程,务必捏在脊柱正中(其他捏脊法多捏在脊柱两侧)。

【常用处方】

在捏脊全面调理基础上,重提与揉按相关背俞穴。如脾胃病症,重点刺激大肠俞、胃俞、脾俞、三焦俞、肝俞、膈俞等;心肝病症,重点刺激肝俞、心俞、厥阴俞、气海俞、肾俞、肺俞等;

肾系病症,重点刺激肾俞、肺俞、膀胱俞等。

捏脊期间配合口服冯氏消积散和外敷冯氏化痞膏。

【代表著作】

《冯氏捏积疗法》(佘继林)。

【地域】

北京、华北地区。

(三)孙重三小儿推拿流派

【学术思想】

1. 效验穴位,固定成方　该流派在长期临床实践中取得了如天门、坎宫治外感,太阳治头目诸疾,耳背高骨定惊,天柱骨止呕,肚脐补虚,龟尾调大便,胸八道宽胸,箕门利小便等经验。将经验纳入并固定于相关疾病的治疗处方,为获取疗效奠定了基础。

2. 手体配穴,相得益彰　"手"指分布于上肢的穴位,除了小儿推拿特定穴外,还包括十四经分布于上肢的穴位,如"心胸取内关""面口合谷收"等。"体"指分布于胸腹和腰背部的穴位,属成人穴位小儿运用。手穴易于操作,体现传统小儿推拿特色;体穴离脏腑更近,近治作用明显。手、体穴位配合,增强了临床疗效。

3. 多重刺激,复式特色　手法不同,刺激方式不同,作用机制不同。对病症而言,有病因、病位、病性、病势之不同,有兼症、合病、新病、旧病之异。理论上需要兼顾,需要多重刺激(多层次、多途径、多方式)以尽快阻断病机。复式操作为多手法和多穴位固定联合运用,很多还能运动关节,为单一手法和穴位所不及。为此,该流派在常规手法和穴位基础上植入复式操作手法,提高了疗效。

【技法特征】

以"十三大复式手法"见长。

【常用处方】

1. 复式操作手法　摇抖肘顺气和血、通经络;打马过天河退热;黄蜂入洞发汗解表;水底捞明月退热;飞经走气行气化痰;按弦走搓摩疏肝理气导滞;二龙戏珠镇惊、调气血;苍龙摆尾退热、开胸、通便;猿猴摘果定惊化积;揉脐及龟尾并擦七节骨止泄止痢;赤凤点头消膨胀、定喘息;凤凰展翅救暴亡、舒喘胀;按肩井行气血、总收法。

2. 效验穴位　外感,头面四大手法;咳嗽,运内八卦、按弦走搓摩、推揉膻中、推胸八道、揉肺俞;呕吐,退下六腑、逆运内八卦、清补脾经、推天柱骨、按弦走搓摩、分腹阴阳;实证腹泻,通因通用,清补脾、退六腑、双清肠、揉脐及龟尾、苍龙摆尾、拿肚角。

【代表著作】

《小儿推拿疗法简编》(孙重三)、《通俗推拿手册》(孙重三)。

【地域】

山东济南地区。

(四)张汉臣小儿推拿流派

【学术思想】

1. 稚阴稚阳,用心呵护　该流派认为小儿身体脆弱,易受伤害,易于夭折,故扶助正气为儿科第一要务。为此常用补肾水、补脾经。正气包括阴阳,小儿属稚阴稚阳之体,故寒温不宜太过,补泻不可过猛,务使阴平阳秘。为此,清法常配合温法,泻法常配合补法。

2. 重望诊,审"滞色"　该流派注重望小儿神、色、形、发和苗窍。在望色中建立起关于

"滞色"的标准、分类、意义、观察方法和与之相应的小儿推拿治疗体系。

3. 提倡辨证论治 张汉臣较早接受整体观和辨证论治思想,并将其引入小儿推拿中,建立起辨表里、寒热、虚实和脏腑以确定疾病深浅、病位、病性、趋势,最后总以阴阳的诊病程序,并分别与传统治疗八法相对应。"理—法—方—推"环环相扣。

4. 重视实证,探寻机制 张汉臣系统学习并接受了现代医学,将其运用于小儿推拿。

(1) 口腔内望下唇黏膜(虫症)、两颊黏膜(麻疹)、腮腺管口(腮腺炎)等;眼、耳、鼻、喉病症建议专科检查;咳嗽、气紧要求听诊、拍 X 线片;发热建议查血常规等。

(2) 对常用 57 个穴位进行解剖学研究与定位。

(3) 开创小儿推拿实验,探讨小儿推拿机制。分别进行了补脾经、逆运内八卦等的机制研究,开创了小儿推拿实验的先河。

知识链接

小儿推拿张汉臣流派:一掌四要治疾病

一掌,掌握小儿无七情六欲之感,有风、寒、暑、湿、伤食之症的生理特点。四要,一要辨证细致,主次分明;二要根据病情因人制宜;三要取穴精简,治理分明;四要手当熟练,刚柔相济。

【技法特征】

1. 捏挤法 刺激强度比一般手法重,比刮痧轻。祛邪、清热、透达、化积功著。常用有捏挤板门、大椎、天突、天枢、神阙、背部等。

2. "术对"和"术组" 两个功效相近或互补的穴位固定配伍称"术对"。三个以上穴位固定配伍称术组。"术对"或"术组"与中医处方君臣佐使相呼应。

3. 补泻要素 力度稍重、频率快(>220 次 /min)、时间短(20 分钟内),每日 1~2 次为泻。力度稍轻、频率稍缓(<200 次 /min)、长时间(20 分钟以上),每日或隔日 1 次为补。

4. 特色穴位与手法

(1) 肾顶:小指顶端。按揉,或推之。用于自汗、盗汗、解颅等。

(2) 肾纹:小指近端指间关节横纹。掐揉之。用于目赤、鹅口疮等。

(3) 新建:颈 2、3 棘突间。按揉或挤捏。用于咽喉肿痛、声嘶等。

(4) 新设:第 3、4 足趾缝间,趾蹼缘上方。掐揉之。用于腹胀、厌食、肠鸣等。

【常用处方】

术对:补肾经和揉二马补肾填精。补脾土和推上三关益气活血通经。补脾土和揉一窝风温脾暖胃。清肺经和退下六腑清热凉血。揉小天心和一窝风发表解肌。

术组:补肾经、揉二马、补脾经、推三关为补虚扶弱术组,用于一切虚证。补脾经、逆运内八卦、清四横纹为运脾术组,通治中焦病症。分合阴阳(分阴分阳有轻重)、三关配六腑为调阴阳术组,增强人体自愈能力和适应能力。揉小天心、分阴阳、补肾水、揉二马、大清天河水为镇静术组,用于心烦、夜啼、惊叫等。揉小天心、揉一窝风(或二扇门)、补肾水、清板门、分阴阳、清天河水、退六腑为退热术组,退热有效。揉小天心、揉一窝风、补肾水、清板门、逆运内八卦、清肺经为止咳术组,用于乳蛾、感冒、咳嗽、哮喘等。

【代表著作】

《小儿推拿概要》(张汉臣)。

【地域】

山东地区。

(五)张席珍小儿推拿流派

【学术思想】

1. 切而知病,切推(诊治)结合　张席珍根据盲人识记性强、手感强、触觉灵敏等特点。上手就推,边推边问,边体会手下感觉(甄别虚实寒热),边调整手法,使之适合具体小儿。构建了切诊与推拿结合、诊治全凭双手的理论框架。

2. 穴位处处有,小儿为"大穴"　该流派与常规小儿推拿完全不同,将整体小儿看作一个穴位,具体穴位只是"小儿穴"里面的某一个部分或某一个流程。如上肢操作几乎包络所有小儿特定穴(只有皮罢、老龙等未推),且每个穴位操作时间短,常常一带而过,穴位与穴位之间转换流畅,一气呵成,观者很难确定操作者所推是何穴,以及是如何去推的。

3. 净水与活水理论　该流派用水比喻和认识小儿生理与病理。水当"净",净则健康,不净则浊,治病之要在于肃洁,多用清泄。"流水不腐",水流才净,治病关键在于调经活络,多用通法。肾中阴阳为生命(水)之源,宜处处固护,时时平衡。

4. 天人合一观　该流派将五行和八卦推算与小儿推拿相结合。根据季节、时辰、五行生克、八卦演绎等指导推拿。强调天人关系失调乃百病之源;天人重新合一,健康始归。

【技法特征】

1. 全身按摩,完整套路　该流派为盲人所创、所用。故执简驭繁设计成为套路。

2. 双手十指,轻快协调　该流派时而左手,时而右手;从拇指到小指十个指头均参与推拿,两手变幻无穷,整个套路不间断,如行云流水,共同完成对整体小儿的刺激。

3. 揉与颤,频率快,时间短　该流派善于运用揉和颤。揉法柔和,颤法生波,有助于推拿信息和能量的深透和扩散。操作频率普遍在 200 次 /min 以上。加之视整体小儿为穴,所有手法在于对整体小儿的刺激,故该流派操作时间特短,熟练后常常在 3~5 分钟内产生反应和得气。

4. 次第分明　为了实现短时间和整体刺激,该流派一改传统先头面为先上肢,并做足做透。然后依次操作头面、胸腹、下肢和腰背。

5. 特色穴位与手法

(1) 五经穴:位于指尖到指根的直线,而不只是五指螺纹面。

(2) 补肾:从小指尖推向指根为补肾阴,从小指根推向指尖为补肾阳。

(3) 分阴阳:有轻重之别和单分阴或单分阳之异。

(4) 运八卦:有顺运与逆运之分,亦可只点按或只运某一卦或某几卦。

【常用处方】

基本套路

1. 上肢　平肝、清肺(春夏或热重)、补脾、补肾(秋冬或阴盛)、取(清)天河水、补肾阴或肾阳、分阴或分阳、合阴阳、推三关六腑、顺运或逆运内八卦、推板门、掐推小横纹、掐推四横纹、揉总筋、揉小天心、运水入土或运土入水、推大肠、推胃经、推小肠、天门入虎口、掐合谷、揉一窝风、揉外劳宫、运外八卦、掐揉二扇门、掐揉二马、掐精威、掐揉五指节。

2. 正面　开天门、推坎宫、揉太阳、猿猴摘果、揉耳摇头、揉迎香、揉天突、开璇玑(点揉

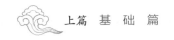

膻中、分胸阴阳、推抹并揉中脘、左右挪腹、振神阙,下推中极)、揉足三里。

3. 背部　捏脊(倒捏脊滋阴、正捏脊温阳)、按压脊、推捋脊。

【代表著作】

《小儿推拿疗法》(张席珍)。

【地域】

山东青岛地区。

(六) 河东少儿推拿流派

【学术思想】

1. 少小有别　传统小儿推拿多用于0~6岁小儿,因扁鹊所救虢国太子当为少年。为此,该地区俗称"少儿推拿",将其对象规定为0~14岁。

2. 防重于治　该流派创少儿防病评价和调理体系。以五行盛衰判断小儿体质。提出了体质调节不离五脏、抑强扶弱、贵在平衡等观点。

3. 先后天统一　该流派认为先天生后天,后天养先天。先后天实不可分。由于神阙本为先天通路,又是后天元神所舍。故有先后天一统于神阙之说。

4. 经络系脏腑,命根在于脚　该流派认为脏腑深藏体内,手法难以撼及。但脏腑发出经络,经络布于皮部。故循经络可以调脏腑。人体纵向分上、中、下三部,该流派本《灵枢·官针》理论,重"滋苗灌根",强调足部和足部推拿。

【技法特征】

1. 神阙静振法　热手,手心覆于神阙,随儿呼吸,呼按吸提,不即不离。

2. 循经推拿法　根据主诉确定某经。循其经络缓缓推揉。如手下发现异样点,则定点按揉与弹拨。循经整体调理,异样点局部处置。两相结合,取效甚速。

3. 特色穴位与手法

(1) 止泻穴:位于外踝直下与赤白肉际相交处。点法或揉之,专一治腹泻。

(2) 止咳穴:位于行间与太冲间的直线。按揉或推之,专一治咳嗽。

(3) 镇惊穴:位于足趾趾腹。旋推之,用于小儿惊啼、惊泻、厌食等。

(4) 消食穴:位于足底第1跖骨底与楔骨间的带状区。按揉或推之,专一化积。

【常用处方】

肺系实证神阙静振,足部止咳穴,循推肺经;加头面四大手法,揉迎香,拿风池,分推手阴阳。肺系虚证治在肾(见肾系疾病)。脾胃系疾病神阙静振,足部止泻穴或消食穴,循推胃经;加补脾经、揉板门、掐四横纹、揉中脘、摩腹、揉足三里。肾系病症长时间神阙静振,揉涌泉,循推肾经,循推脊柱;加补肾经、揉二马、揉三阴交、摩涌泉、摩囟门。心系病症神阙静振,镇惊穴,循推心包经;加振膻中、清心经、清肝经、捣小天心、清天河水。肝系病症神阙静振,足部镇惊穴,循推肝经;加清肝经、清心经、搓摩胁肋、点风府、摩囟门、掐总筋、掐揉五指节。

【代表著作】

《育儿保健临床推拿三百例》(杨钊)、《少儿亚健康推拿调理》(孙德仁)。

【地域】

河东山西运城一带。

（七）海派儿科推拿流派

 知识链接

海派儿科推拿源流

海派儿科推拿是发生、发展在上海地域的理、法、方、术齐备的学术流派,具有包容、多元、扬弃、创新的海派文化特征。

海派儿科推拿之传承不同于师徒相授,而是现代教育的结晶。上海小儿推拿底蕴深厚,早期著作有《幼科推拿法》《推拿要诀》《推拿秘要》(见载于上海奉贤县川沙县志);小儿推拿名家有张静莲、马君淑、戚子耀、单养和等;民间有捇(匍)经,海派儿科推拿之捏法即源于民间;旋推与直推,见于《按摩经》;所传承之一指禅推拿和少林内功推拿均源于清代。海派儿科推拿之名正式提出的时间与其他小儿推拿流派一样并不长,但追本溯源,是经过相当时间的积累和沉淀而形成的。

海派推拿影响深远,上海推拿学校是我国现代推拿的摇篮,该校(以及其后上海中医学院,今之上海中医药大学)培养的学生,许多已成为各省市推拿的翘楚。小儿推拿作为推拿教学的一个重要部分,同样对全国产生积极影响,早在 1961 年就编著出版中医学院试用教材《中医推拿学讲义》,海内外到上海进修海派儿科推拿者众多。

【学术思想】

1. 审证求因,关注情志　强调了治病必求于本,海派儿科推拿流派对前人"夫小儿之疾,并无七情所干"的观点,提出不同的看法,认为小儿之疾,也与情志有关,在诊疗过程中,对小儿情志不可不察。

2. 四诊合参,触摸察病　推拿医生之手经常触摸患儿肢体,经过多年的临床,其敏感程度增加,往往对患处的异常能"手摸心会",因而本派非常重视"摸"诊。触摸查病包括用手按压、触摸头额、颈项、胸、胁、脘腹、腰背、肌肤、手足、经络、腧穴等方面的触摸按压,以测知冷热病痛,从而推断患儿病患的部位和性质的一种诊病方法。

3. 扶正祛邪,以胃为本　海派儿科推拿认为小儿"阳非有余,阴常不足",常表现为"本虚标实",采取扶正不忘祛邪、祛邪不忘扶正。扶正既能预防外邪,又能增强祛邪之功,促其早日康复。而扶正又以胃为本,概因胃为六腑之大源、水谷气血之海。

4. 揉(摩)腹捏脊,固本培元　腹居中焦……前有阴脉之海,后有阳脉之海,揉(摩)腹捏脊可以通任督、调脏腑。

5. 八法之外,以通为要　海派儿科推拿不仅应用汗、吐、下、和、温、清、消、补八法,还特别强调通法。认为当以通为用、以通为补,"通"可以使气血流通、循环往复、生命不息。在"通则不痛、不通则痛"和"以痛为腧"的基础上提出了"痛则通、不痛则不通"。

【技法特征】

因为海派儿科推拿一体多元,所以常用按、摩、捏、揉、推、拿、搓、摇、捻、擦十法。手法以柔为贵、巧为魂,要求"轻而不浮,快而不乱,慢而不断,重而不滞"。

临床应用时应变顺变,对 6 岁以上儿童五经穴改旋推、直推为指揉,在胸腹部多用一指禅偏峰推法,或用自创的拇指本节推法;在指揉法中变生出二指和三指揉法;对内功推拿之擦法亦时有变化,如改胸背横擦为直擦,改肾部之直擦为横向推擦。

关于补泻,各家不同,然均言有效。海派儿科推拿认为小儿推拿手法的良性刺激具有双向调节和平衡的作用。由于海派儿科推拿在传统小儿推拿的基础上融合了一指禅推拿、滚法推拿、少林内功推拿,所以其适应范围不限于婴幼儿,而是 0~14 岁儿童。

【常用处方】

海派儿科推拿所提的穴部概念,不是穴位加部位,而是基于推拿手法操作不同于针刺,体现了手法刺激的特点。应用手法实际上是刺激以穴位为中心的部位,其刺激的点远大于针刺的点,刺激的线状和面状穴为带状和部位状。儿内科病患推拿时常用开天门、分推坎宫、揉太阳、揉迎香、揉耳后为起手式,以拿风池、拿肩井为总收法。手上五经穴按"虚则补其母,实则泻其子"配穴。治疗强调扶正,故以揉/摩腹、捏脊为基础方,取俞募配穴法。在治疗肺系疾病时,选穴重点选取胸前区天突、膻中、乳根,配合乳旁区域,基本涵盖了整个胸部,通过推、擦膻中、擦肺俞的推拿手法将穴位由点扩大到线甚至面,操作时选取右手,一是因为医者坐于患儿右侧便于操作,二是因为右手寸关尺对应肺脾肾脉气,正应了小儿脾肺肾不足之需。

传统的小儿推拿多应用于婴幼儿,由于海派儿科推拿融入了一指禅推拿、滚法推拿、少林内功推拿和民间捏法,从而可以应用于 0~14 岁儿童,增加了许多适应证,如斜颈、抽动症、相火证、臀肌挛缩、青少年脊柱侧弯等,使之成为真正的儿科推拿。

【代表著作】

《小儿推拿》(金义成)、《海派儿科推拿图谱》(金义成)、《海派儿科推拿》(金义成)。

【地域】

以上海地域为中心,辐射海内外。

(八)湘西小儿推拿流派

【学术思想】

1. 遵从古训,次第分明　对照明清时期小儿推拿著作,湘西小儿推拿流派在操作部位(次第)、主要穴位和手法、套路运用与变化等方面最能反映明清时期主流小儿推拿原貌。

2. 以五脏为中心,诊治不离五脏

(1) 审症归经,以经治症:人以五脏为中心,疾病不离五脏,抓住五脏,就抓住了疾病本质。该流派以五脏归类小儿常见症状,如咳嗽、流涕、气喘归于肺;厌食、腹泻、疳积归于脾;惊风、癫痫、夜啼归于心、肝;遗尿、五迟、五软归于肾等。归于某一脏,就治某一经。针锋相对,切中脏腑病机。

(2) 五脏协调,全面调理:虽然疾病归某经,主攻有方向,但要获取疗效,必须根据五脏相互生克关系进行全面调节。该流派创立了抑强扶弱、补母泻子的五经助制推拿法。

(3) 顺应五脏,以平为期:五脏各有特点。小儿"心肝多有余,脾肾常不足",肝多风,心主惊,脾主困,肾为虚。所有这些在五经补泻中得到体现。

3. 有开有阖,开阖得宜　"开"即开窍,"阖"即关窍。开则开通经穴,激活气血,利于感知和传导。阖指结束时屏闭经穴,让人体相对独立,让治疗信息持续作用。

【技法特征】

1. 推揉为主,拿按次之　该流派推、揉、拿、按用得最多,摩、运、搓、摇、掐、捏次之,构成经典"小儿推拿十法"。

2. 旋推为补,直推为泻　该流派顺时针旋推为补,从指尖向上直推螺纹面为泻。

3. 整体套路,细微差别 该流派创立基本套路:常例开门—上肢部—胸腹部—腰背部—下肢部—关门。在此基础上根据患儿体质、病证虚实和寒热等情况进行调整。整体套路高度统一,具体细节精妙奇巧。

【常用处方】

1. 开门常例,必做、先做。头部开天门、推坎宫、推太阳各 24 次,上肢掐总筋、分推手阴阳各 24 次。

2. 五经每人、每方必推。根据具体病情和虚实情况确定某经或补或泻,以及补泻次数。其中,"脾经以补为主,肾经只补不清(欲清肾以后溪代之),肝经只清不补,心经以清为主(欲补,补后加清),肺经可补可清"。

3. 特色穴位与手法

(1) 三大退热手法:水底捞明月、大推天河水、打马过天河。

(2) 创新穴:位于第 1、2 胸椎旁开 1~1.5 寸。两拇指或一手食、中二指按揉,潮红为度。用于咳嗽、气喘等。

(3) 推胸法:于膻中穴依次按揉、分推,向下直推各数十次;食、中二指分别按压左右 3~5 肋间隙(前正中线与锁骨中线间)3~5 遍。

(4) 推腹法:以中脘为中心。①消导法:顺时针摩揉后,由上往下轻推。②安中法:顺时针摩揉。③补中法:逆时针摩揉。

(5) 推背法:先按揉肺俞;后推肺俞与肩胛骨,典型"介"字推法,推后用酒蘸盐粉纵擦,或横擦肺俞,潮红为度。用于发热、咳嗽、气喘、痰鸣等。

4. 关门 拿肩井或按肩井。

【代表著作】

《小儿推拿疗法》(刘开运)。

【地域】

湖南湘西地区。

(林丽莉)

第三节 小儿推拿作用原理

小儿推拿的基本作用原理是关于小儿推拿防治疾病的机制和规律的理论。一种方法对特殊群体产生特殊作用取决于这一群体自身和这种方法所固有的特性。

一、小儿推拿的特征

小儿推拿是推拿学的重要分支,其首先具备推拿学所固有的特征。

(一) 机械力学特征

推拿以手进行操作,操作的过程和治疗原理符合机械力学特征。即操作者出力、做功,在接触面上产生并释放机械能和生物能,通过不同形式的能量转化影响机体。这一特征对小儿推拿有如下意义:

1. 力的大小、方向、作用点为力的三要素,三要素决定刺激量。力度大、方向垂直、接触面积小,刺激性就强,如点法、捣法、指振法等;力度轻、方向倾斜或水平、接触面积大,刺激性就弱。强刺激深透,多达到脏腑、深层组织、骨和关节;弱刺激多在皮肤、皮下或肌层。

2. 做有用功　手法作用于体表,使局部形变称为做功。有用功有价值、有效应,无用功无价值、无效应。为了疗效,也为了推拿医生自护,推拿临床追求有用功。

3. 能量及其转化　能量衡量做功多少。能量守恒指能量形式可以变化,但总能量不变。能量守恒对手法客观化研究有意义。能量转化用于解释推拿的治疗原理。施术者的手法表现为机械能(包括势能和动能),机体接受与感知这种能量和信息后,在局部乃至全身产生位移,产生热、电、声,产生生物学效应,并最终转化为患者康复所需的能量。

（二）被动运动特征

该特征又称为推拿助(促)动。

推拿是施术者运用手法作用于小儿一定部位,施术者主动发力、做功与释放能量;受术者相应部位产生形变和被动运动的过程。如点按法挤压局部,拿法伸展局部,揉法挤压并回旋,推摩在表面摩擦,捣法快击快起令皮肤瞬间起伏,摇法环转运动关节,捏脊法为多维复杂运动,荡、挪、抄法促进胃肠蠕动等。

被动运动特性适宜于小儿运动不及或需要运动的状态与疾病,如肥胖、积滞、厌食、大便秘结、阳虚、糖尿病、高血压、骨折后康复,以及多动症等。

（三）心理调节特征

小儿对于医疗环境及陌生人具有恐惧心理,这种恐惧心理对疾病康复不利。相对于注射和口服药物,推拿为绿色疗法,无痛苦、无副作用,不会增加患儿心理负担;推拿手法轻柔,过程舒适,能有效消除身体疲劳、局部痛楚、精神紧张和焦虑等;小儿推拿时还要求通过儿歌、故事、猜谜等与小儿沟通。所有这些都对小儿心理产生良性调节作用。

（四）皮部经穴特征

皮部指十二经脉循行于体表的相应区域。皮部位于人体表层,外连经脉,内通脏腑,反映脏腑气血盛衰。经络线性,皮部广阔,人体皮部依托经络向两侧伸展,并与另外经络、皮部相融合,覆盖于人体体表,除了保护、吸收、分泌、排泄、卫外、体温调节、维持水盐代谢等基本功能外,还具有感受、传导、整合和调节各种刺激及信息的作用。

推拿以手为载体作用于皮部。手操作在接触面上有点、线、面之不同,从平面看更符合皮部特征;推拿手法种类繁多,有的在皮肤表面,有的深入肌肉筋膜,有的推筋至骨;有的揉动,有的叩击,有的挤压,有的振动,还有的运动关节,从立体看各种刺激通过皮部影响脏腑和全身。

二、小儿推拿的基本作用原理

疾病综合表现为阴阳、脏腑、气血失调,正邪相争,寒温失调和升降紊乱等病机。凡能阻断和逆转相关病机的方法就能防治疾病。小儿推拿正是通过阻断、逆转上述基本病机,即通过调节阴阳、调节脏腑气血、补虚泻实、适其寒温和顺应升降等来防治疾病的。治疗小儿筋骨外伤还涉及疏经通络、活血化瘀和理筋整复等基本原理。

（一）调整阴阳

小儿推拿通过运用不同穴位和不同手法,将调整阴阳具体化。

1. 阳穴阴穴,属性迥异　阳穴似火,具有温煦作用,阴穴似水,具有滋润作用;阳穴位于阳面,如手背、前臂桡侧、上半身、背部、下肢外侧;阴穴位于阴面,如手掌、前臂尺侧、下半身、胸腹部、下肢内侧等(古人谓手背属阴,手掌属阳,阴掌阳掌相反)。一般而言,阳病治阴,阴病治阳,如高热、神昏、急惊、热哮、便秘等,可取小天心、天河水、六腑、阴池、内八卦、任脉、腹等阴部穴位;而久泻、久喘、畏寒、肢冷、遗尿等,可取外劳宫、一窝风、阳池、三关,督脉等阳部穴位。

2. 阴阳配穴,以平为期

(1)相反相成配伍:将阴阳部位和属性不同的穴位配伍,以加强疗效或制约穴性或纠正病证阴阳之偏。如清天河水配二马交通心肾之阴阳;百会配涌泉交通上下之阴阳;内、外劳宫双点和内、外八卦同运调节内外之阴阳等。可以使穴位的水火之性更好地适应具体小儿体质的阴阳状态。

(2)同类穴位配伍:相同属性穴位配伍以增强功效。如头面四大手法以天门调天人阴阳、坎宫调脏腑阴阳、太阳调左右阴阳,和宁心安神镇惊的耳后高骨相配伍,加强了调节阴阳的力度,扩大了调节阴阳的范围;双凤展翅先提耳调肾中阴阳,后点穴从承浆(任脉终点)起,至人中(督脉体外终点)止,通调任督,强化了阴阳调节;前小腹丹田,后腰骶命门,相配增温助元阳之效;捏脊配合拿肩井,升阳举陷之功更著等。

3. 讲究次数,天人相应　传统小儿推拿讲究次数。奇阳偶阴,补阳用奇,补阴用偶。天有 12 个月、24 节气,人有 12 条正经,左右共 24 条。小儿推拿据此开天门、推坎宫、运太阳均取 24 次,使天人合一。

4. 转阳过阴与转阴过阳　传统小儿推拿文献有此记载,如《厘正按摩要术》载:"医用左手食、中两指,捏儿阳穴,大指捏阴穴。属寒证者,将右大指从阳穴往上揉至曲池,转下揉阴穴,各转阳过阴;属热证者,从阴穴揉上至曲池,转下揉至阳穴,各转阴过阳。"该法应指在阴掌和阳掌间操作时的顺序与先后。

(二)调整脏腑气血

小儿推拿注重脏腑的生理功能和特性,创造发明了许多调节脏腑气血的特殊方法。

1. 以脏腑命名穴位　小儿推拿将五指螺纹面分别命名为脾、肝、心、肺、肾五经穴,此外还有胃、大肠、小肠、膀胱、六腑等穴名。脏腑穴位对于调节脏腑、防治脏腑病变有重要意义。如脾、胃、大肠穴治中焦,肝经治惊,肺经治咳等。

2. 根据脏腑生理特点和五行理论确立补泻　古人根据小儿"心肝有余""脾常不足""实在阳明(胃),虚在太阴(脾)""肾无实证""肺为娇脏""先天生后天、后天养先天"等脏腑理论创立了心、肝多清,脾经多补,肾经只补不清,以及运水入土、运土入水等操作方法。还有脾虚直补脾经;肺虚补脾经,补土以生金;肾虚补脾经,后天养先天等特色操作。

3. 近治作用　脏腑总有一定位置,古代小儿推拿很多操作均取脏腑体表投影。因其距离脏腑更近,手法信息更容易被脏腑感知,更能调节相应脏腑功能。如乳旁、乳根化痰顺气,中脘化食消积,摩腹调节大肠、小肠,肃肺降肺气,搓摩胁肋疏肝消痞散结,命门温化寒水,囟门长于健脑益智等。

4. 开官窍,通脏腑　五脏开窍于五官,五官靠五脏精气充养。五脏调和,五官灵巧;反之,刺激五官能反作用于五脏。脏腑深居体内,五官显现头面。通过五官影响脏腑是小儿推拿特色。如耳部"双凤灌耳""鸣天鼓"益肾调肾;鼻部操作开宣肺气;眼目操作明目调肝;龟尾、会阴、中极善治二阴病变等。

五官既为窍道,务必使之通畅。这是推拿调治五官疾患的思路和目标。

5. 动五体,调五脏　肝主筋,脾主四肢肌肉,心主血脉,肾主骨,肺主皮毛。生理上,筋、肉、脉、骨和皮毛五体赖五脏气血濡养;反之,五体的运动和状态反作用于五脏。动五体调脏腑也是小儿推拿特色,如看惊掐惊,"看"为审视肢体,察看有无抽搐之"惊";"掐"是治疗,掐在筋,治为惊,平息的却是肝风。传统导引术动在五体,调的却是神(心)、息(肺肾)和气(肝脾)。

6. 穴位的特殊作用 《厘正按摩要术·运法》载:"外八卦在掌背。运之能通一身之气血,开脏腑之秘结,穴络平和而荡荡也。"《幼科铁镜》载:"肩井穴是大关津,掐此开通血气行。"《小儿按摩经》载:"掐两扇门,发脏腑之汗。"提示某些穴位对脏腑气血的特殊作用,值得发掘。

(三)补虚泻实

虚实本意指物质。如《素问·通评虚实论》言:"精气夺则虚""邪气盛则实"。"虚"为人体精、气、血、阴、阳等基本物质不足;"实"为体内停留和积蓄着不该停留和积蓄的物质,如六淫、痰饮、宿食、毒素、瘀血、癌肿、浊气等。

推拿补泻主要针对人体的功能和状态。凡能提高人体或脏腑兴奋性,激活经穴,增益活力和功能谓之补;降低兴奋性,抑制经穴传导,减低活力和功能谓之泻。补法能升阳、提神、醒脑、促兴奋;泻法能降温、镇静、安神、抑兴奋。

1. 力度补泻 《推按精义》谓:"治实证,手法宜重;治虚证,手法宜实而轻。"轻重指用力大小。同一手法,力轻为补,力重为泻。用力轻,感觉舒适,脏腑感而应之,逐渐兴奋,活力增强,功能提升,为补;用力重,消耗能量,局部麻木,经穴疲劳,感应性降低,脏腑抑制,功能下降,为泻。

2. 时间补泻 推拿时间长为补,时间短为泻。如《按摩经》所载"大肠有病泄泻多,脾土大肠久搓摩","肚痛多因寒气攻,多推三关运横纹"。其中的"久""多"就是长时间,用于虚寒证。反之,治疗实证腹痛、积滞之拿肚角、捏积,治疗惊厥之掐十宣、委中、合谷等,刺激强,时间短,用于实证和热证。

3. 缓急补泻 又称频率补泻。周于蕃《小儿推拿秘诀》言:"急摩为泻,缓摩为补。"同一手法,频率快为泻,频率慢为补。频率越快,单位时间内次数增加,刺激量增加,为泻;反之为补。

4. 方向补泻 操作方向向上、向外、向心为补法;向下、向内、离心为泻法。如推上三关温补,退下六腑清泄;大肠穴,离心推为泻,向心推为补,来回推为调(平补平泻)。确定方向补泻一定要注意选取参照物和同质比较,即上比下、内比外、离心比向心等。因旋推本身有顺时针和逆时针之分,直推有上下之异,而"旋推为补,直推为泻"为旋推与直推非同质比较,造成了学术上的混乱。本教材根据明清理论和实践厘定为顺时针旋推为补,逆时针旋推为泻。

5. 迎随补泻 又称顺逆补泻。《灵枢·终始》谓:"泻者迎之,补者随之。"指手法操作方向与经络的关系。学术规定顺经脉操作为补,逆经脉操作为泻。顺经推进,加速气血运行,经气旺盛,兴奋,显示补的特性;逆经推进,阻碍气血运行,经气迟缓,暂时壅塞,抑制,显示泻的特性。

各种补泻因子相互联系。重手法多与时间短、频率快相结合,轻手法多与时间长、频率慢相结合。但力度大小、时间长短、频率快慢和方向都是相对概念,目前学术上尚无具体量化标准,临床多以患儿耐受为度。

(四)顺应升降

推拿的一招一式彰显方向。升降出入就是方向,是人体生命的基本特征。升降紊乱则是疾病的共性,调整升降为具有方向性的手法的优势。

1. 致气调神,导引经气 该法切中当升不升和当降不降病机。在机体上(如头面、上焦)、下(脚与下焦)端部位,采用揉、摩、运、拿等手法,产生轻柔舒适感觉,导引气血至操作部位。要点为操作时间长,力度轻,环境安静,可配合语言诱导。如摩百会、囟门,揉太阳,拿风池、颈夹脊、肩井等能提神、发散,为升。摩涌泉、三阴交,揉太冲、太溪,运小腹等能引火归原、平肝潜阳,为降。

2. 按而收之,阻截升降 该法切中升降太过病机。在机体上端采用向下操作;在下端采用向上操作,进行阻截。要点为力度重,持续,方向与病势相反。该类手法以点、按、振为代表。如振按百会、振按太阳、振按目上眶为降法。振按涌泉、向上振按小腹和中脘为升法等。

该法与前法相较,前法在机体一端轻刺激,通过自我感觉,导引经气至推拿部位;后法在另一端强力振按与推助,阻截病理趋势。临床两法常配合运用。

3. 顺应升降,推而助之 操作向上为升,如捏脊,推上七节骨,推上三关,上推中脘、膻中等。向下为降,如推桥弓,推下七节骨,推天柱骨,开璇玑,下推中脘、腹部等。该类方法以推法、擦法为代表。

4. 拿以使外,按以使内 分析手法做功方向,拿法为离开人体指向体外,按法为指向体内。拿法升散,按法内聚。拿五经、拿肩井、拿颈夹脊等升提阳气。"按之则热气至",为内聚阳气。

(五) 温清有别

寒热反应疾病性质。寒和热可以是邪气,也可以是功能状态。疾病有寒热之分,推拿手法和穴位有寒温之异。适其寒温是小儿推拿又一特色。

1. 穴位温清有别 夏禹铸谓"寒热温平,药之四性,推拿掐揉,性与药同,用推即是用药,不明何可乱推","推上三关,代却麻黄肉桂,退下六腑,替来滑石羚羊,水底捞月便是黄连犀角,天河引水还同芩柏连翘"。李德修说"暖穴能催动人身生热","凉穴能催动人体散热"。穴位分寒温,与疾病寒热针锋相对。

2. 手法温清有别 一般而言,拿捏类手法,用力方向指向体外,有利于内热外达或表热发散;强力推进类手法,促进血液循环,有利于解肌透热;取痧类手法如揪、刮、拧、扯等取痧;以上均属于清法,适用于热证。点按类手法,用力方向直指体内,"按之则热气至";揉动类手法,层层深透,产热聚热;振动类手法施予并传达能量;以上均属于温法,适用于寒证。手法的温清具有相对性,温清关键在于度。如适度摩擦,产生热能,温煦机体为温;摩擦过久、过重,热去凉至为清;适度运动肢体,活动关节,肌肉收缩,阳气流通为温;过度运动,汗出热散为清。清法从重从快,以局部皮肤潮红,甚则出痧为宜;温法深沉、平缓、柔和,以皮肤微热,渗透内层为宜。

3. 介质温清有别 古人强调根据寒热选用介质。寒证可用葱姜捣汁,以散寒、通络、助阳;亦可用吴茱萸、丁香、丹参、附片等浸泡或煎汁用于推拿。热证可用凉水、蛋清、乙醇等。

基本作用原理针对不同病机。它们自成体系、相对独立、各有特色,却又相互联系。如捏脊方向从下至上为升,作用于督脉和背俞穴为温补;但拿捏却向外,又为发散和消导等。小儿推拿临床应当相互参阅,灵活运用。

(林丽莉)

第四节　小儿推拿适应证和禁忌证

一、小儿推拿适应证

小儿推拿兼有治疗和保健的双重功效,推拿手法本身轻快柔和,小儿常见病症一般均可应用小儿推拿,尤其是呼吸系统、消化系统、常见杂病、新生儿疾病及保健等。

1. 呼吸系统疾病　感冒、发热、咳嗽、哮喘、肺炎喘嗽等。
2. 消化系统疾病　厌食、呕吐、腹泻、便秘、疳积、腹痛等。
3. 其他杂病　惊风、夜啼、遗尿、肌性斜颈、近视、注意力缺陷多动症、抽动症等。
4. 新生儿疾病　胎黄、溢乳、胎怯、肠胀气、泪道堵塞等。
5. 保健　脏腑保健、体质保健等。

二、小儿推拿禁忌证

小儿推拿疗法治疗范围广泛,疗效显著,但也有一些情况不适合使用,为防止意外事故的发生,必须严格掌握其禁忌证。

1. 烧伤、烫伤、擦伤、裂伤及生有疥疮的局部皮肤。
2. 某些急性感染性疾病和急性传染病,如猩红热、水痘、肺结核、丹毒等。
3. 各种恶性肿瘤、外伤、骨折、脱位等。
4. 极度虚弱的危重症患者和严重心脏病、肝病患者及精神病患者。
5. 诊断不明,不知其治疗原则的疾病。

小儿疾病的病理特点决定了小儿发病容易、传变迅速,治疗不当或不及时会影响疾病的预后转归,故推拿疗法应由专业医师执行,且必要时需配合内治法协同治疗。

（李　雪　林丽莉）

第五节　小儿推拿介质介绍

介质的作用首先是保护皮肤,避免损伤,其次是增强疗效。保护皮肤多用油脂类(芝麻油、猪油、凡士林)、粉末类(滑石粉、爽身粉、痱子粉)。增强疗效多运用各种汁类(姜汁、葱汁、蒜汁、蛋清)、水剂(凉水)和乙醇等。

一、推拿介质种类与作用

小儿推拿临床常用介质有以下几种:

1. 医用滑石粉　有润滑作用,可减少摩擦。一年四季、各种病症均可使用,是临床最常用的一种介质。
2. 爽身粉　有润滑皮肤、吸水的作用,质量好的爽身粉可代替医用滑石粉使用。
3. 薄荷水　有润滑皮肤、辛凉解表、清暑退热的作用。多用于夏季风热外感或暑热所致的发热、咳嗽等症。

4. 葱姜水　有润滑皮肤、辛温发散的作用,可祛邪外出,多用于冬春季的风寒表证。

5. 冬青膏　有润滑和温经散寒的作用,常用于小儿虚寒性腹泻。

6. 凉水　有清凉退热和润滑皮肤的作用,一般用于小儿外感发热。

7. 芝麻油　有润滑和加强手法透热作用的效果,常用于刮痧疗法中。

8. 蛋清　有清凉去热、祛积消食的作用。适用于小儿外感发热、消化不良等症。

二、推拿介质的选择

1. 辨证选择　根据辨证施治原则,不同证型选择相应介质。寒证选用有温热散寒作用的介质,如葱姜水、冬青膏等;热证选用有清凉退热作用的介质,如凉水、薄荷水等;虚证选用有滋补作用的介质,如冬青膏等;实证选用具有清泄作用的介质,如薄荷水等。中性介质如滑石粉、爽身粉等有润滑皮肤的作用,一年四季、各种病症均可使用。

2. 辨病选择　根据病情选择相应介质。小儿肌性斜颈选用润滑性能较强的滑石粉、爽身粉等;小儿发热选用清热性能较强的凉水、薄荷水等;软组织损伤,如关节扭伤等选用活血化瘀、消肿止痛、透热性强的介质,如冬青膏等。

小儿皮肤娇嫩,手法操作时应根据病情、季节选择合适的介质,对提高临床疗效有重要作用。

（李　雪　林丽莉）

复习思考题

1. 小儿推拿的形成经历了几个发展时期? 列举 3 本明清时期的小儿推拿著述,简述其主要贡献。

2. 简述小儿推拿的禁忌证。

扫一扫
测一测

◆◆◆ **第二章** ◆◆◆

小儿的生理病理特点

📝 学习目标

    通过学习小儿生理病理特点、小儿生长发育各年龄阶段特点以及各大解剖系统的生理特点等儿科基础知识，掌握小儿发病时独特的病因与病机，为临床疾病诊断与治疗提供思路与理论依据。

第一节 小儿中医生理病理特点

    小儿从出生到长大，处于不断生长发育的过程中，在生理、病理、保育、辨证、治疗等方面都与成人有所不同，而且年龄越小特点越明显，所以不能将小儿简单地看成是成人的缩影。正确认识并掌握小儿的生理病理特点，对小儿疾病的诊断、防治等方面具有极其重要的意义。

一、生理特点

    1. 脏腑娇嫩，形气未充　"脏腑"即五脏六腑；"娇嫩"即娇小柔弱，娇小为形态特征，柔弱为质地特征；"形"是指形体结构，如四肢百骸、骨骼筋肉、精血津液等，是一切有形之体的总称；"气"是指脏腑的生理功能活动，如肺气、脾气、肾气等，同时也包括物质的运输和变化；"未充"即不足、不够。《灵枢·逆顺肥瘦》提到："婴儿者，其肉脆、血少、气弱。"《小儿药证直诀·变蒸》曰："五脏六腑，成而未全……全而未壮。"《万氏家藏育婴秘诀·幼科发微赋》中还有小儿"血气未充""肠胃脆薄""精神怯弱"等描述，这些论述都充分说明了小儿机体各器官的形态结构和生理功能都是幼稚、不成熟和不完善的，五脏六腑之气都相对不足。

    由于人体气血与能量主要来自肺吸入之清气、脾运化之水谷和肾储藏与利用之父精母血。所以古人认为小儿肺、脾、肾三脏尤为不足。肺为娇脏，加上小儿机体本就娇嫩，卫外功能尚未完善，外邪易侵袭肺系，导致感冒、咳嗽等小儿最为常见的肺系病证；小儿脾常不足，脾胃的运化功能尚未健全，但小儿因生长发育的需要，对营养物质的需求大，故常出现伤食的表现，如呕吐、积滞、便秘、腹泻等；小儿肾常虚，表现为肾精未充，肾气不盛，如婴幼儿不能自控二便的排泄等。明代医家万全也根据小儿生理特点提出了"三不足"的学术思想，即脾常不足，"不足者，乃谷气之自然不足也"；肺常不足，"肺为娇脏，难调而易伤也"；肾常虚，"此父母有生之后，禀气不足之谓也"。

中医学据此生理特点提出"小儿为稚阴稚阳之体",如吴鞠通《温病条辨·解儿难》言:"小儿稚阳未充,稚阴未长也。""阳"指五脏六腑的各种生理功能活动,"阴"泛指一切有形之质;"阳"指脏腑及有形之质的各种生理功能;"稚"则指幼嫩不成熟,这种观点充分说明了小儿无论在物质基础还是生理功能方面,都是幼稚而未充实的,是处在不断的生长发育过程中的。小儿阴阳之间的平衡比较脆弱,这一点在小儿推拿中特别需要注意。

2. 生机蓬勃,发育迅速　"生机"指生命力和活力;"发育"包括各个形质单元,如脏腑、经络、骨骼、血脉等,以及小儿整体与功能的成熟过程。小儿身体发育高峰在 1 岁左右,智能发育高峰在 3 岁左右。虽然小儿脏腑娇嫩、形气未充,但其生长发育迅猛,无论从体格、智力还是脏腑功能方面,均不断向成熟完善方面发展。如果将人一生比作草木和太阳,则小儿如草木之方萌,如旭日之初升。古代医家用"纯阳"概括"生机蓬勃,发育迅速"。如《颅囟经·脉法》载:"凡孩子三岁以下,呼为纯阳,元气未散。""阳"代表生长、发育和上升,代表功能;"纯"字言其旺盛、迅速、主导地位,而不是指小儿只有阳没有阴。纯阳所指小儿的发育状态,既有功能、有阳气,也有血液、骨髓及各种阴液的生成与壮大。小儿生机旺盛,生长发育迅速,迫切需要水谷精微等营养物质,年龄越小,生长速度越快,营养物质需求越多,因而常见之为"阳常有余,阴常不足"。

"稚阴稚阳"和"纯阳"两个观点是小儿生理特点的一个问题的两个方面,体现了阴阳互根的道理,与成人完全不同。"稚阴稚阳"学说体现了小儿"脏腑娇嫩,形气未充"的特征,"纯阳"概括了小儿"生机蓬勃,发育迅速"的特征。小儿机体幼小,阴阳薄弱,才需要生长与发育,才为其生长与发育提供广阔空间;同样,生长和发育的方式与速度受到原始状态和基准水平影响。故"稚阴稚阳"与"纯阳"并不矛盾,它们是小儿生理特点的两个方面。两者相互补充、相互依存,全面反映了小儿时期的生理状态。

3. 生理特点与推拿的关系　"脏腑娇嫩,形气未充"说明小儿对外界环境依存性强,说明哺育与调护极其重要。外界各种因素,从自然气候、环境到哺育者对小儿的感情、付出和态度,如抚摸、拥抱、亲吻、表情,甚至连所唱儿歌、所讲故事等都能深刻地影响小儿身心。小儿推拿作为一种不打针、不用药的中医外治方法,既能调身又能调神,其防治疾病和治未病的目的非常明确,有助于小儿身心向健康方向发展。

"生机勃勃,发育迅速"强调小儿吸收快、代谢快、排泄快,对外界物质与信息接受快、反应快和利用快。所以轻柔的推、摩、运、揉等就能引发小儿皮肤形变并被其感知,继而引发反应,这是小儿推拿取效的根本原因。而成人皮肤厚、老茧多,皮下脂肪厚重,一般推法难以深透,必须借助体重,蓄力于掌,倾力推之。故小儿推拿手法与成人手法有别。

二、病理特点

1. 发病容易,传变迅速　"发病容易"是指小儿容易感染病邪而发病。《温病条辨·解儿难·儿科总论》中提到:"脏腑薄,藩篱疏,易于传变;肌肤嫩,神气怯,易于感触。"由于小儿"稚阴稚阳"的生理特点决定了他们体质嫩弱,御邪能力不强,加之小儿寒暖不能自调,乳食不会自节,故在外易为六淫所侵,在内易为饮食所伤,以及胎产禀赋因素,所以小儿易于感触,容易发病,且年龄越小,发病率越高。尤其是感冒、咳嗽、哮喘、腹泻、便秘、疳积、乳蛾、鼻渊等更是儿童常见病和多发病。同等条件下,成人有趋利避害的能力,可自我调节,常安然无恙。

"传变迅速"是指小儿在疾病转归过程中容易发生转化,变化多端。如小儿呕吐与腹泻易致亡阴亡阳;一般发热易为厥、脱;普通感冒常转成肺炎喘嗽;驱虫不慎,虫梗肠间,可致腹痛、胆绞痛等。常常在一日之内,证型数变,错综复杂。诚如《小儿药证直诀》所说"脏腑柔弱,易虚易实,易寒易热"。虚实是指人体正气的强弱与致病邪气的盛衰而言,小儿一旦患病,则邪气易实,正气易虚,实证可迅速转化为虚证,虚证也可转化为实证,或为虚实并见之证;寒热为两类性质不同的疾病病理证候,小儿由于稚阴未长,在疾病的过程当中,易呈阴伤阳亢,表现热的证候,又由于稚阳未充,机体脆弱,尚有容易阳虚衰脱的一面,而出现阴寒之证。

2. 脏气清灵,易趋康复　"清"指洁净;"灵"谓灵巧。"脏气清灵"概括了小儿脏腑、气血与经络的肃洁状态,决定了小儿对外界刺激感应快、传递快、整合快和反应快。与成人相比,小儿虽然易于发病,病后又易于传变。但小儿为纯阳之体,生机蓬勃,虽为病邪所伤,但其机体再生修复力强,故恢复也较快。小儿病因单纯,多为外感六淫,或内伤饮食,少七情六欲之伤,脏气清灵,对药物反应敏捷,只要辨证正确,医治得当,治疗及时,良好护理,病情好转要比成人快,容易恢复健康。即使出现危重证候,只要积极治疗,抢救得力,预后往往较好。

3. 病理特点与推拿的关系　儿科疾病有"发病容易,传变迅速"的特点,要求能够快速果断处理。小儿推拿因其即时操作性和能随时修正穴位与手法,在所有治疗方法中最便捷、最灵活,效果较好,且能进入家庭。因而其在未病先防和已病防变中具有优势。

《景岳全书·小儿则》认为小儿"脏气清灵,随拨随应,但能确得其本而撮取之,则一药可愈,非若男妇损伤积痼顽者之比。"推拿能激活清灵的脏腑之气而起到与中药同样的调治作用。如成人慢性咳喘目前尚不能根治,小儿推拿却有奇效。鼻炎、斜颈等为小儿推拿优势病种,若成年则疗效不佳。

三、五脏特点

明代儿科名医万全,根据钱乙"脏腑虚实辨证"理论,提出小儿"肝常有余,脾常不足""心常有余,肺常不足""肾常虚"的观点,即所谓小儿五脏"三不足、两有余"的理论,对后世探讨小儿生理病理特点具有重要的指导意义,所以万全在《万氏育婴秘诀·五脏证治总论》中总括其源时谈到"有余为实,不足为虚"。

1. 肝常有余　肝主人体生发之气,肝气生发则五脏俱荣。小儿生机蓬勃,精气未充,肝阳易旺,肝风易动,故有"肝常有余"的生理特点。但此有余为生长之气,是自然之有余,不是指小儿肝阳亢盛;此有余又是相对之有余,是稚弱之有余,是相对于其他脏腑而言的,并非强实成熟之说。"肝常有余"的生理特点,也预示了小儿病理上容易出现肝火上炎,肝阳上亢,肝气横逆,肝风内动的实证与虚证。

2. 脾常不足　脾为后天之本,气血生化之源。小儿脾常不足,包括脾胃之体成而未全、脾胃之用全而未壮,乳食的受纳、腐熟、传导,与水谷精微的吸收、转输功能均显得和小儿的迅速生长发育所需不相适应。加之小儿饮食不知自调,家长喂养常有不当,就形成了易患脾系疾病的内因外因。加之小儿肝常有余,脾受克抑,故有"脾常不足"的生理特点。"脾常不足"的生理特点,也预示了小儿病理上容易出现饮食停滞,气血两虚的病证。

3. 心常有余　小儿阴常不足,木火同气,心肝之火易亢;肾阴之水不足,水不制火,心少克制,心火易炎,因此小儿心气旺盛有余,故有"心常有余"的生理特点。然心之有余又是相对的、稚弱的,并非强实、成熟、完善的。小儿气血尚未成熟,故心血不足,心主血脉、心藏神功能亦稚弱。"心常有余"的生理功能,也预示着小儿病理上容易出现心火亢盛、心火上炎的证候。

4. 肺常不足　肺本为娇脏,难调而易伤。小儿肺常不足,包括肺的解剖组织结构未能完善,生理功能活动未能健全,加之小儿寒暖不能自调,家长护养常有失宜,故形成易患肺系疾病的内因外因。肺为华盖,主一身之表,六淫外邪侵入,不管从口鼻而入还是从皮毛而入,均先犯于肺,故有"肺常不足"的生理特点。"肺常不足"的生理特点,也预示着小儿病理上容易出现感冒、咳嗽、肺炎喘嗽等肺系疾患。

5. 肾常虚　肾为先天之本,元阴元阳之府。小儿肾常虚,是指小儿脏腑虚弱,气血未充,肾中精气尚未旺盛,骨气未成。加之小儿生长发育,以及骨骼、脑髓、发、耳、齿等的形体与功能均与肾有着密切的关系。而小儿先天禀受之肾精又须赖后天脾胃生化之气血不断充养,才能逐步充盛;小儿未充之肾气又常与其迅速生长发育的需求显得不相适应,故有"肾常虚"的生理特点。"肾常虚"的生理特点,也预示着小儿病理上容易出现诸如解颅、胎怯胎弱、五迟、五软、佝偻等肾精不足之疾患。

(许　丽　林丽莉)

第二节　小儿生长发育各年龄段特点

儿童的生长发育不同于成人,具有其独特的一面。生长是指整体和器官的长大,是可测量出的变化;发育是指细胞、组织、器官功能上的分化与成熟,是质的变化,两者密切相关,不能分割。因此,掌握小儿生长发育的基本规律,了解小儿正常发育标准,对于防治疾病和儿童保健具有重要的意义。

一、发育常数

(一) 体重

体重为各器官、组织及体液的总重量。体重测量简单精确,能较好地反应儿童生长及营养状况,也是儿科临床计算药量、输液量等的重要依据。

新生儿出生体重与胎次、胎龄、性别(男较女重)及宫内状况有关。男孩出生体重平均为 3.3 ± 0.4 kg,女孩为 3.2 ± 0.4 kg,平均为 3kg。出生后第 1 周内由于摄入不足、水分丧失及排出胎粪,体重可暂时性下降 3%~9%(生理性体重下降),在出生后 3~4 日达到最低点,以后逐渐回升,常于 7~10 日恢复到出生时的水平。小儿年龄越小,体重增长越快。出生后第 1 个月可增长 1~1.5kg;3 个月时体重约为出生时的 2 倍(6kg),1 岁时体重约为出生时的 3 倍(9kg),2 岁时体重约为出生时的 4 倍(12kg),2 岁后到青春前期体重每年稳步增长约 2kg。具体的体重计算公式为:

1~6 个月:体重(kg)= 出生体重(kg)+ 月龄 ×0.7

7~12 个月:体重(kg)=6(kg)+ 月龄 ×0.25

2 岁以上:体重(kg)=8(kg)+ 年龄 ×2

(二) 身长(高)与坐高

1. 身高(长)　身高(长)是指从头顶到足底的全身长度,是反映骨骼发育的重要指标之一。3 岁以下儿童采用仰卧位测量,称为身长,3 岁以上儿童采用立位测量,称为身高。身高增长与种族、遗传、体质、营养、运动、疾病等因素有关,短期疾病与营养波动一般不会影响身长(高)。

身高的增长规律与体重相似,年龄越小增长越快,但身长的个体差异更大。婴儿期和青春期是身高的两个生长高峰。足月新生儿出生时平均身长 50cm。第一年增长约 25cm,第二年增长约 10cm,2 岁后至青春期增长平稳,每年为 5~7cm;青春期后增长较快,可达每年 7~9cm,持续 2~3 年。

2~12 岁儿童身高(cm)=70+7× 年龄。

2. 坐高(顶臀长) 坐高是指由头顶至坐骨结节的长度,3 岁以下儿童仰卧位测量的值称为顶臀长。出生时坐高为身高的 67%,以后下肢增长比躯干快,6 岁时为 55%。此百分数显示了身躯上、下部比例的改变,比坐高绝对值更有意义。

（三）头围

经眉弓上方、枕后结节绕头一周的长度称为头围,反映了脑和颅骨的发育程度。新生儿头围平均约 34cm。在出生后最初半年增长约 8cm,后半年增长约 4cm,1 岁时达到 46cm,2 岁时为 48cm,5 岁时为 50cm,15 岁时为 54~58cm(接近成人头围)。头围测量在 2 岁前最有价值。头围增长过速多见于脑积水,过小则提示脑发育不良。

（四）囟门

囟门分前囟和后囟,囟门直接反映小儿颅骨间隙闭合情况。

前囟为顶骨和额骨边缘形成的菱形间隙。其对边中点连线长度在出生时为 1.5~2.0cm,后随颅骨发育而增大,6 个月后逐渐骨化而变小,1~1.5 岁时闭合。前囟早闭、头围明显小于正常为小头畸形;前囟迟闭或过大见于解颅、佝偻病,或脑积水等;前囟饱满常表示颅内压增高,见于脑炎、脑膜炎、脑肿瘤、脑出血等疾病;而前囟凹陷则见于极度消瘦或脱水者。

后囟为顶骨与枕骨边缘形成的三角形间隙,出生时很小或已闭合,最迟于出生后 6~8 周闭合。

（五）胸围

平乳头下缘经肩胛骨角平绕胸一周的长度为胸围,测量时,取呼气和吸气时平均值。足月新生儿出生时胸围平均 32cm,小于头围 1~2cm。1 岁至 1 岁半时头围与胸围相等,以后胸围逐渐大于头围。1 岁至青春前期胸围超过头围的 cm 数约等于小儿岁数减 1。胸围反映胸廓、胸背肌肉、皮下脂肪及肺的发育程度。营养不良或缺少锻炼的小儿胸廓发育差,胸围超过头围的时间较晚;反之,营养状况好的小儿,胸围超过头围时间提前。

（六）牙齿

人一生有两副牙齿,即乳牙(20 颗)和恒牙(32 颗)。乳牙于 4~10 个月开始生长,出牙顺序是先下后上,自前向后依次萌出(尖牙例外),最晚 30 个月出齐 20 颗乳牙。恒牙于 6 岁左右出第 1 颗;7~8 岁开始,乳牙按萌出先后逐个脱落,代之以恒牙;最后一颗恒牙(第三磨牙)在 20~30 岁时出,也有终生不出者。

2 岁内乳牙颗数 = 月龄 –4(或 6)

出牙为生理现象,但个别小儿可有低热、流涎、睡眠不安、烦躁等反应。出牙时间推迟或出牙顺序混乱,常见于佝偻病、呆小病、营养不良等。

（七）呼吸、脉搏、血压

年龄愈小,呼吸、脉搏频率愈快,血压愈低。随年龄增长,呼吸、脉搏频率逐渐减慢,血压逐渐增高(表 2-1)。

表 2-1　各年龄组小儿呼吸、脉搏次数(次 /min)

年龄	呼吸(次 /min)	脉搏(次 /min)	呼吸脉搏比
新生儿	45~40	140~120	1∶3
≤1岁	40~30	130~110	1∶(3~4)
1~3岁	30~25	120~100	1∶(3~4)
3~7岁	25~20	100~80	1∶4
7~14岁	20~18	90~70	1∶4

1 岁以上小儿血压正常值可用公式推算:

$$收缩压(mmHg)=80+2 \times 年龄$$

$$舒张压(mmHg)=收缩压 \times 2/3$$

（八）语言、运动及感知发育

1. 语言发育　新生儿只会哇哇大哭,没有其他发音;2 个月能发出和谐喉音;3 个月发出喃喃之音;4 个月能发出笑声;5~6 个月会发出单调音节;7~8 个月会发复音,如"妈妈""爸爸"等。1 岁以后能说简单的生活用语,如睡、吃、走等;1 岁半能用语言表达自己的要求,如吃饭等;2 岁后能简单交谈;5 岁后能用完整的语言表达自己的意思。

2. 运动发育　运动发育与中枢神经系统和大脑的发育有密切关系。发育顺序是由上到下,由不协调到协调,由粗到细地进行。随着年龄的增长而能登梯、跳跃,动作也逐渐有力、精细和准确。

（1）粗大运动:1 个月小儿在睡醒后常做伸欠动作;2 个月俯卧时开始抬起头来;3~4 个月俯卧时能抬起前半身;6 个月能翻身;7 个月会独坐;8 个月会爬;10 个月会扶走;12 个月后能独立行走。

（2）精细动作:儿童精细动作的发育表现在握物的方式上。新生儿两手握拳很紧;2 个月时握拳姿势逐渐松开;3~4 个月时握持反射消失,开始有意识地取物;6~7 个月时能独自摇摆或玩弄小物体,出现换手与捏、敲等探索性动作;9~10 个月时可用拇、食指取物;12~15 个月时学会用匙,乱涂画,能几页、几页地翻书;18 个月时能叠 2~3 块方积木;2 岁时可叠 6~7块方积木,能握杯喝水;3 岁时在别人的帮助下会穿衣服;4 岁时基本上能自己脱、穿简单衣服。

3. 感知发育

（1）视觉发育:新生儿的视觉不敏感,在 15~20cm 处视物最清晰,只能短暂注视物品;2 个月开始能协调地注视物体,头眼协调初步形成;3~4 个月时可追视,头眼协调发育较好;8~9 个月时出现视深度感觉,能看到较小的物品;18 个月时能分辨物品的形状;5 岁时可分辨颜色;6 岁时视深度发育充分。

（2）听觉发育:出生后 3~7 天听力发育较好;3~4 个月可转头看向声源处,听到悦耳的声音会微笑;9 个月时能确定声源,能区分语言的意义;4 岁时听觉发育完善。

（3）嗅觉和味觉的发育:嗅觉和味觉在出生时基本发育成熟。新生儿对母亲的气味有反应,3~4 个月能区分好闻的气味和难闻的气味。5 个月是味觉发育的关键期,此时可以适当添加辅食,以促进其味觉发育。

（4）皮肤感觉的发育:皮肤感觉包括痛觉、触觉、温度觉等。痛觉在出生时就已存在,温度觉也已很灵敏,触觉也已经发育较好,其中眼、嘴唇、手、足底等部分较为敏感,而前臂、大腿等稍迟钝。

二、解剖生理特点

（一）消化系统

小儿口腔黏膜柔嫩,血管丰富,唾液腺发育不全,唾液分泌量少,口腔黏膜易受损和发生感染。5~6 个月后,唾液受出牙刺激而增加,此时小儿尚未形成吞咽习惯,常发生生理性流涎。新生儿期淀粉酶含量低,以后才逐渐增多,故 4~5 个月后才宜添加淀粉类食物。

新生儿食管长度为 8~10cm,随年龄增长而变长,到成人阶段则有 25~30cm。新生儿的胃容量为 30~60ml,1 岁时为 250~300ml。由于胃容量小,食物通过胃时间较快,每次食量较成人小,故喂食次数比成人多。婴儿阶段贲门括约肌松弛,幽门括约肌相对紧缩,空气易进入胃中引起溢奶和呕吐。婴儿的胃酸和各种消化酶的分泌也较成人少,因此消化能力较差。婴儿胃排空时间:母乳为 2~3 小时,牛乳为 3~4 小时,水仅为 1~1.5 小时。故小儿一般 3 小时左右喂奶。成人肠管长度为身长的 4~5 倍,婴儿为身长的 6 倍。新生儿小肠长250~400cm,大肠与小肠比例为 1:6。小儿肠系膜长,稳固性差,易发生肠扭转和肠套叠;乙状结肠和直肠相对较长,直肠黏膜下层松弛,易出现脱肛。婴儿大脑皮质功能发育不全,进食时常引起胃-结肠反射,因此排便次数较多。但由于肛门直肠发育不全,推动无力,因此容易发生便秘。

新生儿肝脏占体重的 4%,为 120~130g(成人约占 2%);肝脏上界在右锁骨中线第 4 肋间,下界在右肋缘下 1~2cm,剑突下约 2cm,检查时在右肋缘下和剑突下多能触及;至 6 岁后缩回至肋下不能触及。婴儿时期胆汁分泌较少,因此对脂肪的消化和吸收能力较差。

婴儿的肝细胞再生能力强,不易发生肝硬化,但易受各种因素的影响,因此婴儿在使用药物时要小心谨慎,合理使用,防止因药物产生的肝脏损害。

新生儿在出生 3 日内排出胎粪。胎粪质黏稠,深绿或黑绿色,无臭。母乳喂养儿大便呈黄色或金黄色,乳膏样或种子颗粒样,气味酸,但不臭,一般每日 2~4 次,添加辅食后次数减少。人工喂养儿大便呈淡黄色或土灰色,质较硬,有明显臭味,偶夹有奶瓣,每日 1~2 次,易发生便秘。较大儿童大便色黄,干湿适中。大便次数个体差别大。从每日 1~2 次到每周至少 2 次不等。

（二）呼吸系统

小儿呼吸系统的生理解剖特点与小儿易患呼吸道疾病紧密相关。

喉部环状软骨以上为上呼吸道,包括鼻、鼻窦、鼻泪管、鼻咽部、咽部、耳咽管和喉等。

婴幼儿鼻腔小,没有鼻毛,鼻黏膜柔弱,且血管丰富,容易发生感染,感染时易充血肿胀,使鼻腔狭窄,出现鼻塞,甚至呼吸困难。刚出生时上颌窦和筛窦极小,至 12 岁后发育成熟。额窦 2~3 岁开始出现并发育长大,婴幼儿蝶窦生后即存在,3~5 岁后方有生理功能。因此额窦炎在 6 岁以后方可见到。婴幼儿鼻泪管比较短,开口于目内眦,瓣膜发育不良,上呼吸道感染时容易合并结膜炎。小儿咽部淋巴组织丰富,扁桃体随全身淋巴组织发育而长大。咽部淋巴结及扁桃体在幼儿期发育较快,4~10 岁时发育达到高峰,从 14~15 岁开始退化。故扁桃体炎多见于较大年龄儿童。而腺样体在 6 个月已发育,故年龄较小的儿童多见腺样体肥大。婴儿耳咽管宽直且短,呈水平位,上呼吸道感染时易患中耳炎。小儿喉部呈漏斗形,较成人狭窄且长,富有血管及淋巴组织,炎症时易于水肿,出现喉梗阻。

下呼吸道指气管、支气管、毛细支气管和肺。

新生儿气管与支气管分叉位于第 3~4 胸椎,成人在第 5 胸椎下缘。且右侧气管较直,易落入异物。此外由于气管及支气管内黏液分泌不足、纤毛运动差,因此儿童易发生呼吸道感染。肺脏整体体积小,肺泡容积小,肺充气量低于充血量,肺泡充气量不足,呼吸动度差,小儿为保证自身生理需求必须加快呼吸,故小儿呼吸普遍浅促,且有阵发性加快或不匀。新生儿肺容量为 65~67ml,至 12 岁时增加 8~10 倍。肺泡面积出生后 1.5 岁达体表面积的 2 倍,3 岁时达 3 倍,至成年时达到 10 倍。新生儿肺泡直径为 100μm,年长儿为 100~200μm,成人为 200~300μm。

小儿胸膜腔相对宽大。壁层胸膜固定不紧密,易于伸展,胸膜薄且较易移动。小儿纵隔较成人相对宽大,柔软富于弹性。婴幼儿胸廓短小呈桶状,肋骨呈水平位,与脊柱几乎成直角。

(三)泌尿系统

新生儿两肾重量约为体重的 1/125(成人约为体重的 1/220)。婴儿肾脏位置较低,下可低至髂嵴,即第 4 腰椎水平,2 岁以后始达髂嵴以上。右肾位置稍低于左肾。由于肾脏相对较大,位置又低,加之腹壁肌肉薄而松弛,故 2 岁内小儿常在腹部触及肾脏。出生时因残留胚胎发育痕迹,小儿肾脏表面呈分叶状,至 2~4 岁时分叶消失。新生儿肾排出磷和氯的能力不足,常因高磷低钙而致手足抽搐。如摄氯过多,又易发生酸中毒。小儿肾糖阈值低,摄糖过多可出现尿糖。

婴幼儿输尿管长而弯曲,管壁肌肉和弹力纤维发育不良,容易受压及扭曲而导致梗阻发生尿潴留、感染。婴儿膀胱位置比成人高,尿液充盈时,膀胱可超过耻骨联合,顶入腹腔内而触及。随年龄增长逐渐下降至盆腔内。膀胱容量为(年龄 +2)× 30ml。女性新生儿尿道长仅 1cm,外口暴露而接近肛门,男性新生儿包皮过长、尿垢积聚,易引起感染。

大部分新生儿在出生后 24 小时内排尿,正常小儿尿色清、白或微黄,无臊味。婴幼儿每天排尿次数差别大,出生后最初每天 4~6 次,1 岁前约 20 次,1 岁时 15~16 次,然后逐渐减少到学龄期的 6~7 次。

(四)免疫系统

儿童的免疫器官和免疫细胞自出生起就已相当成熟,其免疫能力的不足主要是由于尚未建立免疫记忆。婴儿体液中存在多种非特异性抗体,如补体、溶菌酶、溶解素、干扰素等,但水平低,抗病能力弱。体液免疫 IgG 在免疫球蛋白中含量最高,也是唯一可以通过胎盘传给胎儿的免疫球蛋白,10~12 周胎儿开始自身合成,但量少,主要由母体输入,足月新生儿脐血 IgG 含量与母体相当。这是 6 个月以内小儿能有效预防传染病的主要原因,故在喂养时提倡母乳喂养。小儿 T 细胞随血流从胸腺迁移至全身周围淋巴组织,并参与细胞免疫反应,但其功能不全,从未接触过抗原,因而须较强抗原刺激才有反应。

(五)循环系统

新生儿心脏重量为 20~25g,心脏体积相对较大,心胸比率 >0.5,学龄前心影接近成人。2 岁前心脏呈横位,2 岁后随站立、行走、肺及胸部发育和横膈膜下降等因素,心脏由横位转为斜位。因此两岁以下的小儿心尖搏动常位于左第四肋间。由于小儿代谢旺盛,迷走神经发育不全,交感神经兴奋性占优势而心率较快。且年龄越小,心率越快,血流速度也越快。体温每升高 1℃,心率加快 15~20 次 /min。哭闹时可达 180~200 次 /min。至 5 岁时开始减慢,10 岁时心率接近成人水平(80 次 /min)。

新生儿血容量占体重的 10%,婴幼儿为 8%,成人为 6%。小儿动脉与成人相比相对较粗。动、静脉内径比为 1：1，成人为 1：2。冠状动脉及微血管相对较宽，心脏、肾脏、肺脏等供血充分。

（六）内分泌系统

内分泌系统在儿童生长发育的过程中起至关重要的作用。垂体是人体最重要的内分泌腺，可分为腺垂体和神经垂体两部分。腺垂体主要分泌生长激素（growth hormone，GH）、促甲状腺激素（TSH）、促肾上腺皮质激素（ACTH）、促性腺激素（gonadotrophins，Gn）等。GH 具有促进组织细胞增大、增殖，促进代谢等作用。新生儿血清 GH 水平少有波动，常在出生后 2 个月出现分泌节律，入睡后分泌增加，因此儿童需要充分的睡眠以保持正常的生长发育。新生儿出生后，由于胎盘分泌的性激素水平下降，促性腺激素释放激素的抑制暂时解除，促黄体生成素和促卵泡生成素分泌增加，部分女婴在出生后 5~7 天会出现乳房增大、阴道少量流血等现象，可自行恢复正常。

（七）神经系统

神经系统是小儿发育最早、最快的系统。胎儿出生时脑髓重约 350g，相当于体重的 1/9，只有成人的 25%。1 岁时超过出生时的 2 倍，3 岁超过出生时的 3 倍，6 岁接近成人脑重的 90%。新生儿大脑已有主要沟回，但较成人浅，皮质薄，树突少。资料显示小儿出生后皮质细胞数目基本恒定，不再增加，变化的主要是细胞的功能与联系。

小儿神经传导系统发育相对滞后，表现为婴幼儿神经纤维髓鞘发育不全，锥体束发育不良。当外界刺激通过传导系统传入大脑时，因无髓鞘隔离，兴奋可传至邻近纤维，易使兴奋扩散、异化和泛化，这是小儿易惊厥、易疲劳、易嗜睡的主要原因。

新生儿出生后的活动主要由皮质下中枢调节，以后随脑实质成熟转变为主要由大脑皮质调节。脑干在出生时已发育较好，呼吸、循环、吞咽等维持生命的中枢功能基本健全。脊髓在出生时已具备功能，3 岁时完全髓鞘化。脊髓下端在新生儿期位于第 2 腰椎下缘，4 岁时上移至第 1 腰椎。

新生儿存在许多暂时性反射，常在数月后消失。如拥抱反射在出生后出现，3~6 个月时消失；吸吮反射在出生后出现，4~7 个月时消失；握持反射在出生后出现，3~4 个月时消失等。当反射出现和消失的时间不在正常范围内，常提示神经系统异常或大脑发育不良。此外 18 个月以下的婴儿双侧 Babinski 征阳性，若两侧反射不对称或大于 18 月龄仍阳性，则提示锥体束损害。

（许　丽　林丽莉）

复习思考题

1. 小儿的生理病理特点是什么？
2. 小儿身高与体重正常数值的推算公式是什么？
3. 简述小儿扁桃体与腺样体的年龄解剖生理特点。

第三章

小儿推拿临证概要

> **学习目标**
>
> 掌握小儿病因特点、四诊特点及小儿推拿临床常用的辨证方法;掌握小儿疾病的诊断、防治。

第一节 小儿常见病因

小儿发病不离外感、饮食、先天、情志和意外等原因。但与成人比较,小儿肺常不足,易外感六淫;脾常不足,易内伤饮食;先天遗传,易致肾(胎)毒;肝常偏旺,易惊恐多动;心气怯弱,易神不守舍;蹒跚学步,易跌扑损伤;喜欢吮吸,易染诸虫。

一、外感因素

小儿外感因素包括外感六淫之邪和外感疫疬之邪两方面。

"六淫"指风、寒、暑、湿、燥、火六种自然气候太过或不及。小儿为稚阴稚阳之体,脏腑娇嫩,冷暖不知自调,易被"六淫"邪气所伤,其特点为恶寒发热,鼻塞、流涕、喷嚏,脉浮和舌苔薄白等。

"疫疬"是一类具有强烈传染性的病邪,其引发的疾病有起病急骤、病情较重、症状相似、易于流行等特点。小儿形气未充,御邪能力较弱,是疫疬邪气所伤的易感群体。

二、饮食因素

小儿内伤因素中以饮食所伤居多。

小儿脏腑娇嫩,形气未充,在结构上脾胃脆薄,在功能上脾常不足而虚弱。小儿处于迅速生长发育过程,生机旺盛,水谷精微需求较大,脾胃负担较重;加之小儿神识未开,饮食不知自节或喂养不当,因此饮食因素易伤小儿。如过食寒凉易伤脾阳,乳食偏少可致气血生化不足(脾虚)。

另外,小儿缺乏卫生知识,常用脏手取食,或误食一些被污染的食物,易于引发吐泻、腹痛、寄生虫病等胃肠疾病。

三、先天因素

小儿先天因素中以胎毒较为常见。《小儿推拿方脉活婴秘旨全书》中有小儿疾病"大抵半胎毒,半伤食也",并将"脐风、胎惊、斑疮、惊痫、发搐、痰壅、赤瘤、鹅口、重舌、木舌诸症"划归为胎毒病。胎毒来自父母,与父母体质、生活习惯、孕期感染和摄入失调等有关。胎毒致病特点为:多发于新生儿,其性热毒,急性发病多为胎黄、湿疹、惊风等,慢性发病多为先天缺陷或遗传疾病。

四、情志因素

小儿元气未充,心脑不全,神气怯弱,不能忍受外界突然的强烈刺激,若目触异物,耳闻异声,都易发生惊恐,"惊则气乱""恐者气下"。小儿情志因素中以惊恐为小儿常见病因,惊恐以孩子尖叫、啼哭、惊惕、抽搐、夜卧不安、胆怯、面青、喜依偎等为特征,也常见于小儿腹泻、呕吐、咳嗽、头痛等病症过程中。

同时,小儿的神志发育逐渐完善,社会知识也在不断丰富,受到家庭和周围环境的影响,因而喜、怒、忧、思等七情病也可发生。

五、意外因素

由于小儿智识未开,活动范围增大,且缺乏生活经验和自理能力,对外界一切危险事物和潜在的危险因素不能识别和防范,加之生性好奇,意外因素发病的可能性大为增加,如误吞异物、中毒、外伤、溺水、触电及虫蛇咬伤等,轻者给小儿带来痛苦,重者可造成伤残,甚至死亡。

六、其他因素

小儿发病也与地域、气候及文化习俗等因素有关,如岭南地区春夏炎热、秋冬温暖、濒海、地卑而土薄,其独特的地理气候环境导致岭南人的体质偏于阳气不足、阴湿偏盛,加上岭南民间特有的凉茶文化,更加重了阳虚和脾胃的损伤,故岭南人脾胃病证最常见。

此外,环境污染、食品污染、放射性物质损伤及医源性损害对胎儿及儿童的伤害也不容忽视。

第二节 小儿四诊概要

四诊即望、闻、问、切,是中医诊断疾病的主要方法,临证中应四诊合参。小儿具有自身独特的生理病理特点,且小婴儿不会言语,较大儿童言不足信,加上就诊时常啼哭吵闹,在诊断上比较困难。因此,历代儿科医家都特别重视望诊。

一、望诊

望诊是医生运用视觉,对人体全身和局部的一切可见征象(神、色、形、态、舌象、络脉、皮肤、五官九窍等),以及排出物、分泌物等进行有目的地观察,以了解健康或疾病状态。小儿望诊内容主要包括望神色、望形态、审苗窍、辨斑疹、察二便、察指纹。

1. 望神色 指观察小儿的精神状态和面部气色。正常小儿二目精彩有神、表情生动活泼、面色红润有光泽、呼吸均匀调和,反之则为有病小儿。在望神色时,尤以面部望诊更为重要。正常人面色红黄隐隐、明润含蓄。若面呈白色,多为寒证、虚证;面呈红色,多属热证;面呈黄色,多属体虚或有湿;面呈青色,主寒、主痛、主瘀、主惊;面呈黑色,多主寒或内有水湿停饮。

2. 望形态　指观察小儿形体的强弱胖瘦和动静姿态。凡筋骨强健有力、肌肉丰满润泽、毛发密黑有光泽、姿态灵动活泼者,属于发育良好,为健康表现。反之多属有病,如头方发少、囟门迟闭,可见于五迟证;囟门凹陷、皮肤干燥,可见于婴幼儿泄泻、呕吐大伤津液。通过动态的观察,可发现不同疾病常有不同姿态,如小儿喜伏卧者,为食积或有虫;喜蜷卧而苦恼者,多为腹痛等。

3. 审苗窍　苗窍是指舌、鼻、目、口、耳及二阴,为五脏的外候。详察苗窍的变化,可以了解其相关内脏的病变。

(1)察舌:舌为心之苗,且舌通过经络与许多脏腑相关联,所以脏腑的病变能从舌象上反映出来。察舌主要观察舌体、舌质和舌苔这三方面的变化。正常小儿舌体柔软,伸缩自如,舌质淡红润泽,舌苔薄白。反之则见于各种疾病,如舌体嫩胖、舌边齿痕显著,多为脾肾阳虚;舌苔黄腻,多为湿热内阻或乳食内停。小儿舌质一般较成人红嫩,新生儿舌红无苔和哺乳婴儿的乳白苔,均属正常舌象。

(2)察鼻:鼻为肺窍,是呼吸的孔道。察鼻主要观察鼻内分泌物和鼻形的变化。流清涕伴鼻塞,为风寒感冒;流黄浊涕,为风热感冒,或感冒经久不愈;鼻翼翕动,为肺气闭塞所致。

(3)察目:目为肝之窍,五脏之精华皆上注于目。察目主要观察眼睑、眼珠及瞳仁的变化。正常小儿两目精彩有神,目珠灵活,开阖自如。反之多为病态的表现,如睡时眼睑张而不闭,多属脾虚;两目呆滞,转动迟钝,是肾精不足,或为惊风之先兆;瞳孔缩小或散大或不等,对光无反应,病情危殆。

(4)察口:口为脾之窍,察口与口味,可以了解脾胃等脏腑病变。察口主要观察唇、齿、咽及口腔黏膜的变化。唇色淡白是气血虚亏;牙齿过期迟迟不出,多为肾气不足;咽痛微红,且伴灰白色假膜而不易拭去者,多为白喉;两颊黏膜有白色小点,周围红晕,为麻疹黏膜斑。

(5)察耳:耳为肾窍。小儿耳垂丰厚色润,是先天肾气充沛的表现。反之则属病态或肾气不足。

(6)察二阴:二阴为前阴和后阴,均属肾。前阴是指生殖器和尿道口,后阴指肛门。男孩尿道口发红瘙痒,小便淋漓涩痛,或女孩前阴红而湿,均为湿热下注的表现。

4. 辨斑疹　斑疹是温病过程中出现的皮疹,因斑与疹常相伴出现,统称斑疹。斑,点大成片,不高出皮肤,抚之不碍手,压之不褪色;疹,点小量多,高出皮肤,抚之碍手,压之褪色。小儿发疹的疾病较多,如疹色暗红,先稀后密,先头胸后四肢,多见于麻疹;疹小、淡红、稀疏、发和收都快者,多见于风疹。

5. 察二便　大小便的变化,对诊断小儿疾病有一定意义。正常新生儿大便呈糊状,一日3次左右。正常小儿大便色黄而干湿适中。反之则为疾病表现,如大便燥结,多为内有实热或阴虚内热;大便稀薄,夹有不消化食物的,多为内伤乳食;大便呈果酱色,并伴阵发性哭吵,常为肠套叠。正常小儿小便为淡黄色。若小便黄赤短少,或有刺痛,多为湿热下注之热淋;小便清长量多,多为寒证或肾阳亏损。

6. 察指纹　是中医对小儿疾病诊断的一种独特方法,主要用于3岁以下的小儿。"指纹"是指小儿食指掌面靠拇指一侧的一条青筋,按指节由近及远可分为风、气、命三关。正常小儿的指纹多为淡紫隐隐而不显于风关之上。若发生疾病,则指纹的沉浮、色泽、部位等都能随之而发生变化。指纹浮主表,沉主里。指纹红主寒,紫主热,青主燥,紫黑为热邪深伏,郁

笔记栏

闭血络,病情危重。指纹现于风关,病情轻浅;现于气关,病情较重;现于命关,病情危重;若指纹到达指尖,透关射甲,则病情多危重。

二、闻诊

闻诊是医生运用听觉和嗅觉来诊断疾病的方法,主要包括听小儿的啼哭、呼吸、语言、咳嗽等声音和嗅口气、大小便气味等。

1. 啼哭声　小儿哭声较洪亮而长,并有泪液,属生理现象。小儿会用不同的哭声表达饥饿、口渴、困倦或尿布潮湿,如哭声绵长无力,多为饥饿;哭声骤起而连续不止,可能是想排大小便或虫咬等。小儿啼哭,也可能是病态的表现,如哭叫拒食且伴流涎烦躁,多为口疮;哭声尖锐,阵作阵缓,弯腰曲背,多为腹痛。总之,小儿哭声以洪亮为实证,以微细而弱为虚证。

2. 呼吸声　正常小儿呼吸均匀平稳。若小儿呼吸稍促,用口呼吸,多为鼻塞;呼吸急促,喉间哮鸣者,是为哮喘;呼吸窘迫,面青呛咳者,常为异物堵塞气道;呼吸微弱及吸气如哭泣样,为肺气欲绝之状。

3. 语言声　正常小儿语言以清晰响亮为佳。若语声过响,多言躁动,常属阳热有余;语声低弱,多语无力,常属气虚心怯;小儿惊呼尖叫,多为剧痛、惊风。

4. 咳嗽声　咳嗽轻扬,为外感风寒;咳声重浊,为外感风热;干咳无痰,多属肺燥;咳声重浊连续不已并有回声者,为顿咳。

5. 嗅气味　口气臭秽,嗳气酸腐,或大便酸臭而稀,多为伤食;小便短赤,气味臊臭,为湿热下注。

三、问诊

问诊是采集小儿病情资料的一个重要方法。由于小儿年龄和表达的局限性,主要向家长询问,年长儿也可自己陈述。

1. 问年龄　不同年龄的小儿往往有不同的疾病。如脐风、胎黄等多见于1周内新生儿;遗尿多发生在3岁以上小儿;麻疹大多发生在出生3个月左右的婴幼儿。

2. 问病情

(1)问寒热:寒热指发热和怕冷,不同的表现可以反映不同的疾病。如小儿恶寒发热、无汗,多为外感风寒;寒热往来,多为邪郁少阳;傍晚或午后低热,伴盗汗者,多为阴虚发热,称为"潮热"。

(2)问汗:正常小儿睡时头额微微汗出,一般不属病态。若白天稍动即汗出且量多者,为自汗,是气虚不固;入睡后汗出,睡醒后汗止,为盗汗,是阴虚或气阴两虚;汗出如油淋漓不止者,是亡阳虚脱。

(3)问头身:婴幼儿头痛常表现为反常哭闹,以手击头或摇头,较大儿童能诉说头痛、头晕及身体其他部位的疼痛和不适。不同头痛反映了不同的病情,如头痛兼见恶寒发热,为外感风寒;头痛呕吐,高热抽搐,为邪热入营,属急惊风。

(4)问二便:主要询问大便的次数、质地和形色及小便的量和气味等。新生儿大便次数较多,每天3~5次是正常的。若大便次数多且稀薄,为脾不健运;大便次数多有赤白黏冻,为湿热积滞;小便清长,为肾阳虚亏,下元不固。

(5)问饮食:包括纳食和饮水两方面。正常小儿能按时按量乳食,若不思乳食,或进食不多,为脾胃虚弱;能食而便多不化,形体消瘦,见于积滞证。在饮水方面,若渴喜饮冷,则为热证;渴喜饮热,或口不渴,则为寒证。

(6)问胸腹:询问患儿胸腹的感觉,在诊断时有一定意义。如胸胀满而频咳,为风邪束肺;心悸胸闷,头晕乏力,五心烦热,常为心之气阴不足。

(7)问睡眠:小儿的正常睡眠特点是年龄越小,睡眠时间越长。临床上有食积、虫积、受惊时容易影响睡眠,痰蒙清窍时容易导致嗜睡和昏睡。

3. 问个人史　包括生产、喂养、生长发育及预防接种史等。要问清是否足月、是否顺产、孕期母亲的营养和健康情况,以及喂养方式和辅食添加情况等。

四、切诊

切诊包括脉诊和按诊两个方面,也是诊断儿科疾病的辅助手段之一。

1. 脉诊　小儿脉诊较成人简单,主要有浮、沉、迟、数、有力、无力这六种基本脉象,以辨别疾病的表里、寒热、虚实。浮脉轻按即能触及,多见于表证;沉脉重按才能触及,多见于里证。迟脉脉搏迟缓,来去极慢,一息五六次以下,多见于寒证;数脉脉搏频速,来去急促,一息七次以上,多见于热证。有力者为实证;无力者为虚证。

2. 按诊　包括按压和触摸头颈、四肢、胸腹、皮肤等。

(1)头囟:正常小儿前囟闭合时间是12~18个月,后囟闭合时间是3~4个月。囟门迟闭者,多为肾气不足;囟门凹陷常见于呕吐、泄泻大量丢失水液;囟门高凸常见于脑积水等。

(2)四肢:四肢厥冷,多属阳虚;四肢挛急抽动,多为惊风。

(3)胸腹:胸肋处触及串珠,多见于佝偻病;若左胁肋下按之有痞块,属脾肿大;右胁肋下按之有痞块,属肝大。正常小儿腹部柔软温和。腹痛喜温喜按,按之痛减,为虚痛、寒痛;腹痛拒按,按之胀痛加剧,为里实腹痛;脐周腹痛,有条索状包块,多属蛔虫证;形瘦,腹胀青筋显露,多为疳积。

(4)皮肤:从皮肤的状况了解寒、热、汗的情况。如肌肤冷汗多者,多为阳气不足;肌肤热无汗者,多为实热、高热所致;手足心灼热者,为阴虚内热。

第三节　小儿辨证概要

儿科常用辨证方法,自宋代钱乙提出肝主风、心主惊、脾主困、肺主喘、肾主虚的五脏辨证纲领之后,历代医家不断应用和发展。目前,临床中以八纲辨证、脏腑辨证最为常用。

一、八纲辨证

表里、寒热、虚实、阴阳八纲辨证是辨证的总纲。表里是辨别疾病病位的纲领;寒热是辨别疾病性质的纲领;虚实是辨别人体正气强弱和病邪盛衰的纲领;阴阳是辨别疾病性质的总纲领。八纲辨证用于各类儿科病证之中,诸如各种外感热病和内伤杂病。治疗大法的选择,如解表治里、祛寒清热、补虚泻实、调和阴阳等,都需要在八纲辨证的基础上确定。

二、脏腑辨证

脏腑辨证是传统中医认识疾病的方法,其实质是辨明疾病所在脏腑以及病证类型。《黄帝内经》有五脏证治雏形;《金匮要略》对症状进行经络和脏腑归类,建立理、法、方、药体系;

《中藏经》和《备急千金要方》对脏腑证治理论进行了总结;钱乙《小儿药证直诀》确立了五脏(脏腑)辨证体系。脏腑辨证最大的特点是将临床复杂的症状以五脏中某项功能失调加以概括和解释。由于人以五脏为中心,万变不离其宗,所以任何疾病,无论外感和内伤总能找到与之相关的脏腑的某项功能失调。

中医儿科体系建立的标志是脏腑辨证的确立及与之相适应的治疗方法的诞生。小儿推拿的实质为针对某一病机采用的、具有与儿科方药类似的一种外治手段。

(一)脾胃病症的辨证

1. 生理功能与特点　脾与胃居于中焦,有经络相连,构成表里关系。脾主运化,其气升,喜燥恶湿,主统血、主四肢;在体合肌肉,开窍于口,其华在唇,其色黄,应土。胃为水谷之海,主受纳,主降,喜润恶燥。由于脾胃完成人体水谷的消化吸收,精微的输布和糟粕的排出,为人体气血与能量的重要来源,故中医将脾胃誉为“气血生化之源”和“后天之本”。快速发育中的小儿气血需求旺盛,脾的运化功能显得相对不足。于是,古人提出了小儿“脾常不足”的观点。这一理念在小儿调护与儿科疾病诊疗中十分重要。

2. 脾胃病症的辨证思路

(1)脾失运化:脾的运化包括运化水谷和水湿,一旦脾失健运,水谷和水湿代谢将受到影响。

1)气血生成不足:表现为贫血、全身虚弱、发育迟缓、毛发唇甲不荣、虚劳、消瘦、少气、倦怠、懒言等。

2)积滞:主要为饮食停滞,或发展成痰饮、气滞、血瘀等。

3)自身运化功能失调:出现胃肠道症状如恶心呕吐、腹胀、腹泻、便秘、呃逆等。

4)水液潴留:水溢于全身为肿,溢于局部为饮、为痰。古有“脾为生痰之源”之说。

5)脾气不升,脏器不固:表现为各脏腑及器官位置下垂和头昏、乏力、动则喘促、声音低怯、久泄等中气不足之症。

(2)脾不统血:表现为各种出血,如吐血、便血、尿血、衄血、紫癜等。

(3)肌肉四肢不荣

1)痰湿阻滞:表现为肢体困重、头重如裹、痹证、肥胖、懒动等。

2)肢体失养:消瘦、四肢无力、痿证、慢惊。临床有“治痿独取阳明”和“慢惊责之于脾”之说。

(4)开窍受累:人之食欲、口味、口唇色泽变化反映脾的功能。脾运健旺则食欲好、口中和、口唇红润;反之,脾不健运,湿浊内生,则食欲不振、口淡乏味、口腻、口甜,唇色无华。

(5)中焦病证特殊的归类方法:传统中医根据脾与胃的生理与病理特点,总结出实在阳明、虚在太阴,热在阳明、寒在太阴的特殊归类方法。如患儿发热、口渴、口臭、烦躁、多汗、多食易饥、大便秘结等主要考虑阳明(胃、肠)腑实或胃热;久泄、脱肛、脘腹冷痛、纳食不化、口淡无味、四肢水肿等主要考虑太阴脾虚寒。

(二)肺系病症的辨证

1. 生理功能与特点　肺居于胸中,为五脏中位置最高,与大肠相连属,互为表里。肺质地柔嫩清虚。主要功能为主气,司呼吸;朝百脉,主治节;主宣发与肃降。肺开窍于鼻,肺气上出于咽喉,外与皮毛相合,为人体之华盖与藩篱。外界气候变化首先由肺感之并调节,故肺特别容易受气候变化影响。中医称肺为“清虚”之脏或“娇脏”,言其不能耐受寒热。

2. 肺系病症的辨证思路

(1)气失所主,呼吸不调:肺主气包括主全身之气和呼吸之气。主全身之气即主治节,即对全身气机进行调节;主呼吸之气是肺的重要功能,通过肺吸入清气,呼出浊气,全身气体在肺交换。肺病,气失所主,将产生全身气机和呼吸紊乱的病证。

1) 全身气机失调:如心悸、气短、少气不足以息、声低气怯、肢倦乏力、善太息、神志错乱、胸闷、胁肋胀满、头痛、头晕、右颊红赤。古人谓"一脉不和,周身不安",为分析一些全身症状从肺论治提供了思路。

2) 呼吸失调:表现为咳嗽、喘证、哮证、鼾声等。

(2) 肺气失宣:宣发指肺将水谷精微和卫气如雾露之态敷布于全身。肺不宣发则精微不布,卫气失常,患儿抗病能力和适应能力降低。

1) 肺失清肃:出现咳嗽、哮喘、清嗓、咽喉不利、鼻炎、鼻窦炎等。

2) 肺卫失调:易反复感冒,汗出和患各种过敏性疾病。

(3) 肺失肃降:肃降指肺将水液敷布至全身。肺的位置最高,"肺为水之上源","肃降"成为必然。肺失肃降,水液不能敷布全身,聚而为痰为饮,古人谓"肺为储痰之器"。凡胸痛、胸闷、咳嗽、哮喘、不能平卧、各种痰涎等均应考虑肺病和痰饮。肃降无力水溢肌肤,则形成水肿。

(4) 皮毛病变:皮毛荣华有赖肺气宣发。肺不宣发,皮毛将失去滋养,表现为皮肤干燥、无光泽、瘙痒。同时,水湿不得宣发,壅于肌肤又易致过敏、湿疹、疮疡等。

(5) 鼻窍失养或壅堵:表现为不知香臭、嗅觉减弱、鼻塞、鼻干燥、流涕、头昏、头痛、健忘等。

(三) 心系病症的辨证

1. 生理功能与特点　心位于胸中,藏神和主血脉。心开窍于舌,在液为汗,其色赤而应火。神有广义和狭义之分,广义指整个人的生命活动;狭义指人的精神意识状态。"心为神之舍",即"神舍于心"。心主神明功能正常,则小儿白天充满活力,夜晚睡眠安稳,思维语言不乱,意识清晰。血脉以心为中心,分布、联系全身,无处不有,无时不在。既保证气血运行和分布,也是维持神(生命)机运行的根本保证。心还担负着协调五脏和全身的作用。心为火脏,小儿知觉未开,见闻易动,不能自控,易喜、易怒、易惊。故传统儿科认为"小儿心常有余"。

2. 心系病症的辨证思路

(1) 神明无主

1) 整体生命活力降低:倦怠、乏力、神疲、心慌、气短、适应性差,以及循环、水液代谢、生殖、内分泌、语言、行为方式等紊乱。

2) 神失所主:狂躁、妄语、妄见、痴呆、智障、脑瘫、癫痫、厥证,痰火扰心则见夜啼、惊叫、秽语、不能自主等。

3) 神不守舍:睡中突然惊醒、夜啼、注意力不集中等。

(2) 血脉失其所主:气血虚见头昏、头晕、血证、紫癜、心悸、心慌。血脉瘀阻见痛证、痹证、胸中窒闷、唇色青紫、四肢不温。

(3) 汗之异常:火热蒸迫,阳热太过,表现为自汗或盗汗。气随汗泄,动则汗出,动则喘喝,或漏汗不止、冷汗如豆。

(4) 窍道失其主:舌为心之苗,凡舌体病变,如口舌生疮、口腔溃疡、舌体红肿赤痛等应从心辨证。

(5) 心火下移小肠:心火移于小肠则小便频数、尿赤、尿痛等。

笔记栏

（四）肝系病症的辨证

1. 生理功能与特点　肝位于胁下，络胆，肝经绕阴器，布于两胁，上连目系。肝主疏泄，藏血；在体合筋，开窍于目，其华在爪，其色青应风。肝是人体气机、情志和消化调节的重要器官。肝气条达，则小儿不抑郁，不烦躁，大便调，消化吸收正常。肝为将军之官，为春升之气，其性多风。而小儿生长发育迅速，好动，多惊，故古人谓"小儿肝常有余"。

2. 肝系病症的辨证思路

（1）肝不藏血：各种血证如咳血、咯血、衄血、便血等，以及肝失血养如胁痛、目干涩、夜盲、近视、弱视、转筋、肢体麻木、屈伸不利等。

（2）肝失疏泄

1）疏泄气机失调：见二便不调、寒热错杂、尿频、夜啼、癫痫等。

2）疏泄情志失调：小儿喜怒转变在瞬间，古人认为小儿无情志烦忧。其实，小儿情志定式正在形成，早日关注和引导有益于形成良好心态。小儿多动症、抽动秽语综合征、自闭症等与肝失疏泄有关。

3）疏泄胆汁失调：见厌食、腹泻、呕吐、腹胀等。

（3）筋失所养，筋脉拘急：表现为多动，肢体屈伸不利、麻木，手足震颤、抽搐，甚则角弓反张、惊风等。"诸风掉眩，皆属于肝"。

（4）魂失所藏："肝藏血，血舍魂"。魂失所藏。可见小儿自控力差，或根本不能自控，见多梦、易惊、夜啼、躁扰、梦游、梦语、磨牙等。

（5）目窍疾病：各种目疾主要从肝论治。如近视、弱视、视物不清、两目干涩、目赤肿痛等。

（6）阳刚太过：肝为将军之官，体阴用阳，阳热易于亢奋，多见急躁易怒、打骂毁物、胁肋灼痛、狂躁等，以实证和热证居多。

（五）肾系病症的辨证

1. 生理功能与特点　肾位于腰部，左右各一，与膀胱互为表里。肾藏精，主生殖与生长发育；统摄水液；主纳气，主骨，生髓，通于脑，开窍于耳及前后二阴，其色黑应水。小儿离开母体后，先天之精不再增加，将随人体利用而消耗。故古人谓"小儿肾常不足"，"肾病多虚"，"肾无实证"。

2. 肾系病症的辨证思路

（1）精失所藏：先天之精禀受于父母，后天之精来源于脾胃。先后天之精均贮藏于肾。肾精不足表现为人体生长发育和生殖功能异常。

1）先天发育不全：如脑瘫、各种先天性缺陷、畸形或疾病等。

2）各种反射不全或迟缓：如遗尿、泄泻、夜啼、语言障碍等。

3）后天发育迟缓：如矮小、扁平胸、五迟、五软等。

4）天癸产生障碍：男孩女性化、女孩男性化，青春期男子无排精，女子月经周期不能正常建立或闭经等。

5）头发病变：精血不足，头发失养，见头发稀疏、脱落、少年白、斑秃等。

（2）肾主骨生髓异常：肾中精气不足，髓海不满，则骨、脊与脑失其充养。

1）骨髓不满：骨骼脆弱，走路不稳，囟门迟闭，身高不达标，生长发育迟缓。出牙过晚，牙齿焦黄、容易脱落，或牙齿畸形等。

2）脊髓不满：各种脊柱病变，特别是强直性脊柱炎和脊柱侧弯。

3）脑髓不满："脑为之不满，耳为之苦鸣，头为之苦倾，目为之眩。"（《灵枢·口问》）还可表现为夜啼、二便失禁、反应迟钝等。

（3）水失温化

1）关门不闭，寒水下趋：见小便清长、频数、遗尿，小便失禁，癃闭等。

2）水液不循常道，溢于肌肤产生水肿，聚于局部产生饮证。

3）蒸腾无力，出现上虚（燥证为主）下实（水肿、肢体困重）。

（4）肾不纳气：出现呼多吸少，吸气困难。小儿久咳、久喘及哮喘反复发作等。

（5）窍道疾病：耳窍失充失养，表现为耳鸣耳聋、耳道堵塞、听力减退，言语与语言障碍，以及近视、弱视等。二阴病变见便秘、久泻、完谷不化、便血，小便失禁、遗尿、癃闭等。

（6）大病久病，穷必及肾：其他脏腑病变，如骤急，或长期未愈，最终可能影响肾。这为其他脏腑疾病从肾论治提供了思路。

（章海凤）

复习思考题

1. 如何理解"小儿为稚阴稚阳之体""小儿为纯阳之体"？

2. 小儿望诊中"察指纹"如何进行？其临床意义有哪些？

3. 如何理解小儿"脾常不足"？

扫一扫
测一测

中篇

技 能 篇

第四章

小儿推拿手法

学习目标

掌握小儿推拿手法基本要求;掌握小儿推拿各单式、复式手法的实践技术要领。

小儿推拿手法是以术者的手或借助一定的器具(钱币、汤匙等),按各种特定的技巧和规范化的动作,在体表特定部位或穴位施行操作的方法。

第一节 小儿推拿手法特点

一、手法基本要求

小儿推拿手法基本要求为轻快、柔和、平稳、着实。

1. 轻快 "轻"指手法力度,"快"指手法频率。小儿肌肤柔弱,脏腑娇嫩,不耐重力,必须轻。因为轻,要在有限时间内达到有效刺激,就必须快。小儿推拿要求轻而不浮,频率多在 200 次 /min 左右。轻刺激、快频率,连续作用于经穴,最终达到阈上刺激,发挥治疗作用。

2. 柔和 "柔和"是一种境界,更是一种状态。这种境界和状态寓于各种手法之中,只有当熟练掌握了某种手法,并长期运用之后才会在不自觉间流露出来。柔和与力度轻有关,但柔和不等于轻手法。重手法同样可以柔和。小儿最喜柔和,手法柔和是小儿推拿得以进行的基本保证,是在反复演练、理解、感悟及长期功法训练中逐步获得的。

3. 平稳 其一,指单一手法操作时,力度、频率、幅度基本保持一致;其二,指手法和手法之间转换不能太突然。机体的反应性常随刺激形式和数量的变化而变化。平稳是保证某种刺激尽快达到并恒定在某一阈上值水平的基本要求。传统小儿推拿常常运用揉 3 按(点、掐)1、振按法、捏脊法等。不同形式的手法及力度固定组合,柔中有刚,刚中有柔,形成较为复杂的定式,它们比单一手法刺激机体所传达的信息量更大,但整体上仍然是平稳的。

4. 着实 "着"为吸附;"实"即实在。着实才能有效激活经络与穴位。具体要求为轻而不浮,重而不滞。手法是否着实,可以根据推拿时局部皮肤温度、皮肤柔软度、皮肤色泽及指下感觉等综合判断。

二、手法补泻

小儿推拿手法的补泻与手法的轻重、时间长短、快慢、顺逆经等关系密切。一般认为轻刺激为补,重刺激为泻;时间长为泻、短为补;手法快慢方面,通常是急摩为泻、缓摩为补;顺逆经一般指手法动作方向与经络走行方向的关系,如顺经操作为补,逆经操作为泻。手法的补泻应明察秋毫、因症而施。正如《幼科推拿秘书》提到:"补泻兮明寒与热,左转补兮右转泻。男女不同上下推,子前午后要分别。寒者温之热者凉,虚者补之实者泄。"

三、手法操作顺序

小儿推拿手法的操作顺序,一般先上肢,次头面,胸腹,腰背,下肢;也可先重点,后一般,如治疗发热时,可先操作清热手法。强刺激手法,一般放在最后操作,但急救时除外。

四、手法操作注意事项(含禁忌)

1. 小儿推拿治疗前,必须有明确的诊断。

2. 给小儿推拿时,应选择避风、避强光、噪音小的地方;室内应保持清静、整洁,空气清新、温度适宜。

3. 推拿时要保持双手清洁,摘去戒指、手镯等饰物。指甲要常修剪,刚剪过的指甲,一定要用指甲锉锉平。冬季推拿时双手宜暖。

4. 小儿肌肤柔弱,行手法操作时必须配合适当的介质,介质的选择需根据病情、季节变化等而异。

5. 在小儿哭闹之时,要先安抚好小儿的情绪,再进行推拿。

6. 在施行手法时要注意小儿的体位姿势,原则上以使小儿舒适、不恐惧为宜,但同时还要便于医生操作。也要讲究术者的姿势,术者自身要尽量采用操作省力又不伤体的姿势,方可长久。当然为了利于治疗也可不拘姿势。

7. 一般情况下,小儿推拿一次总的时间为20~30分钟。应根据病情、体质、年龄等不同,在推拿次数和时间上也有一定的差别。《推拿三字经》中有:"大三万,小三千,婴三百,加减良。"的说法,关键是"加减良",即不拘泥于数而又有数。

8. 推拿后注意避风寒,饮食忌生冷。

(邵　瑛)

第二节　小儿推拿常用单式手法

小儿推拿手法最早可以追溯到两千多年前。早在《五十二病方》中就有刮法、搔法和摩法。《黄帝内经》将手法称为"按蹻"。王冰注解为"按,谓抑按皮肉;蹻,谓捷举手足",可见当时按法和导引法较为普遍。后来"按蹻"改称"按摩",并衍生出许多手法。《厘正按摩要术》提到:"立法宜详也。首按摩,继以掐、揉、推、运、搓、摇,合为八法。";晋代葛洪《肘后备急方》介绍了掐法、捏脊法和抄腹法;唐代《备急千金要方》以膏摩见长。明清以《小儿按摩经》为标志,逐渐形成了具有特色的小儿推拿手法体系,该书记载了18种手法。《厘正按摩要术》首次将小儿推拿手法归纳为按、摩、掐、揉、推、运、搓、摇八法,至今有了进一步的发展。

一、按法

稍大面积的垂直下压为按法。

图 4-1

按法视频

【技术要领】

1. 接触面积较大,多用指腹和掌根操作。

2. 按压的方向应垂直于受术体表。

3. 指、掌着力,先轻渐重,由浅入深,以得气为度。每按压至小儿最大忍受度时,可适当停留数秒,放松,再按。

【应用】

1. 指按法接触面积小,刺激强,适用于穴位及痛点。掌按法接触面积大,压力亦大,适用于腰背、脊柱和腹部。

2. 按之则热气至。按法是温补法代表。如按肾俞、按小腹可聚元气、散寒邪,适用于虚寒证。

3. 按而散之。按法向下用力,长于消散,可用于脘腹痛、便秘、腹胀、厌食等。

二、摩法

摩法视频

较轻的环形运动为摩法。可分为单指摩法、多指摩法和掌摩法。

【技术要领】

1. 要求轻贴皮肤,轨迹为圆形运动。

2. 圆周各处操作力度、速度均匀,频率约为每分钟 100 次。食、中、无名三指摩时,手指应并拢。

3. 力度较轻,不带动深层组织运动,古人谓"皮动肉不动"。

【应用】

1. 摩法力度很轻,小儿感觉舒适。摩囟门、摩中脘、摩关元、摩神阙等为温补,用于体虚者。摩中脘、摩腹又能消食化积行气,用于脘腹胀满、肠鸣腹痛等。

2. 古人谓"缓摩为补,急摩为泻"。

3. 摩法方向古有"左转补兮右转泻"之说。后人多采用顺时针为补,逆时针为泻。临床上应根据病情合理选择方向。

三、掐法

掐法视频

掐以甲入。甲是指甲,入为刺入,即以指甲刺入皮肤,又称"切法""爪法""指针法"。

【技术要领】

快进快出;垂直施力。

【应用】

1. 急救醒神。如掐人中、掐攒竹、掐合谷、掐老龙、掐精威、掐五指节、掐涌泉等。借其强刺激发汗祛邪,用于外感。如掐耳背高骨。

2. 中病即止,严格控制次数,不宜作为常规手法,不要掐破皮肤。古时多以掐后儿不作声为"不治"。

四、揉法

揉法视频

吸定基础上的回旋运动称为揉法。临床有拇指揉、多指揉、掌根揉和鱼际揉等。

【技术要领】

1. 指下吸定,不得移动,揉法轨迹为圆形。古人谓"肉动皮不动"。

笔记栏

2. 沉肩、垂肘、腕部放松。

3. 频率较快,可达 120~160 次 /min。

【应用】

1. 揉法柔和舒适,最能放松。

2. 因其力度、部位、频率、方向和深浅随证而变,最大限度满足个体病情,针对性强,古人谓"揉以和之"言其调和阴阳与气血。

3. 指揉法多用于点状穴位。掌揉法多用于腹部,消散力强,是治疗小儿腹痛、腹胀、食积、便秘等的重要方法。鱼际揉多用在面部。

五、推法

推法视频

(一) 直推法

直推为从某一点起,沿直线推向另一点,即单方向直线运动。

【技术要领】

1. 拇指和并拢的食、中指或食、中、无名三指紧贴皮肤施术。

2. 沉肩、垂肘,轻快推动,频率多在 200 次 /min 左右。

3. 要求顺穴位、顺经络、顺纤维、顺趋势。

【应用】

1. 用于线性穴位。如开天门、推坎宫、清天河水、推箕门等。

2. 上推为补、为升、为温,如推上三关;下推为泻、为降、为清,如退六腑。

3. 顺纤维直推为重要理筋整复手法,多用于小儿筋伤。要求力度稍重,频率较缓。

(二) 旋推法

旋是回旋,推是有位移。旋推法为表面有回旋摩擦,同时带动深层组织回旋运动。

【技术要领】

1. 前臂摆动,手腕放松,蓄力于指,拇指紧贴皮肤,施术力度稍重,做环形推动,顺逆时针均可。

2. 频率较快,可达 160~260 次 /min。

【应用】

常用于手指螺纹面。如补脾经、补肺经、补肾经、平肝清肺等。

📖 **知识链接**

旋 推 考 证

旋推为圆形运动轨迹。理论上有顺、逆之别。湘西流派只用顺时针旋推,并规定为补法。考明清时期小儿推拿著作,多数医家认为旋推有顺时针与逆时针之分。如《小儿推拿广意》谓:"五经者即五指尖也,心肝脾肺肾也。如二三节即为六腑,医用左手四指托儿手背,大指掐儿掌心,右手食指曲儿指尖下,大指盖儿指尖,逐指推运,往上直为推,往右顺运为补,往右逆运为泻,先须往上直推过,次看儿之寒热虚实,心肝肺指,或泻或补;大指脾胃,只宜多补,如热甚可略泻,如肾经或补或泻或宜清,如清肾水,在指节上往下直退是也。"《小儿推拿直录》《厘正按摩要术》《推拿捷径》《小儿推拿秘书》等均从其说。

笔记栏

（三）分推与合推法

同时从中央向两边推,如"← →",或"↙ ↘"为分推,又称分法;从两边同时向中央推动称合推,又称合法。

【技术要领】

1. 两手同时施术,两侧用力对称,部位对称,速度均一。

2. 轻快而不滞,频率 120~200 次 /min。

3. 头面、手腕多用拇指,胸、腹、背部可用拇指、多指或大鱼际。

【应用】

分推即"分阴阳",合推即"合阴阳",有调节阴阳、气血、寒热之功。分推法多用于起式,能分别阴阳,分理气血,激活经络与穴位,还能消积导滞,化痰行气。合推与之同功。

六、运法

运法视频

由此往彼的弧形或环形运动。有拇指运或食、中、无名三指运。

【技术要领】

1. 弧形或圆形轨迹要流畅,不要突然转折、中断、停止。

2. 弧形运作可始终沿一个方向,也可来回运作。

3. 古人谓"宜轻不宜重,宜缓不宜急",频率为 80~120 次 /min。

【应用】

1. 用于弧形和圆形穴位。

2. 运者,运输,有转运、输送之意。能平衡起点与终点关系,如运土入水和运水入土;也是祛邪导滞的重要方法,如运中脘、运太阳、运腹等。

3. 因其摩擦产热而适用于虚寒证,如运丹田。

七、搓法

搓法视频

夹持基础上来回运动为搓法。其法为用双手掌夹持小儿一定部位,相对用力,快速搓揉,并做上下往返移动。

【技术要领】

夹持松紧适度;双手用力均衡;搓动快,移动慢。

【应用】

1. 运用于柱状部位,如上肢、下肢、胸廓和胁肋等。

2. 用于四肢有活血化瘀、放松肢体的作用;用于胸廓和胁肋有顺气、化积、化痰、消痞、散结作用。

八、摇法

摇法视频

被动环转运动肢体的方法称摇法。

【技术要领】

1. 以一手托住或握住关节近端,另一手握住关节远端,双手协调,做相反方向的环转运动。

2. 环转的轨迹为一圆锥体。顶点在关节处,底为关节远端肢体所成的圆形。固定顶点,圆形轨迹为其基本要点。

3. 摇动范围由小至大,频率由慢渐快。

【应用】

1. 用于肩、肘、腕、髋、膝、踝等关节,能增强运动范围。适用于伤筋及各种关节功能活动障碍,如臂丛神经损伤、脑瘫、五迟、五软、五硬等。

2. 动摇肢体有活气血、通经络、消积滞的功效,能导引阳气,用于阳虚倦怠等。

九、捏法

特指捏脊疗法,是连续捏拿脊柱部肌肤并自下而上推移的一种特殊推拿操作法。

临床有两种术式。其一为以两手拇指置于脊柱两侧,从下向上推进;边推边以拇指与食、中二指捏拿起脊旁皮肤;另一法为拇指指腹与屈曲的食指桡侧相对,二指夹持脊柱部肌肤,拇指在前,食指在后,然后在二指提捏的同时,食指向前推动,边捏边向项枕部推移。

捏脊疗法一般以循序捏三遍为宜,每捏三下提拿一下,称为"捏三提一法"。

【技术要领】

1. 均从龟尾向上推进,直至大椎。

2. 捏起皮肤多少及提拿力度要恰当。捏得太紧则不容易向前捻动推进,捏得太松则不易提起皮肤。推进与捏拿要流利。

3. 体质较差的小儿每日施术次数不宜过多,每次操作时间以 3~5 分钟为宜。

【应用】

1. 攻补兼施,能明显增强小儿体质。

2. 消积化痰行气。尤长于治疗疳积,临床又称为"捏积"。

3. 传统为从下向上捏,今有从上向下捏之说,可供参考。

4. 捏 3 提 1 强度大,小儿多哭闹,应最后操作。

捏法视频

十、拿法

捏而提起谓之拿。分为拇指与食、中二指的三指拿,拇指与其余四指的五指拿。

【技术要领】

1. 沉肩、垂肘,朝后上方拿起。

2. 同时或交替拿起,快拿快放,节奏感强。

【应用】

1. 是重要的放松手法,具有疏通经络、活血化瘀之功,用于肢体疼痛、强直,肩背酸楚等,如拿颈肩部。

2. 方向为向上、向外,有升提气机、发散外邪的作用,如拿风池。

3. 腹部拿法可减肥、助消化;提拿肚角有镇痛功效;拿肩井为常用收势。

拿法视频

十一、捣法

节奏性敲击穴位的方法称为捣法。可用屈曲的中指端或食、中指指间关节髁击打。

【技术要领】

1. 瞬间作用,快落快起,节奏感强。

2. 小儿穴区太小,应注意部位的固定和击打的准确性。

捣法视频

【应用】

1. 用于点状穴区,特别是四肢关节处,能活络通关、镇惊定志,如捣小天心。

2. 用于头部、额部,嘣嘣声响,能醒脑开窍,常用于小儿遗尿、抽动症、多动症及鼻炎、鼻窦炎、耳鸣耳聋等。

拍法视频

十二、拍法

术者五指并拢,用屈曲的掌面有节奏地拍打体表。

【技术要领】

1. 肩、肘、腕关节放松,掌指关节微屈。前臂主动发力,腕关节做轻微屈伸动作。

2. 拍时须轻重适度,有节奏感。

【应用】

1. 用于肩背、腰臀及下肢部,对肩部知觉迟钝或肌肉痉挛等症,有促进血液循环、消除肌肉疲劳和缓解肌肉痉挛的作用。

2. 对小儿烦躁不安、哭闹不休,具有调和气血的作用。

3. 用于背部肺投影区,可促进痰液排出,治疗咳嗽。

擦法视频

十三、擦法

用手掌面、大鱼际或小鱼际着力于选定部位上进行直线来回摩擦,称为擦法。

【技术要领】

1. 直线往返,不可歪斜,有直、长、匀、热的特点。

2. 着力部分要紧贴皮肤,但不要硬用力压,以免擦破皮肤。

3. 行擦法时,应暴露治疗部位,并涂润滑油,既可防止皮肤擦破,又可增强透热感,擦法使用后一般不要在该部再用其他手法,否则容易引起皮肤破损,故擦法治疗多放在一个部位操作的最后。

【应用】

1. 本法是一种柔和温热的刺激,具有温经通络、行气活血、消肿止痛、健脾和胃的作用。直擦脊柱具有温阳益气的作用,横擦腰骶部可温补肾元,横擦项背之交可解表散寒。

2. 掌擦法多用于胸胁及腹部,治疗脾胃虚寒引起的腹痛及消化不良等病。

3. 小鱼际擦法多用于肩背腰臀及下肢部,治疗风湿酸痛、肢体麻木、伤筋等。

4. 大鱼际擦法在胸腹、腰背、四肢等部均可应用,适宜治疗外伤、瘀血、红肿等。

振法视频

十四、振法

以高频率振颤肢体或穴位的方法称振法,分为掌振法和指振法。

【技术要领】

指或掌吸定于某一部位或穴位,前臂强直性收缩,细微振颤。

要求蓄力于掌或指,形神合一。

【应用】

1. 先施按法,后行振颤。有了振颤,产生机械波,有利于按法之刺激纵向深透和横向扩散。

2. 振颤使原有刺激变得柔和。

3. 频率很高,有消散之功。用于肢体可通经活络,镇痛消炎;用于脘腹能消积导滞,消痞散结;用于小腹和腰骶可导引元气,以温补见长。

十五、捻法

夹持搓揉谓之捻。

【技术要领】

拇、食指对称着力夹持肢体,快速搓揉,缓慢移动,动作自然连贯。

【应用】

1. 适用于手指、足趾。能舒筋活络,调畅气血。用于指、趾损伤、疼痛等。

2. 捻耳与依次捻手指、脚趾是重要的调节心神、健脑益智之法,用于小儿脑瘫、语言障碍、耳鸣耳聋、多动等。

捻法视频

十六、捏挤法

以双手拇、食二指对称置于穴位四周,同时用力向穴位中央推挤称捏挤法。

【技术要领】

两手四指对称。穴位在中央,四指在穴位周围正方形四个角上。捏挤时,四指沿正方形对角线同时向中央发力。手指在皮肤表面并无摩擦,而是推挤皮下组织。

【应用】

1. 为强刺激手法,其刺激量比常规推拿手法强,比取痧法(刮痧、拧痧、扯痧)轻。与取痧同功,用于小儿发热、中暑、神昏、感冒等。

2. 消导之力强,用于食积、痰浊、流涎、肥胖等证。

捏挤法
视频

十七、取痧法

运用特殊手法快速作用于人体皮肤,使其潮红,并出现细小如沙(痧之名源于此)粒状的深红色斑点称推拿取痧法。

【技术要领】

1. 主要有揪痧、扯痧、拧痧、刮痧(器械)等。取痧部位有前额、人迎、前胸、大椎、七节骨、肘窝、腘窝等。

2. 手法从重从快,取痧器具要光滑、整洁,多用凉水、乙醇或植物油为介质。见痧则止。小儿皮肤细嫩,应控制力度。

3. 不宜作为常规治疗方法。

取痧法
视频

【应用】

1. 适用于痧证。痧为传统中医病名。指因气候影响,患儿身热不扬、汗出不畅,邪不得解而表现为以心慌、头昏、脘痞腹胀、转筋吐泻,甚至昏厥等为特征的一种病症。传统医籍有转筋痧、绞肠痧、痧气病、痧胀病等。

2. 取痧能清解暑热,发散外邪,透营转气,可用于外感、高热等。

（杨良兵　邵　瑛）

第三节　小儿推拿常用复式手法

复式操作手法指具有特定手势、步骤、名称和特定主治功用的一类手法。最早的复式操作手法见于明代徐用宣《袖珍小儿方·秘传看惊掐筋口授手法论》，称为"大手法"，其后《按摩经》称为"手诀"，《推拿指南》以"大手术"命名。单式手法仅一招一式，复式手法乃多法联合；单式手法穴位单一，复式手法同时运用多个穴位；单式手法可用于多个穴位和部位，如推攒竹、七节骨、板门、箕门等，而复式手法既定成俗，只用于特定部位和穴位；单式手法以按抑类为主，如推、拿、揉、按、摩、运、掐、捣等，复式手法以关节运动为特色，如苍龙摆尾等。

复式操作手法命名原则：依据操作时的动作形象，如"苍龙摆尾""双凤展翅""二龙戏珠"等；依据手法和穴位名称，如"运土入水""打马过天河"等，依据功能和主治，如"调五经""飞经走气"等。

同名异法和同法异名是复式操作手法的普遍现象。本教材主要根据历代文献和各地保存的常规操作进行整理，收录相关引文，后附主要异法。现将临床常用复式操作手法介绍如下。

一、黄蜂入洞

黄蜂入洞
操作视频

【术式】术者左手扶儿头部，右手食、中二指端置于儿鼻孔下方，做上下揉动或振颤，20~50次。

【应用】发汗，宣肺，通鼻窍。用于感冒风寒、鼻塞流涕、恶寒无汗等。

【引文】《幼科推拿秘书》："黄蜂入洞，此寒重取汗之奇法也。洞在小儿两鼻孔，我食将二指头，一对黄蜂也。其法曲我大指，伸我食将二指。入小儿两鼻孔内揉之，如黄蜂入洞之状。用此法汗必至，若非重寒阴证不宜用，盖有清天河捞明月之法在。"

《小儿推拿方脉活婴秘旨全书》："黄蜂入洞治冷痰、阴症第一……"

一名七法。还有"按揉天河水""揉外劳宫""拿风门穴""跪按耳门"等。

二、猿猴摘果

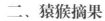

猿猴摘果
操作视频

【术式】术者以两手食、中二指夹持小儿两耳尖上提10~20次，再夹持两耳垂向下牵拉10~20次，如猿猴摘果状。反复操作1分钟。

【应用】性温。健脾行气，化痰，镇惊。用于小儿惊惕、夜啼、四肢抽搐、饮食积滞等。

【引文】本法一名有六法。还有"捏螺蛳骨上皮""牵拉活动双手"等。

《按摩经》："……猿猴摘果势，化痰能动气。"

《万育仙书》："猿猴摘果：消食化痰，以两指摄儿螺蛳骨上皮摘之；又用两手拿儿两手虎口，朝两耳揉之。"

《幼科推拿秘书》："猿猴摘果……其法以我两手大食二指提孩儿两耳尖，上往若干数，又扯两耳坠，下垂若干数，如猿猴摘果之状。"

《小儿推拿方脉活婴秘旨全书》："猿猴摘果祛痰截疟之先锋。"

《小儿推拿广意》："猿猴摘果，此法……能治痰气，除寒退热……"

三、水底捞明月

【术式】一手握持手掌，一手拇指自小指根起，沿小鱼际推至小天心，转入内劳宫处，做捕捞状，后一拂而起，30~50 次。亦可将凉水滴入儿掌心，以拇指或中指端旋推，边推边吹凉气。

【应用】性寒凉。用于小儿发热、心烦及各种热证。

【引文】本法一名有六法。还有"右旋推内劳宫至天河水""从小指尖推起""小指尖—小指根旁—坎宫—内劳宫，轻拂起"等。

《按摩经》："水底捞月最为良，止热清心此是强……""水底捞月：大寒。做法：先清天河水，后五指皆跪，中指向前跪，四指随后，右运劳宫，以凉气呵之，退热可用。若先取天河水至劳宫，左运呵暖气，主发汗，亦属热。"

《小儿推拿方脉活婴秘旨全书》："水底捞明月主化痰、潮热无双。""水底捞明月法：大凉。做此法，先掐总筋，清天河水，后以五指皆跪，中指向前，众指随后，如捞物之状，以口吹之。"

水底捞明月
操作视频

四、摇肘肘

【术式】术者先以左手拇、食、中三指托小儿之肘肘，再以右手拇、食二指叉入虎口，同时用中指按定天门穴（乾卦），然后曲小儿之手上下摇之。摇 20~30 次。

【应用】顺气，和血，通经活络。用于脘腹痞满、胀痛、肝脾大等。

【引文】本法有摆为主和摇为主之别。

《按摩经》："肘肘走气：以一手托儿肘肘运转，男左女右，一手捉儿手摇动，治痞。"

摇肘肘
操作视频

五、打马过天河

【术式】术者以左手握住小儿左手，先用右手中指揉运内劳宫数次，继以食、中二指自总筋穴循天河向上一起一落拍打至洪池，边拍打边随之吹气，拍打十至二十次，或以红赤为度。

【应用】退热，活络。用于高热、烦渴、手臂痛和关节不利等。

【引文】本法一名有五法。还有"先掐总筋，次沿天河弹至曲池，再掐肩井、琵琶、走马穴"，"屈儿手指，握其手背上推"等。

《按摩经》："打马过河，温凉。右运劳宫毕，屈指向上，弹内关、阳池、间使、天河边，生凉退热用之。"

《厘正按摩要术》："打马过天河法，法主凉，能去热病。"

《小儿推拿方脉活婴秘旨全书》："打马过天河：温凉。以三指在上马穴边，从手背推到天河头上。与捞明月相似。"

《幼科推拿秘书》："其法以我食将二指，自小儿上马处打起，摆至天河，去四回三，至曲池内一弹。"

打马过天河
操作视频

六、飞经走气

【术式】术者右手握小儿四指不动，左手拇指与其余四指相对握持小儿前臂，从肘部起一捏一放循至腕部，反复操作数次；左手拇、食二指卡于阴池、阳池，右手将小儿左手四指向上往外，一伸一屈，连续操作 20~50 次。

飞经走气
操作视频

【应用】性温,行气活血,清肺化痰。用于咳嗽痰多、胸闷气喘等。

【引文】《万育仙书》云:"飞经走气,乃行气之法,又法用身靠儿背,将两手从胁下奶傍下,揉之。"

《小儿按摩经》:"先运五经穴,后张开五指在内关拍打,再推心经,揉气关,能行一身之气。"

《幼科推拿秘书》:"滴凉水于儿内宫,以右手中指引水至天河,前行三次退转一次,并用口吹气,跟水上行。"

《厘正按摩要术》:"飞经走气:法主温。医用右手拿儿手,四指不动。左手四指,从儿曲池边起,轮流跳至总上九次。复拿儿阴阳二穴,将右手向上往外,一伸一缩,传送其气,徐徐过关也。"

七、二龙戏珠

二龙戏珠
操作视频

【术式】术者以左手持小儿手,使掌心向上,前臂伸直,右手食、中二指自小儿总筋穴起,以指头交互向前按之,直至洪池为一遍。按20~30遍。

【应用】镇惊,调和气血。用于惊风、夜卧不安、半表半里证等。

【引文】《厘正按摩要术》:"二龙戏珠法:法主温。医将右大、食、中三指,捏儿肝肺二指。左大、食、中三指,捏儿阴阳二穴,往上一捏又一捏,捏至曲池五次。热证阴捏重而阳捏轻,寒证阳重而阴轻。再捏阴阳二穴,将肝肺二指,摇摆二九、三九是也。"

《幼科推拿秘书》:"此止小儿四肢掣跳之良法也。其法性温,以我食将二指,自儿总经上,参差以指头按之,战行直至曲池陷中。重揉其指头如圆珠乱落,故各戏珠,半表半里。"

八、苍龙摆尾

苍龙摆尾
操作视频

【术式】术者用左手托小儿之肘肘,右手拿小儿食、中、无名、小指,左右摇动如摆尾之状。摇20~30次。

【应用】退热,开胸,通便。用于发热、烦躁、腹胀、便秘等。

【引文】《按摩经》:"用手拈小儿小指。"

《小儿推拿广意》:"苍龙摆尾,医右手一把,拿小儿左食、中、无名三指,掌向上,医左手侧从总经起,搓摩天河及肘肘略重些,自肘肘又搓摩至总经,如次一上一下三四次,医又将左大、食、中三指担肘肘,医右手前拿摇动九次,此法能退热开胸。"

九、赤凤点头

赤凤点头
操作视频

【术式】术者一手托左肘,一手捏住小儿中指,上下摇动,使肘关节屈伸,如赤凤点头状,摇20~30次。

【应用】消胀定喘,通关顺气。用于疳证、腹胀、惊惕、咳喘胸闷等。

【引文】本法无同名文献可考。有相似名为"赤凤摇头",法异效同。

十、凤凰展翅

凤凰展翅
操作视频

【术式】术者两手食、中二指夹持固定小儿手腕,两拇指分别掐于小儿精宁、威灵二穴,于掐穴时上下翻动腕关节,如凤凰展翅之状,摇20~30次。

【应用】温肺,开窍,定喘,降逆,镇静,定惊。用于昏迷、哮喘、胸闷憋气、噎膈、呃逆、惊

56

惕等。

【引文】《小儿推拿广意》:"凤凰展翅法:此法性温,治凉。"

十一、按弦走搓摩

【术式】令人抱小儿于怀中,最好能将小儿两手交叉搭在两肩上,术者以两手从小儿两胁搓摩至肚角处 50~100 次。

【应用】理气化痰,消积散结。用于小儿痰多咳嗽、胸闷憋气,厌食、腹胀、腹痛、疳积、肝脾大等。

【引文】本法一名有三法。

《按摩经》:"按弦搓摩:先运八卦,后用指搓病人手,关上一搓,关中一搓,关下一搓,拿病人手,轻轻慢慢而摇,化痰可用。"

按弦走搓摩
操作视频

十二、揉脐及龟尾并擦七节骨

【术式】令小儿取仰卧位,术者一手揉脐,另一手揉龟尾穴,操作约 1 分钟;再令小儿取俯卧位,术者以拇指指腹或食、中二指指腹推擦七节骨,以透热为度。自龟尾推至七节骨为补;反之为泻。

【应用】止泻痢,通大便。

【引文】本法一名有二法。

《幼科推拿秘书》:"此治泻痢之良法也。龟尾者,脊骨尽头间尾穴也。七节骨者,从头骨数第七节也。其法以我一手,用三指揉脐,又以我一手,托揉龟尾。揉迄,自龟尾擦上七节骨为补,水泻专用补,若赤白痢,必自上七节骨擦下龟尾为泄,推第二次,再用补。盖先去大肠热毒,然后可补也。若伤寒后,骨节痛,专擦七节骨至龟尾。"

揉脐及龟尾
并擦七节骨
操作视频

十三、按肩井法

【术式】小儿取坐位,术者以左手中指掐按小儿肩井穴,再以右手紧拿小儿食指、无名指,使小儿上肢伸直摇之,摇 20~30 次。

【应用】通行一身之气血,收功手法。

【引文】本法又称"总收法"。

《幼科推拿秘书》:"总收法:诸症推毕,以此法收之,久病更宜用此,永不犯,其法以我左手食指,掐按儿肩井陷中,乃肩膊眼也,又以我右手紧拿小儿食指、无名指,伸摇如数,病不复发矣。"

《幼科铁镜》:"肩井穴是大关津,掐此开通血气行,各处推完将此掐,不愁气血不周身。"

按肩井法
操作视频

📖 **知识链接**

孙重三流派"十三大手法"

以上十三式复式手法合称为孙重三流派"十三大手法",是孙重三先生多年临床工作的经验总结。十三大手法之精华所在,是利用肢体关节的屈伸摇动,达到邪气外泄、脏气内固、百节通利的作用。

开门见山
操作视频

双凤展翅
操作视频

揉耳摇头
操作视频

黄蜂出洞
操作视频

调五经
操作视频

十四、开门见山(头面四大手法)

【术式】以两拇指交替从小儿眉心直上推向前发际;继则从眉心向两侧分推;顺势揉或运太阳穴;最后掐揉耳背高骨。

【应用】调和阴阳,祛风解表,镇惊通窍。一般起式各 24 次,用于头面诸疾、健脑益智等操作时间稍长。用于解表,视病症、年龄等,可各操作 100~600 次。

【引文】本法一名有二法。

《小儿推拿广意》:"一推坎宫,自眉心分过两旁。二推攒竹,自眉心交互直上。三运太阳,往耳转为泻,往眼转为补。四运耳背高骨,推后掐之。"

十五、双凤展翅

【术式】两手食、中二指夹持两耳捻揉数次,并向上提,提毕,依次掐承浆、颊车、听会、太阳、眉心、人中穴。此为 1 遍,操作 3~5 遍。

【应用】疏风宣肺。用于外感、咳嗽、流涎等。

【引文】《小儿推拿广意》:"双凤展翅:医用两手中、食二指,捏儿两耳往上三提毕,次捏承浆,又次捏颊车及听会、太阴、太阳、眉心、人中完。"

十六、揉耳摇头

【术式】先掐大天心(额正中)数下;双手拇、食二指相对用力揉捻小儿两耳垂 30~40 次;两手捧儿头部,左,右摇动 10~20 次。

【应用】镇惊,顺气。用于小儿惊风、抽搐,脘腹胀满、便秘。

【引文】本法一名有二法。

《幼科铁镜》"将两耳下垂尖掐而揉之,次将两手捧头而摇之以其顺气。"

十七、黄蜂出洞

【术式】一掐中指心经;二掐内劳宫,均 3~9 次;三捣小天心 30~40 次;四掐总筋 3~9 次;五从总筋穴起分推手阴阳,每分推 3~5 次至两侧时就势点按阳池和阴池 1 次。此为 1 遍,操作 3~9 遍。

【应用】性大热。发汗解表,定惊。用于外感风寒、惊风,夜啼。

【引文】本法一名有二法。

《保赤推拿法》载:"黄蜂出洞法,先掐总筋,骨内劳宫,分阴阳,次以左右两大指,从阴阳穴正中处起,一撮一上,至内关,又在坎离穴上掐。此法大热,发汗用之。"

十八、调五经

【术式】一手拇指与中指相对,捏住小儿的小天心和一窝风,另一手拇指与食指相对从小儿拇指起,依次捻揉食、中、无名和小指螺纹面,捻 3~5 次,拔伸 1 次;后从拇指至小指逐指轻快掐十宣 3~5 次。

【应用】十指连心,协调心智和脏腑,用于汗证、外感、夜啼等。

【引文】也有另法,即将小儿五指并拢成梅花状。同时在五指尖上旋推、按揉。

十九、运土入水与运水入土

【术式】运土入水,从大指根起,经大鱼际、小天心、小鱼际运至小指根处,1~2分钟。反方向即为运水入土。

【应用】清泄中焦,补益肾水,运土入水用于土盛水枯之症,如尿频、尿痛、尿赤,食积之便秘、吐泻等。运水入土用于水盛土枯之症,如虚性泄泻、气虚便秘、腹胀等。

【引文】两者均一名有二法。即起止点分别在"小指尖"和"大指尖"。

《小儿推拿广意》:"运水入土:能治脾土虚弱,小便赤涩。""运水入土,身弱肚起青筋,为水盛土枯,推以润之。""运土入水,丹田作胀眼睁,为土盛水枯,推以滋之。"

《按摩经》:"运水入土:以一手从肾经推去,经兑、乾、坎、艮至脾土按之,脾土太旺,水火不能既济,用之,盖治脾土虚弱。""运土入水,照前法反回是也。肾水频数无统用之,又治小便赤涩。"

运土入水与运水入土操作视频

二十、天门入虎口

【术式】固定小儿拇指,以拇指指腹从拇指端沿尺侧赤白肉际直推至虎口3~5次,点掐合谷1次,操作1~2分钟。

【应用】温经散寒,止吐泻。用于小儿腹泻、呕吐、疳积、斜视、惊风等。

【引文】本法一名有四法。还有"掐合谷,摇肘关节"等。

《厘正按摩要术》:"法主健脾消食。将儿手掌向上,蘸葱姜汤,自食指尖寅、卯、辰三关侧推至大指根。"

天门入虎口操作视频

二十一、取天河水

【术式】以拇指或食、中二指蘸冷水,由曲池推至内劳宫,1~2分钟。

【应用】性大凉,清热退烧。用于小儿热病、发热、烦渴等。

【引文】《厘正按摩要术》:"取天河水法,法主大凉,病热者用之。将儿手掌向上,蘸冷水由天河水推至内劳宫。如蘸冷水由横纹推至曲池,为推天河水法。蘸冷水由内劳宫直推至曲池为大推天河水法。"

取天河水操作视频

二十二、飞金走气

【术式】一手握小儿手背,掌心朝上,滴凉水于内劳宫处,另一手中指引水上天河,并吹气使水上行,3~9遍。

【应用】性凉,清热泻火,消胀。用于急性失音、脘腹胀满。

【引文】《幼科推拿秘书》:"此去肺火,清内热,消膨胀,救失声音之妙法也。金者能生水,走气者气行动也,其法性温。以我将指蘸凉水置内劳宫,仍以将指引劳宫水上天河去。前行三次,后转一次,以口吹气微嘘跟水行,如气走也。"

飞金走气操作视频

二十三、开璇玑

【术式】分推胸八道,以两手拇指或四指同时自璇玑自上而下依次从正中分推至季肋部8次。推中脘,两手交替从巨阙向下直推至脐24次。摩腹,以脐为中心顺时针摩腹1~2分钟。气沉丹田,从脐向下推至耻骨联合1分钟。

开璇玑操作视频

【应用】通调上、中、下焦。宽胸理气,降气化痰,和胃止呕。用于胸闷咳喘、痰鸣气急、胃痛、恶心呕吐、腹痛腹泻、便秘等。

【引文】本法一名有二法。

《幼科集要》:"开璇玑:璇玑者,胸中、腹中、气海穴是也。凡小儿气促,胸高,风寒痰闭,夹食腹痛,呕吐泄泻,发热抽搐,昏迷不醒,一切危险急症,置儿于密室中,解开衣带,不可当风,医用两手大指蘸姜葱热汁,在病儿胸前左右横推,至两乳上近胁处,三百六十一次。口中计数,手中推周天之数,乃为奇。璇玑推毕,再从心坎用两大指左右分推至胁肋六十四次,再从心坎推下脐腹六十四次,次用热汁入右手掌心,合儿脐上,左挪六十四次,右挪六十四次,挪毕,用两手自脐中推下少腹六十四次,再用两大指蘸汁推尾尻穴六十四次,其法乃备。虚人泄泻者,逆推尾尻穴,至命门两肾间,切不可顺推,此法屡试屡验。"

二十四、抱肚法

抱肚法
操作视频

【术式】抱小儿同向坐于大腿上。两手从腋下插入,置于胸前,两手掌重叠,掌心向后,两手向后尽力挤压,同时配合挺胸、挺腹。从胸腔逐渐向下至盆腔为 1 遍,操作 5~10 遍。

【应用】通调三焦,宣肺,排浊,降气,通便。用于咳嗽、痰鸣、胸闷、腹胀、便秘、反复感冒等。

【引文】另法有"抱儿反向坐于腿,手掌在脊柱向后抱"和"抱胸""抱脘腹""抱小腹"等不同。有"节律抱"和"持续抱"之别。

二十五、肃肺法

肃肺法
操作视频

【术式】抱儿侧向坐于大腿,双掌一前一后夹持前胸与后背,从上至下,依次推抹、搓揉(5~8 遍)、振拍(3~5 遍)。

【应用】肃肺,降逆,化痰。用于咳嗽、哮喘、咽喉不利。

【引文】另法有推抹、搓揉、振拍次序之别。

二十六、温熨元阳

温熨元阳
操作视频

【术式】抱儿侧向坐于大腿,双手掌一前一后置于其小腹与腰骶,分别搓揉 1~3 分钟,振颤 5~8 次,叩击腰骶(一手掌扶于小腹,另一手拳眼轻轻叩击腰骶部)20~30 秒,最后两手掌来回搓擦小腹与腰骶令热,务必腹热透腰和腰热透腹。

【应用】温阳固本,健脑益智,助儿成长。用于各种虚寒性疾病,如遗尿、久泻、脱肛、小便频数,以及五迟、五软、脑瘫,反复感冒、久咳久喘等。

【引文】另法有先取仰卧位,后取俯卧位,分别操作小腹和腰骶。

📖 知识链接

其他复式手法

手法名称	术式	应用
老汉扳罾	一拇指掐小儿拇指根,一拇指掐脾经。两手协调摇动 1 分钟	化积消痞。用于腹胀、腹痛、肝脾大、便秘、厌食等
双龙摆尾	一手托小儿肘,一手拿捏食指与小指,拔伸数下,并左右摆动,似双龙摆尾之状,操作 1 分钟	行气,开通闭结。用于小儿大小便闭结

续表

手法名称	术式	应用
凤凰单展翅	一手拇、中指分别拿捏总筋和一窝风;另一手拇、中指分别捏拿内劳宫、外劳宫,两手协调摇动,操作1分钟	性温,调和气血,温经补虚。用于虚烦发热、寒痰咳喘
凤凰鼓翅 (凤凰转翅)	术者左手托儿肘部,右手握儿腕部,术者用拇、食指分别掐按住儿腕部桡尺骨前陷中,并摇动手腕	调和气血。主治黄肿、痰鸣
丹凤摇尾	一手掐内劳宫,一手掐揉中指指腹。两手协调摇动中指,操作1分钟	镇惊,和气生血。用于惊风、夜卧不安等
孤雁游飞	一手握小儿手腕,另一手拇指从小儿拇指桡侧起向上推进,经拇指桡侧—三关—肘横纹—六腑—天门(乾宫)—内劳宫,复止于拇指根,操作1分钟	调和气血。用于小儿黄肿、虚胀等
引水上天河	一手捏住小儿四指,另一手将凉水滴于腕横纹处,食、中二指从腕横纹中央起,拍打至洪池穴止,边拍打边吹冷气	清火退热,镇惊安神。治疗一切热病发热,如咽喉肿痛、高热神昏、痰扰神明、昏厥抽搐等病症
老虎吞食	拇、食二指相对,用力掐仆参穴或昆仑穴处,或于此用口隔绢帕咬之	刺激性强,开窍醒神。用于急救

(邵 瑛 杨良兵)

复习思考题

1. 小儿推拿手法的基本要求是什么?其与成人手法基本要求有何区别?
2. 小儿推拿手法操作时需要注意的事项有哪些?

扫一扫
测一测

第五章

小儿推拿常用穴位

学习目标

掌握小儿特定穴位的定位、操作与功效,熟悉临床应用的特点。

思政元素

学习和从事小儿推拿必备"精"与"诚"

"大医精诚"指出"大医"必备"精""诚"两大要素。"精"指出医道是"至精至微之事",医者必须具备精湛的医术。小儿推拿是建立在中医学的基础上,运用各种手法刺激穴位,以达到调整脏腑功能、治病保健目的一种方法。小儿推拿的从医者必须修炼精妙的手法技巧,同时还要准确掌握小儿推拿常用穴位、特定穴位的取穴方法、穴性特点、临床应用及注意事项。"诚"是指从医者要有仁爱之心。小儿推拿的患者群体主要为婴幼儿,从医者要关爱生命,注意与患儿交流,语调温柔,爱护患儿,手法操作要细致轻柔,注重人文理念养成。这正是医学工作者既需要掌握仁术,又需要具有仁心的体现。学习中要注重知识技能的掌握和良好的医德养成。

第一节 小儿推拿特定穴概述

穴位又叫腧穴,是人体脏腑经络气血输注于体表的特定部位。腧是转输、输注的意思。穴是孔隙、聚集之意。穴位具有运输气血、沟通脏腑等作用。腧穴是推拿操作的重点施术部位。小儿推拿常用穴位主要由部分传统腧穴(十四经穴、经外奇穴、阿是穴)、经验穴和小儿推拿的特定穴等构成。传统腧穴多与经络相连,多为点状区域。362 个经穴分别归属于人体主要的 14 条经脉,称为"十四经穴";未列入十四经系统的称为"经外奇穴";没有固定名称和位置的压痛点或其他反应点叫"阿是穴"。其中小儿推拿的特定穴在小儿推拿常用穴位中占有主导地位。

小儿推拿特定穴是指具有固定名称、穴区、操作方法和主治功用的特殊穴位。从创立伊始,小儿推拿特定穴就有其不同于传统腧穴的特点,这些小儿推拿的特定穴,在穴位的名称、分布、形态等方面都具有其鲜明的特点。

一、小儿推拿特定穴的特点

1. 形态多样性 传统腧穴均属点状,大多分布于"肌肉纹理、节解缝会、宛陷之中",其定位方式基本遵循两直线相交于一点的原理。小儿推拿也广泛运用点状腧穴,如百会、太阳、人中、承浆等,都是小儿推拿常用穴位,同时小儿推拿也独创了许多特定的点状穴位,如精宁、威灵、一窝风、总筋、小天心、山根、左右端正、老龙、皮罢等。有些传统腧穴在小儿推拿中,虽然名称相同,但在部位上却有异,如肩井在小儿推拿中为肩部大筋,内劳宫为手掌中央。此外,小儿推拿特定穴位有线状和面状。如三关、六腑、天河水等是线状穴位;囟门、丹田、腹、八卦、五经穴等是面状穴位。推拿纯以手操作,接触面积远较针刺为大,并且操作灵活,可随时从一点移向另一点,或在某一个平面上运作,故传统小儿推拿特定穴位形态丰富多彩,更符合推拿操作习惯,更能体现推拿特色。

2. 操作应用形式多样性 穴位形态多样性决定了小儿推拿在穴位上操作形式具有多样性。如点状穴位太阳,可揉、可掐、可按、可捏挤、可摩、可运等。推拿过程是动态的,动的方式很多,这是操作形式多样性的原因。丰富多彩的操作方式决定了对机体不同的刺激,以及机体对不同刺激的不同应答,这是特定穴能治疗多种疾病,疗效呈现多元化的原因。

小儿推拿比较注重手法的治疗量及补泻,因此在小儿推拿中十分强调在操作某一穴位时所施用手法的次数(时间)、频率(速度)、强度、方向等诸多因素。临诊时可根据患儿年龄大小、身体强弱和病情轻重等具体情况,进行加减变化应用。

3. 定位模糊及多重性 小儿推拿中许多穴位定位模糊,比如"腹"被简单描述为小儿"腹部"。但腹的范围、腹与脘的界线却难以界定。其原因可能与推拿以手操作,接触本为面状,且为动态,难以精确界定其边界有关。同时,小儿形体较小,当以手推拿形体较小的肢体时,有时一指足以覆盖多个穴位或整个区域,这也为精确描述穴位带来了困难。

由于对穴位描述缺乏精确定位,又由于古代穴位图谱粗糙,以及对穴位名称理解不一致等直接导致了小儿推拿穴位的多重性。例如脾经定位有大拇指螺纹面和大拇指桡侧之分。穴位定位的多重性是历史遗留问题,有待规范。

4. 归经较难 由于形态上的多样性,特别是线状和面状穴位,造成了它们难以完美地与线性经络相串联。所以,小儿推拿很多特定穴目前没有归经,但它们仍然与经络关系密切,依靠络脉及孙脉、十二皮部等经络系统相互沟通。如天柱骨和七节骨为截取督脉上的一段,甚至整个循行于背部的督脉被定义成了"脊";此外,小儿推拿和成人腧穴之间存在很多同穴异名的现象,如小儿推拿中的二人上马穴相当于"中渚"穴,四横纹相当于"四缝穴"等。

5. 百脉皆汇于两掌 小儿许多重要特定穴,特别是代表五脏的五经穴和六腑命名的穴位都分布于两掌,且从数量来看分布于两掌的特定穴比头部、腹部、背部、下肢部的穴位要多,故常有"小儿百脉皆汇于两掌"之说。五脏有疾取五经已经成为小儿推拿的固定模式。因此,"操作手掌—调节血脉—治疗百病"成为了小儿推拿操作的重点和特色。操作两掌比操作头部、腹部和背部更容易消除患儿恐惧心理,并且方便取穴和操作。操作时习惯上只推拿左手(亦可只推拿右手)。

二、小儿推拿特定穴的命名

关于小儿推拿特定穴位的命名也深受当时的文化氛围所影响。其命名的基本原则大致有以下几种：

1. 根据穴位所在人体部位而命名如肚角、乳根、五指节等。
2. 根据自然界物体命名如太阳、山根等。
3. 根据哲学名词命名如阴阳池、八卦等。
4. 根据动物名称命名如老龙、二马、百虫等。
5. 根据治疗作用命名如端正、精宁等。
6. 根据建筑物体命名如天门、二扇门等。
7. 根据脏腑命名如脾、小肠等。

三、小儿推拿常用穴位的度量标准

在推拿治疗过程中，准确地选取穴位非常重要。取穴时应根据体表标志应用同身寸法或简便取穴法正确选穴。

体表标志是准确地选取穴位的重要方法之一，体表标志可分为固定标志和活动标志两类。固定标志是指利用五官、毛发、爪甲、乳头以及骨节凸起和凹陷、肌肉隆起等部位作为取穴标志；活动标志是指利用关节、肌肉、皮肤、随活动而出现孔隙、凹陷、皱纹等作为取穴标志。

同身寸是用手指比量取穴的方法，又称"指寸法"。因人的手指与身体其他的部分有一定的比例，所以可用小儿本人的手指来测量定穴。以中指屈曲时，中节内侧两端纹头之间作为1寸；或以拇指指关节的横度作为1寸，或以将食、中、无名、小指相并，以中指第二节横纹为准，量取四指之横度作为3寸。

简便取穴法是一种简便易行的取穴方法，通常是应用一些特定的手式寻找穴位；或通过体表连线交点取穴，如两耳角直上连线中点取百会等。

四、小儿推拿特定穴位源流

明清以前小儿推拿多用成人腧穴，小儿推拿穴位并未形成体系。东晋葛洪在《肘后备急方》中记载了捏脊法和抄腹法，逐渐演变为"脊柱"和"腹"两大穴，同时也记载了"背胁"部位。唐代孙思邈记载了囟门。《圣济总录》记载了"脚中趾底"。《太平圣惠方》记载了"胸骨上"。

明代徐用宣"秘传看惊捭惊口授手法"开始出现小儿推拿特定穴位，如三关、六腑等。《保婴神术》分阴掌和阳掌，各掌均有特定穴位，如内八卦、四横纹、天河水、一窝风、外劳宫等，建立起小儿推拿特定穴位体系，书中并出现以脏腑名称命名的心、肝、脾、肺、肾等穴位，但其位置与当今不同，且男女有别。至清代熊应雄著《小儿推拿广意》，将五经穴正式定位于五指螺纹面，奠定了接近现代小儿推拿的"五经穴"。

（郝　华）

第二节　头面颈项部常用穴位

小儿推拿常用头面部穴位见图 5-1~ 图 5-4。

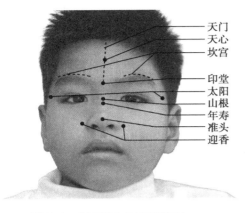

图 5-1　头面部之正面穴位图

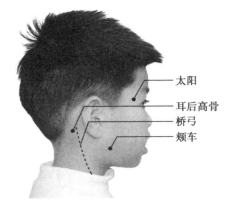

图 5-2　头面部之侧面穴位图

一、天门(攒竹)

【位置】两眉正中至前发际成一直线(图 5-1)。

【操作】以两拇指指腹交替从两眉正中推向前发际,称开天门,又称推攒竹(图 5-1)。起式 24 次,头面及眼鼻病变推 1~2 分钟。

【功效】祛风散邪,通鼻窍,开窍醒神,调节阴阳。

【应用】与推坎宫、运太阳、掐揉耳后高骨合用,为"头面四大法"。长于治疗各类鼻炎、目疾。也可作为起式手法。

二、坎宫(眉弓)

【位置】自眉头起沿眉梢成一横线,左右对称(图 5-1)。

【操作】两拇指指腹自眉心同时向两侧眉梢分推(余双手四指分别固定于头部两侧),称推坎宫,又称推眉弓。

【功效】疏风解表,调节阴阳,醒脑明目,止头痛。

【应用】长于治疗迎风流泪、眼目胀痛、目赤痛、近视、斜视等。作为起式与开天门同。

三、太阳

【位置】外眼角与眉梢连线中点后方凹陷处(图 5-1)。

【操作】两拇指桡侧自前向后直推为推太阳。两拇指或中指指腹置于该穴揉动,称揉太阳。如在太阳穴做运法,称运太阳(古有向眼方向为补,向耳方向为泻之说)。

【功效】疏风解表,调节阴阳,清利头目,止头痛。

【应用】长于治疗小儿汗证、夜啼、遗尿、小便频数、癫痫等。起式同开天门。

四、印堂(眉心)

【位置】两眉头连线中点(图 5-1)。

【操作】中指指端点按该穴,称按印堂;拇指指端揉该穴,称揉印堂;拇指指甲掐该穴,称掐印堂,亦可行指振印堂。揉 1 分钟,振 10 余秒,按、掐 10 次。

【功效】镇惊,醒脑,疏风,通窍。

【应用】长于治疗惊风、感冒、头痛、鼻塞。为治惊要穴,用掐法。

五、天心（额中）

【位置】前额正中，天庭与眉心连线中点（图 5-1）。

【操作】可用指按法、指揉法、指振法，亦可用拇指指甲掐该穴，称掐天心。揉 1 分钟，振 10 余秒，按、掐 10 次。

【功效】清头明目，通鼻开窍。

【应用】长于治疗感冒、头痛、头昏、鼻塞，惊风。

六、山根（山风、二门）

【位置】两目内眦连线中点，鼻梁上低凹处（图 5-1）。

【操作】以拇指甲掐，称掐山根。掐 10 次。

【功效】开关通窍，醒目定神。

【应用】重要望诊部位。饱满为气血充足，色青为肝旺。用于惊风、昏迷、抽搐等治疗。

七、年寿

【位置】两目内眦连线中点（山根）下 2 分处（图 5-1）。

【操作】以拇指甲掐，称掐年寿。掐 5~10 次。

【功效】镇惊，通窍。

【应用】用于惊风、昏迷、抽搐等治疗。与山根同为重要望诊部位。平陷者主夭，青主发热主惊。

八、准头（鼻准）

【位置】鼻尖端（图 5-1）。

【操作】用拇指指甲掐，称掐准头。掐 3~5 次。

【功效】祛风镇惊。

【应用】治疗惊风、鼻出血、昏厥。

九、迎香

【位置】平鼻翼外缘中点，当鼻唇沟中取穴（图 5-1）。

【操作】食指、中指指端或两拇指桡侧按揉该穴，称揉迎香，按揉 1~3 分钟。亦可掐揉。

【功效】通鼻窍，摄涕。

【应用】用于鼻部疾病和伤风感冒等，如鼻塞、流涕、喷嚏、鼻炎、口眼歪斜等。

十、牙关（颊车）

【位置】下颌角前上方一横指，用力咬牙时，咬肌隆起按之凹陷处（图 5-2）。

【操作】拇指或中指指端按或点按，或掐揉，或振按。点或按，或揉 3 掐 1，10 次，振按 1~2 分钟。

【功效】利牙关，解痉挛，止流涎，止痛，开窍。

【应用】用于各种抽动、闭证、痉证、牙关紧闭、口眼歪斜等；用于多动、睡中啮齿、抽动秽语综合征、面瘫等；亦可用于牙周疾病，有健齿之功。

十一、囟门

【位置】1~1.5 岁以前小儿前发际正中直上约 2 寸许未闭合的菱形骨陷中,百会前骨陷中(图 5-3)。

【操作】摩囟为以食、中、无名三指并拢缓缓摩动囟门。揉囟为以三指或拇指指腹轻揉。推囟为以拇指桡侧快速来回轻搔囟门。振囟为以拇指指腹或掌根高频率振动。上述四步连续操作,一气呵成,每法 1 分钟左右。称"囟门推拿法"。囟门已闭者,以百会代之。

【功效】祛风定惊,益智健脑,升阳举陷,通窍。

【应用】为重要的儿童健脑益智穴位。用于惊风、烦躁、神昏、头痛、夜啼、多动、自闭、久泻、脱肛、遗尿等。正常前囟在出生后 12~18 个月间闭合,故临床操作时手法需轻,不可用力按压。

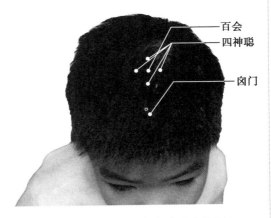

图 5-3　头面颈项部之头顶穴位图

十二、百会

【位置】头顶正中线与两耳尖连线的交点处(图 5-3)。

【操作】拇指罗纹面或掌心按、揉该穴,称按百会或揉百会。按 3~5 次,揉 1 分钟左右。

【功效】镇惊安神,升阳举陷。

【应用】用于治疗昏厥、眩晕、头痛、惊风、惊痫、久泻、遗尿、脱肛等。对有气机上逆证候的患者应用时慎用。

十三、四神聪

【位置】百会前后左右各 1 寸(以自身拇指间关节横纹的长度量取)共 4 个穴(图 5-3)。

【操作】可用指摩法、指揉法、指推法、指振法。

【功效】镇惊安神,清头明目,开窍启智。

【应用】为重要的儿童健脑益智穴位。可用于小儿惊哭、头痛、眩晕、大脑发育不全、脑积水等。

十四、风池

【位置】在枕骨下,当胸锁乳突肌与斜方肌上端之间的凹陷处,左右各一(图 5-4)。

【操作】可点,可揉,可拿。单手拇指与食指或两手中指分别放在两侧风池上拿之,称拿风池。拿颈夹脊为先定点拿风池 5~10 下,后从上至下拿捏至大椎平面。

【功效】发汗解表,祛风散寒。

【应用】用于外感疾病和头目诸疾,并能增强适应能力和体质。具有加强发汗解表之功。表虚者不宜使用本法。

十五、风府（脑门）

【位置】后发际正中直上 1 寸,枕外隆凸直下凹陷中(图 5-4)。

【操作】以中指或拇指点或揉 1 分钟。以小鱼际擦之令热。另一手握拳轻叩风府数次,并就势以小鱼际向上托住风府振之。因风府又名脑门,故此法称之为振脑门。

【功效】疏风解表,醒脑开窍。

【应用】祛风,治感冒、头痛。健脑,治疗各种无意识动作。

十六、耳后高骨

【位置】耳后乳突下约 1 寸许凹陷中(图 5-2、图 5-4)。

【操作】以两拇指或中指指腹置于该穴,揉 3 掐 1,操作 1 分钟左右。

【功效】疏风解表,镇静安神,定惊。

【应用】长于改善小儿睡眠,治惊风、夜啼、耳鸣耳聋、中耳炎等。

十七、天柱骨

【位置】颈后发际正中至大椎穴成一直线(图 5-4)。

【操作】用拇指或食、中二指自上而下直推(图 5-5),亦可拍,亦可取痧(多用刮法、揪法、扯法),均以皮肤潮红为度。

【功效】祛风散寒,降逆止呕,清热。

【应用】为清法代表,治疗风热感冒、风热咳嗽、肺热喘证、咽喉不利、咽痛、鼻衄等;为降法代表,治溢乳、恶心、呕吐、呃逆、嗳气、头痛、头晕等。

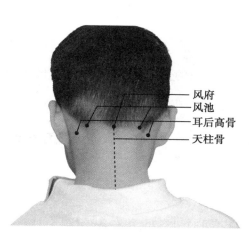

图5-4 头面颈项部之颈项部穴位图

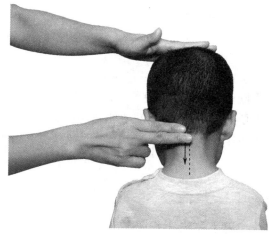

图5-5 头面颈项部之推下天柱骨

十八、桥弓

【位置】沿胸锁乳突肌走行的直线(图 5-2)。

【操作】一手扶小儿头部使之偏向一侧,另一手食、中、无名三指并拢,垂直于胸锁乳突肌,从耳后缓缓向前下方推进,直到天突旁,左右各推 10 次。亦可拿桥弓 1~3 次。

【功效】推桥弓平肝潜阳息风,拿桥弓提神醒脑。

【应用】推桥弓用于头痛、眩晕、惊风、呕吐等;拿桥弓用于神疲、乏力、头昏、健忘等。揉捏用于小儿肌性斜颈。

十九、肩井

【位置】位于大椎与肩峰端连线中点。小儿推拿指肩部大筋。

【操作】可点揉,操作 1 分钟。或用拇指与食、中二指拿肩井 1~2 分钟。

【功效】发汗解表,宣通气血,升提气机。

【应用】治各种感冒,发散能力强,拿和点按肩井多用于治疗结束,总收法。

(郝　华)

第三节　胸腹部常用穴位

小儿推拿常用胸腹部穴位见图 5-6。

一、天突

【位置】颈部,当前正中线,胸骨上窝中央(图 5-6)。

【操作】以中指指腹按或揉天突,按 10 次左右,揉 1~3 分钟。亦可捏挤天突 10 次。

【功效】理气化痰,止咳平喘,利咽喉,催吐催咳,降逆止呕。

【应用】用于喉痒即咳、咽喉肿痛、胸闷不舒、喘息、呕吐等。

二、咳穴

【位置】颈部,前正中线,天突上 1 寸(图 5-6)。

【操作】一手固定患儿头部,另一手拇指置于咳穴横向快速拨动 1~3 次。

【功效】为吐法代表,功效催咳催吐。

【应用】用于呼吸急迫、咳嗽痰多、哮喘发作、痰涎壅盛、食物中毒等。

三、璇玑

【位置】胸部,前正中线上,胸骨上窝中央下 1 寸(图 5-6)。

【操作】可揉,可按,可振。请参阅复式操作手法"开璇玑"。

【功效】为降法代表。功效宽胸理气,止咳平喘,通利大小便。

【应用】用于咳嗽、哮喘、呕吐、呃逆、口臭等,也用于胸中痞塞、便秘等。

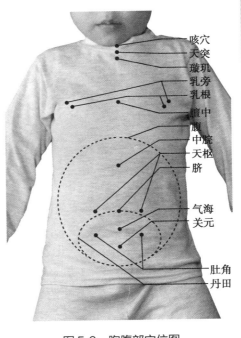

图 5-6　胸腹部穴位图

四、膻中

【位置】胸部,前正中线上,平第4肋间,于两乳头连线中点取穴(图5-6)。

【操作】或揉,或分推,或下推。揉约1分钟,分推与下推各20~40次。亦可中指置于膻中,食指与无名指置于两乳旁或两乳根,同时揉三穴,操作1~3分钟。

【功效】理气顺气,止咳化痰,开胸散结。

【应用】用于咳嗽、胸闷、喘证、哮证、咽喉肿痛、痰多等。膻中穴为八会穴之气会,居胸中,为治疗呼吸系统疾病常用穴位。

五、乳根

【位置】乳头直下2分(图5-6)。

【操作】双手拇指或中指指腹,或单手食、中二指分开同时揉两侧乳根,操作1分钟。

【功效】宽胸理气,止咳化痰,消食化滞。

【应用】用于咳嗽、胸闷、痰喘、胸痛、呕吐等。该穴主要用于治疗呼吸系统疾病。

六、乳旁

【位置】乳头外旁开2分(图5-6)。

【操作】同乳根穴。亦可双手拇、食二指分开,分别置于同侧乳旁和乳根穴,同时揉四穴1~2分钟。

【功效】宽胸理气,止咳化痰。

【应用】功同乳根穴。二穴相须为用,能加强理气化痰止咳的作用。

七、胁肋

【位置】躯体两侧,从腋下至肋缘的区域。

【操作】搓法或摩法,参阅复式操作手法"按弦走搓摩"。

【功效】疏肝解郁,行气化痰,消痞散结。

【应用】用于咳嗽、胸胁胀满、胸闷、脘腹疼痛、便秘、口臭、嗳气、腹部包块等。本穴专消有形之邪,为消积要穴。本法消导之力较峻烈,故脾胃虚弱、中气下陷、肾不纳气之体虚小儿慎用。

八、中脘(太仓)

【位置】脐上4寸,当剑突下至脐连线的中点(图5-6)。

【操作】可点按,可揉,可指摩,可掌摩,可下推,可振按。点按各10余次,揉1~3分钟,摩1分钟,推、振1分钟。

【功效】调中和胃,消食化积,健脾。

【应用】下推与向下振按为降法代表,用于腹胀、食少等。向上振按为吐法代表,用于积滞、食物中毒等。振揉法能健脾胃。此穴为治疗消化系统疾病常用穴。

九、腹

【位置】整个腹部(图5-6)。

【操作】腹部十法。

1. 摩腹 全掌摩腹,顺时针与逆时针各摩 1~3 分钟(图 5-7)。

2. 揉腹 以全掌或掌根置于腹部揉 1~3 分钟。

3. 振腹 单掌或双手掌重叠置于腹部,前臂强直性收缩,高频率振颤,操作约 30 秒。

4. 按腹 单掌或双掌重叠,从上至下依次按压腹部,掌随呼吸起伏,按压 3~5 遍。

5. 推腹 两拇指指腹从剑突起,分别朝两边分推,边推边从上向下移动,直到脐平面,称分推腹阴阳。亦可双掌交替从上到下推腹部。各操作 10 遍左右。

6. 挪腹 双手握拳,以拳背置于腹正中线两侧,先按压,再内旋;从上至下为 1 遍,操作 3~5 遍。

7. 荡腹 取仰卧位,立于患儿右侧。双手重叠(左手在下)垂直于腹正中线,先以掌根将腹推向对侧,再用手指将其拨回,形若波浪荡漾,从上至下为 1 遍,操作 3~5 遍。

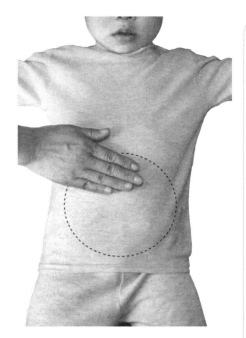

图5-7 摩腹

8. 抄腹 仰卧位或俯卧位。两手掌分别从两侧插入腰(腹)之下,将腰或腹托起,左右晃动数下,后两手同时向上抛,3~5 轻 1 重。1 重时腰或腹刚好抛离床面,自由落下。操作 1 分钟。

9. 挤碾腹 一手伸开,置于腹部脂肪堆积处,另一手握拳置于伸开的手指旁,两手同时相反方向旋转,使脂肪在两手之间受到挤压。挤碾至局部发红为度。

10. 拿腹 一手食、中、无名与小指在腹一侧,另一手拇指在腹另一侧,两手同时向中部推进,并将腹部提起。操作 1 分钟。

【功效】调理肠道,健脾和胃,理气消食。

【应用】广泛用于各种儿科疾病,为小儿保健常用穴。摩、揉、振、推腹手法柔和,偏于补;挪、荡、拿、挤碾、按、抄腹手法刚毅,偏于泻。

十、脐(神阙)

【位置】肚脐正中央(图 5-6)。

【操作】可点,可揉,可振,可指摩肚脐,各 1~3 分钟。可捏挤肚脐,10 次。或五指伸开,罩住肚脐,五指逐渐内收,抓拿起肚脐及其周围皮肤,用力抖动,称抓拿脐或抖脐,操作 10 次。

【功效】益元固本,消积泄浊,温阳散寒,补益气血。

【应用】用于肾虚所致之遗尿、小便频数、五迟、五软、解颅、久泻、完谷不化、虚秘、脱肛等;用于积滞所致之腹泻、肠鸣、腹痛、肥胖等。还能增益体质、促进智力。临床上多与摩腹、推上七节骨、揉龟尾同用,简称"龟尾七节,摩腹揉脐",治疗腹泻效佳。

十一、天枢

【位置】肚脐旁开 2 寸,左右各一(图 5-6)。

【操作】可揉,可点按。若中指置于神阙,食指与无名指分别置于天枢,同时揉三穴,称揉脐并天枢。操作 1~3 分钟。亦可以小鱼际横擦,令热。

【功效】疏调大肠,理气消滞。

【应用】消法代表。天枢为大肠的募穴,常用于治疗急性或慢性胃肠炎及消化功能紊乱引起的腹痛、腹泻、恶心、呕吐、食积、腹胀、大便秘结、胃肠炎、肥胖等症。

十二、丹田

【位置】小儿推拿之丹田多指小腹部(图 5-6)。

【操作】可揉,可摩,可运,可振,各操作 3 分钟左右。可横擦,令热。以单手或双手掌重叠置于小腹,随呼吸起伏,吸气上抬,呼气按压,称气沉丹田,20 次左右。

【功效】培肾固本,温补下元,分清别浊。

【应用】温法代表,用于各种虚证。用于慢性咳嗽、喘证、小便不利、哮喘缓解期,以及体质虚弱、小儿先天不足、寒凝少腹之腹痛、疝气、遗尿、脱肛等症。揉丹田用于功能性尿潴留及腹泻的水样便时,操作的时间要相对长些,可以提高治疗效果。

十三、气海

【位置】下腹部,前正中线上,当脐下 1.5 寸(图 5-6)。

【操作】可揉,可摩,可振,可点按,可擦,操作同丹田。

【功效】益气助阳,导赤通淋。

【应用】本穴与关元作用相似,但长于化气行水,用于小儿水肿、小便频数、尿痛等。

十四、关元

【位置】下腹部,前正中线上,当脐下 3 寸(图 5-6)。

【操作】可揉,可摩,可振,可点按,可擦,各操作 3 分钟左右。

【功效】培补元气,泻浊通淋。

【应用】用于小腹疼痛、霍乱吐泻、疝气、遗尿、尿闭等。

十五、肚角

【位置】脐下 2 寸(石门)旁开 2 寸左右大筋(图 5-6)。

【操作】以拇指与食、中二指相对,拿捏起脐旁大筋,用力上提,称拿肚角,拿 1~3 次。亦可用两拇指指腹同时按揉肚角,操作 1~3 分钟。

【功效】行气,镇痛,镇惊,消导。

【应用】为消法代表,揉按肚角长于化积通便。拿肚角为止痛要穴,用于各种腹痛。拿肚角刺激量较强,不可多拿。为防患儿哭闹,应放在其他手法结束后再用。本法应用时要注意,对急腹症的后期、肠炎等疾病,或怀疑有肠坏死者慎用。

(郝　华)

第四节　背腰部常用穴位

小儿推拿常用腰背部穴位见图 5-8、图 5-9。

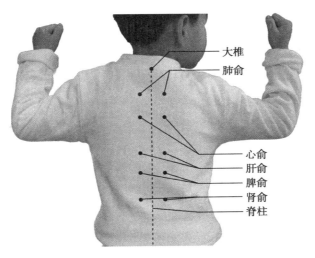

图5-8　背腰部穴位图

一、大椎

【位置】后背正中线,第7颈椎棘突下凹陷中(图5-8)。

【操作】以中指或拇指指腹揉大椎,操作1分钟,或捏挤大椎10次,或于大椎取痧。

【功效】清热利咽,发汗解表。

【应用】外感及内伤发热、咳嗽等。

二、五脏背俞穴(肺俞、心俞、肝俞、脾俞、肾俞)

【位置】肺俞、心俞、肝俞、脾俞依次为第3、5、9、11胸椎棘突下旁开1.5寸,左右各一(图5-8)。肾俞在第2腰椎棘突下旁开1.5寸。左右各一。

【操作】两拇指或一手食、中二指分开置于相应背俞穴,或揉,或按,或振,或以小鱼际擦之。或患儿俯卧于腿上,以前臂垂直于脊柱,置于相应背俞穴振揉之。揉、按、振均1~3分钟,擦之令热。

【功效】调节脏腑气机,补其虚,泻其实。

【应用】脏腑实证手法稍重,宜点,宜叩,宜擦。虚证宜久揉并振之。分清虚实,治五脏疾病。

三、脊柱

【位置】后背正中,整个脊柱,从大椎至长强成一条直线(图5-8)。

【操作】脊柱推拿十法。常用捏法。

1. 捋脊　中指或拇指指腹从上至下推揉,动作缓慢,力度深沉,操作3~5遍。

2. 揉脊　用掌根从上至下揉脊,操作3~5遍。

3. 点脊　拇指或中指指腹置于脊柱两侧从上至下点3~5遍。或于压痛点点10次。

4. 按脊　全掌或掌根置于脊柱,从上至下逐一按压,操作3~5遍。

5. 啄脊　五指并拢成梅花形,节律性击打脊柱或两旁,从上至下操作3~5遍;重点部位定点啄。

6. 推脊　小天心处凹陷正对脊柱,从上至下或从下至上缓缓推动,操作1分钟。

7. 捏脊　详见第四章第二节之捏法。

8. 振脊　全掌或掌根吸定于脊柱,静力性震颤,从上至下振 1~3 遍。

9. 叩脊　拳眼或拳背节律性击打脊柱,从上至下 3~5 遍。

10. 擦脊　全掌紧贴脊柱,快速直线往返擦之,以透热为度。

【功效】调阴阳,理气血,和脏腑,通经络,培元气,强腰脊,扶正祛邪,促生长发育。

【应用】治疗脾、肾要穴,也用于肺系病症,也治腰背疼痛。推脊用于小儿发热。日常保健,为强壮穴。

四、七节骨

【位置】第 4 腰椎棘突至尾骨尖成一直线(图 5-9)。

【操作】可推,可揉,可叩,可振。推 1~3 分钟,揉 3 分钟,叩 10~20 次,振数次。均以局部潮红为度。

【功效】推上七节骨为温为补为升,推下七节骨为清为泻为降。

【应用】便秘、痢疾、身热、汗出、口苦、口臭等。长于调理二便。推上七节骨多用于治疗虚寒腹泻或久痢等症,还可用于治疗气虚下陷、遗尿等病症。若属实热证,则不宜用本法,用后多令患儿腹胀或出现其他病证。推下七节骨多用于治疗实热便秘或痢疾等症。若腹泻属虚寒者,不可用本法,以免引起滑脱。

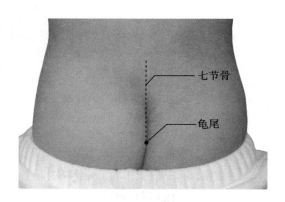

图 5-9　腰骶部穴位图

五、龟尾

【位置】尾椎骨末端(图 5-9)。但临床多取长强(尾骨端下的凹陷中)。

【操作】可点,可揉,可用振法。各 1~3 分钟。

【功效】止泻,通便。

【应用】用于各种腹泻,为止泻要穴。也用于便秘、痢疾、脱肛、肛裂、痔漏等。龟尾穴性平和,重在调和,既能止泻又能通便。

(郝　华)

第五节　上肢部常用穴位

小儿推拿常用手掌部穴位见图 5-10、图 5-11、图 5-13、图 5-14。

一、脾经(脾土)

【位置】常用位置有 3 处:①拇指螺纹面(用于旋推法)(图 5-10);②拇指末节桡侧缘,自指尖至指间关节横纹处(用于直推法);③拇指桡侧缘,自指尖至指根呈一直线(用于直推法)。

【操作】①旋推法:以一手固握患儿手,另一手食、中、无名三指固定拇指,在拇指螺纹面

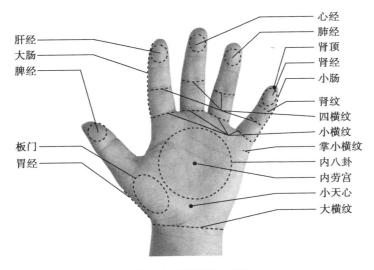

图 5-10 手掌部穴位图

旋推,顺时针方向为补,逆时针方向为泻。②直推法:以一手的无名指和小指夹住小儿手指,拇指和食指捏住小儿拇指,暴露拇指桡侧缘,另一手拇指推之。将小儿拇指屈曲,自指尖推至指根(或指间关节横纹处),称补脾经;将小儿拇指伸直,自指根至指尖来回推,称清脾经,或称清补脾经;自指根推至指尖,称泻脾经。一般推 1~5 分钟。

【功效】健脾益气,补虚扶弱,补血生肌,调中止泻,透疹化痰,清热利湿,消食化积。

【应用】

1. 补脾经 常用于治疗脾胃虚弱、气血不足引起的消化不良、食欲不振、面黄消瘦、呕吐、腹泻、疳积、痿证等。常配用推上三关、揉板门、运八卦、掐揉足三里、捏脊等。配推三关、揉小天心,有助气活血、畅通经络的功效,可改变面色,促使疹痘迅速透发,操作时手法宜快,用力稍重,以寓补中有泻之意。配揉小天心、揉掌小横纹、运内八卦、揉二马等可培土生金、补益肺气。

2. 清脾经(清补脾经) 常用于治疗脾胃湿热引起的皮肤发黄、恶心呕吐、腹胀腹泻、痰湿重浊及饮食积滞引起的脘腹痞闷、吞酸纳呆等,常配用揉小天心、清小肠、清天河水、清肺经、运八卦、推箕门等。

3. 泻脾经 仅用于体壮邪实患儿,且不可多用。小儿脾常不足,不耐攻伐,故脾经多用补法、清法,或清后加补。

二、肝经(肝木)

【位置】常用位置有 3 处:①食指螺纹面(用于旋推法)(图 5-10);②食指末节掌面,自指尖至第二指间关节横纹处(用于直推法);③食指掌面自指尖至指根呈一直线(用于直推法)。

【操作】①旋推法:方法同脾经。②直推法:将小儿食指掌面向上,夹入术者一手虎口内,另一手拇指推之。自指根或第二指间关节横纹推向指尖,称清肝经;自指尖推向指根或第二指间关节横纹,称补肝经。一般推 1~5 分钟。

【功效】解郁除烦,平肝泻火,息风镇惊。

【应用】清肝经主治烦躁不安、惊风抽搐、头晕头痛、夜啼、多动、瞬目、挠耳、目赤、口苦咽干、吐舌弄舌、睡中磨牙等。

笔记栏

小儿肝常有余,故肝经一般用清法,不用补法。若肝虚应补时,则宜补后加清,或用补肾经代之,称为滋肾养肝法。如肝实或肝火炽盛,除清泄肝火用清肝经(平肝或泻肝)外,还可用泻心火,或用清天河水、清小肠穴代之。因根据五行相生规律,"虚则补其母,实则泻其子",肾为肝之母,肝为心之母,心与小肠相表里。

三、心经(心火)

【位置】常用位置有3处:①中指螺纹面(用于旋推法)(图5-10)。②中指末节掌面,自指尖至第二指间关节横纹处(用于直推法)。③中指掌面自指尖至指根呈一直线(用于直推法)。

【操作】①旋推法:方法同脾经。②直推法:将小儿中指掌面向上,夹入术者一手虎口内,另一手拇指推之。自指根或第二指间关节横纹推向指尖,称清心经(或泻心火);自指尖推向指根或第二指间关节横纹,称补心经。一般推1~5分钟。

【功效】清热,泻心火,养心安神。

【应用】清心经主治口舌生疮、目赤、五心烦热、小便涩痛、烦躁不寐、夜啼、惊惕不安等。心经一般用泻法,不用补法,因心火不能妄动。若心气虚或不采用本穴,可用清天河水穴代之。如患儿高热并见两颧腮部色赤尤甚,为火来烁金,可有剧咳发作,应采用泻法,推1~2次后,多见两颧腮色赤消退,对剧咳也可缓解。但对患有肺结核病的两颧腮色赤者,用之无效。

四、肺经(肺金)

【位置】常用位置有3处:①无名指螺纹面(用于旋推法)(图5-10)。②无名指末节掌面,自指尖至第二指间关节横纹处(用于直推法)。③无名指掌面自指尖至指根呈一直线(用于直推法)。

【操作】①旋推法:方法同脾经。②直推法:将小儿无名指掌面向上,夹入术者一手虎口内,另一手拇指推之。自指根或第二指间关节横纹推向指尖,称泻肺经(或清肺经),来回推称为平肺经;自指尖推向指根或第二指间关节横纹,称补肺经。一般推1~5分钟。

【功效】宣肺止咳,顺气化痰,疏风解表,清热通便,补益肺气。

【应用】

1. 肺经一般用清法或泻法,不用补法,因肺主气,补之则气满,易发咳喘。若肺气虚应补时,则用补脾经代之。

2. 根据补母泻子取穴法,按五行相生规律"虚则补其母,实则泻其子"的治疗原则,肺经病变属虚证取肺经的母穴脾土穴用补法,即培土生金法;肺经实证理论上可取肺经的子穴肾经经用泻法,但因肾经禁用泻法,而肝肾同源,可用泻肝经(平肝)代之,故临床上平肝经与泻肺经可同时操作,又称平肝清肺。根据五行相克规律,当肝火亢盛,上炎侮肺,耗伤肺阴的肝火犯肺证,亦应清肝平木,兼滋肺阴以肃降肺气,即佐金平木法。

3. 小儿慢性腹泻、虚寒泻,应用本穴时应慎重,清本穴时间要少,或不取本穴,用之不当多见腹泻加剧;如患急症需用本穴时,可清本穴1~2次,待症见缓解后,应停用。自汗、盗汗及脱肛可用补法,对肺风喘急等症禁用补法。

4. 清肺经主治感冒,发热,咳喘,痰鸣、痰饮,皮肤过敏,各种疹子,便秘等;补肺经主治自汗、盗汗、久咳久喘、反复感冒、肺气虚损等。

5. 清肺经配逆运内八卦可止咳化痰,宽胸利膈,治疗肺炎、支气管炎、咳喘症等;配黄蜂入洞、清板门可通鼻息,清肺、胃之热,治疗鼻塞、流涕、鼻腔色赤及干燥等;配退六腑、揉膊阳池可行气通滞、润燥通便,治疗大便秘结、里急后重等;配退六腑有清热凉血作用,治疗牙龈肿痛、无名肿毒、疮疖红肿期(化脓期无效)。

五、肾经(肾水)

【位置】常用位置有4处:①小指螺纹面(用于旋推法)(图5-10)。②小指末节掌面,自指尖至第二指间关节横纹处(用于直推法)。③小指掌面自指尖至指根呈一直线(用于直推法)。④小指正、尺面之间,自小指尖至阴池成一直线。

【操作】①旋推法:方法同脾经。②直推法:将小儿小指掌面向上,夹入术者一手虎口内,另一手拇指推之。小指掌面自小指根推至小指尖,或小指正、尺面之间自阴池推至小指尖,称补肾经;小指掌面自小指尖推至小指根,或小指正、尺面之间自小指尖推至阴池,称泻肾经(或清肾经)。一般推1~5分钟。

【功效】补肾益脑,益气助神,纳气定喘,温下元,止虚火等。

【应用】

1. 肾有滋阴养肝作用,临床肝病不能直接补肝时,用补肾经代之。若见面青者,推时先补肾经;肾经须清时可用清小肠代之。

2. 补肾经主治久泻、五更泻、遗尿、尿频、肾虚咳喘、惊风、癫痫、牙痛、骨软无力、先天不足、发育迟缓、头发稀疏、耳鸣耳聋、弱视、水肿等。

3. 补肾经配清板门有滋阴清热作用,用于感冒尤其是朝轻暮重或手足心热或外感在3天之后者效果显著;配揉二人上马有滋阴潜阳之功,治疗高热不退有效,亦能生津,对口唇干裂喜饮、皮肤干瘪、尿少、尿闭者有效;配拿列缺能滋阴降逆,治疗头痛、头晕;配清天河水有助肾阳、泻心火、除烦镇静,利尿等作用,治疗口疮、舌赤、痰黏吐不出、夜间烦躁不宁、口干、口渴,小便少,水泻等;配清小肠、清天河水能利尿泻心火,治疗水泻、少尿、口疮。

🔍 知识链接

各流派五经穴之补泻

湘西小儿推拿流派:顺时针旋推为补,直推(从指尖推向指根)为泻。脾经以补为主;肝经只清不补;心经以清为主,欲补心则补后加清;肺经实证宜清,虚证宜补;肾经只补不清,欲清肾则以后溪代之。

小儿推拿三字经流派:上推(向心)为补,下推(离心)为泻。①补脾经:左手拇指指腹抵于小儿左拇指指背使拇指屈曲,右手食指靠扶于拇指指节,以拇指指腹快速推动。②清肺平肝:方法一,小儿左手掌心向上,食指与无名指上翘,医以右手虎口叉于上翘的食指、无名指和其余二指(中指、小指)之间固定。以左手四指快速推其螺纹面。方法二,医之双手从患儿左手两侧分别握住其食指和无名指,快速推之。③心肝同清:方法同清肺平肝,只是操作食指和中指。④补肾经:从小指根推向指尖。

张席珍流派:五经穴位于从指尖至指根的直线。上推为补,下推为泻。小指从指尖推向指根为补肾阴,从指根推向指尖为补肾阳。

六、大肠

【位置】食指桡侧缘,自指尖至指根成一条直线(图5-10)。

【操作】由指尖推向指根,称补大肠;指根推向指尖,称泻大肠;来回推,称清大肠。操作3~5分钟。

【功效】调理肠道,涩肠止泻,清热利湿,通便,导积滞。

【应用】

1. 大肠有固肠涩便之功,但水泻(即湿热泻)时,应以利尿为主,推大肠时先用泻法、清法,待尿多后再用补法;里急后重时先用泻大肠,症状缓解后改为清大肠或补大肠。虚证、脱肛者要用补法;翻肛、肛门红肿、便秘者用泻法或清法。

2. 治疗腹泻、脱肛、久痢、小腹冷痛、疝痛等,也用于胎黄、湿疹、肠胀气、肠鸣、便秘、痢疾、肛门红肿等。

3. 补大肠配补脾经、揉外劳宫、运八卦、清四横纹治疗脾虚泻;配清脾土、揉小天心、运八卦、清四横纹、利小肠、清天河水治疗湿热泻;配分阴阳、运八卦、清四横纹、退六腑、清天河水治疗痢疾、发热、里急后重;配分阴阳、清肺经、退六腑、推下七节骨治疗便秘。

七、小肠

【位置】小指尺侧缘,自指尖至指根成一条直线(图5-10)。

【操作】自指尖推至指根为补小肠;反之为清小肠或利小肠。推1~3分钟,临床以清利法为主。

【功效】清热利尿,分清别浊。

【应用】

1. 主治汗证、癃闭、小便短赤、尿痛、小便浑浊、腹泻等,也治多尿、遗尿、口疮、伸舌、弄舌、木舌、口唇干裂等。

2. 清小肠配清天河水治疗水泻、无尿。若效果不佳可配推箕门、补脾经;配推箕门、拨龙头(压膀胱)治疗尿潴留;配揉小天心、揉总筋、清天河水、清四横纹治疗口舌生疮;配补脾经、运八卦、清大肠治疗腹泻。

八、十王(十宣)

【位置】十指尖,距指甲游离缘约0.1寸,两手共10个穴位。

【操作】以拇指甲逐指掐之,称掐十宣,每穴掐3~5次,或用针刺放血法。

【功效】清热,醒神,开窍,调理五脏。

【应用】

1. 用于发热、口疮、烦躁、夜啼等。用于急救,尤其是急惊暴死、中暑、高热神昏、惊厥抽搐等。

2. 掐十宣配揉小天心、分阴阳、补肾经、揉二马、掐揉五指节、掐老龙治疗惊风、惊惕不安、夜啼;配掐人中、掐仆参、掐威灵、掐精宁、掐五指节、掐老龙用于开窍醒神。

九、四横纹

【位置】掌面,食、中、无名、小指第一指间关节横纹(图5-10)。

【操作】掐揉四横纹:从食指纹起每捻揉 3~5 次,以拇指甲掐 1 次,依次捻掐完四指为 1 遍,操作 10 遍。推四横纹:患儿四指并拢,医者以拇指指腹从患儿食指纹路依次横向推至小指纹路,操作 1~3 分钟。

【功效】化积消疳,退热除烦,散瘀结。

【应用】用于胃痛、腹痛、疳积、腹胀、厌食等。

十、小横纹

【位置】手掌面,食、中、无名、小指掌指关节横纹(图 5-10)。

【操作】可揉,可掐,可推。依次于各横纹揉 3 掐 1 为 1 遍,操作 10 遍。横向推 1~3 分钟。另一法为逐指纵向来回推之,操作 10 遍。

【功效】调中行气,消胀,化积,退热,除烦,散结。

【应用】

1. 主治腹胀、伤食、疳积、发热、烦躁、口疮、流涎、唇裂、食欲不振等。

2. 推小横纹配补脾经、逆运内八卦治疗腹胀、呕吐、腹泻;配揉小天心、揉总筋治疗所有口疮;配足三里治疗腹胀。

十一、掌小横纹

【位置】掌面,小指根横纹之下,掌横纹之上高起部位的细小纹路(图 5-10)。

【操作】可揉,可掐。揉 3 掐 1,操作 1~3 分钟。

【功效】宣肺止咳,开胸化痰,清热散结。

【应用】

1. 用于胸闷、气急、咳嗽、痰喘、咽喉不利、鼻窍不通、口舌生疮、百日咳等。

2. 揉掌小横纹配揉小天心、清肺经、补脾经、逆运内八卦治疗咳喘,消湿啰音。

十二、肾顶

【位置】小指顶端(图 5-10)。

【操作】以中指或拇指指腹按揉,或推,或掐。揉 1~3 分钟,推 1 分钟,掐 10 次。

【功效】补肾壮骨,收敛元气,固表止汗。

【应用】

1. 主治解颅、五迟、五软、自汗、盗汗等。

2. 揉肾顶配揉小天心、补肾经、揉二马治疗盗汗;配补脾经、推三关治疗自汗、水疝等。

十三、肾纹

【位置】小指掌面第二指间关节横纹(图 5-10)。

【操作】掐揉法。揉 3 掐 1,操作 1 分钟。

【功效】清热明目,散瘀,引内热外行。

【应用】

1. 主治火热上攻之目疾,如目赤肿痛、流泪、眵多、畏光、头痛等;亦治胃火上攻之鹅口疮、口疮、高热手足凉、烦躁、便秘等;

2. 肾纹配揉小天心、揉总筋、清天河水治疗口疮;配揉小天心、补肾经、揉总筋、大清天河水治疗眼疾、高热;配揉小天心、补脾经、推三关治疗疹痘不出或欲出不透。

十四、内劳宫

【位置】手掌正中央。约第3掌骨中点取穴(图5-10)。

【操作】可揉,可掐。揉3分钟,掐10次。运法为水底捞明月法,详见复式操作。

【功效】清热除烦,凉血,镇惊,清虚热,泻心火。

【应用】清法代表。治各种发热。尤其对因热而致之口渴、烦躁、口疮、目赤、小便不利、五心烦热、睡眠不宁、潮热、盗汗、便血、惊风、抽搐等有效。

十五、小天心

【位置】在手掌根部正中,大、小鱼际之间的凹陷中(图5-10)。

【操作】可揉,可点按,可掐揉,可捣。揉1分钟,点按20次,掐揉5~20次,捣1分钟。

【功效】畅通经络,通窍散结,疏风解肌,清热利尿,镇惊安神,明目,矫正筋脉的拘急或偏胜。

【应用】

1. 主治感冒无汗或汗出不畅、烦躁不安、惊风、抽搐、癫痫、失眠、夜啼,用于眼目诸疾,如斜视、近视、弱视等。治小便赤涩、癃闭、遗尿、水肿等。也用于黄疸、疹痘欲出不透等。

2. 揉小天心配分阴阳、补肾经、清天河水有镇惊、镇静作用,治疗烦躁不安、睡眠不宁、惊哭惊叫和夜游症等;配揉一窝风有透表发汗之功及通阳解肌润肤之能,治疗外感及硬皮症;配揉二马、清天河水有清热泻火利尿作用,治疗尿频、尿急、尿痛、水泻;配补脾经、推三关有助气和血作用,治疗疹痘不出或出不透,能改变面色;配揉肾顶有镇惊、收敛作用,治疗解颅、自汗、盗汗。

十六、内八卦

【位置】以手掌中心(内劳宫)为圆心,以圆心至中指根横纹的2/3距离为半径之圆周。内八卦即分布在该圆上的八个方位(图5-11)。

【操作】运法(图5-12)。有顺运和逆运之分。古有离位不运之说,即用左手拇指盖住离

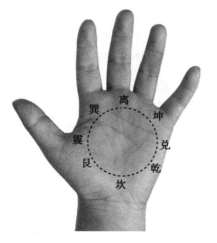

图5-11 内八卦

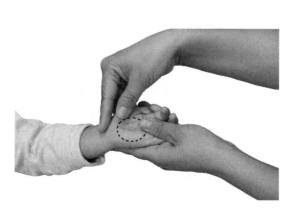

图5-12 运内八卦

位,右手运至中指根下时,从左手指甲背上滑过,以免动心火。

此外,古有分运内八卦之法:①乾震顺运:自乾经坎、艮掐运至震,能安魂。②巽兑顺运:自巽经离、坤掐运至兑,能定魄。③离乾顺运:自离经坤、兑掐运至乾,能止咳。④坤坎顺运:自坤经兑、乾掐运至坎,能清热。⑤坎巽顺运:自坎经艮、震掐运至巽,能止泻。⑥巽坎逆运:自巽经震、艮掐运至坎,能止呕。⑦艮离顺运:自艮经震、巽掐运至离,能发汗。⑧水火既济:自坎至离,自离至坎来回推运,能调济水火,平衡阴阳。⑨揉艮宫,用指腹在艮宫揉运,能健脾消食。

顺运、逆运 1~3 分钟。分运 1 分钟左右。

【功效】开胸化痰,止咳平喘,行气消积,消食除胀。

【应用】

1. 主治胸闷、咳嗽、气喘、呕吐、食积、食欲不振、腹泻、腹胀、烦躁不安等。

2. 运内八卦配清四横纹、揉合谷有和中健胃、消食积、进饮食的作用,治疗呕吐、食欲不振;配补脾经、揉一窝风有温中助消化的作用,治疗脾胃虚寒证;配清肺经有开胸化痰止咳的作用,治疗咳喘、痰多、便秘。

十七、板门

【位置】在拇指下,手掌大鱼际平面,或手掌大鱼际平面中点(图 5-10)。

【操作】可揉,可运,可推(板门推向横纹、横纹推向板门、由腕推至拇指根为清板门),可捏挤。揉、运、推各 1~3 分钟,捏挤 10 次。

【功效】为脾胃之门,调升降、化积滞,清热凉血,止血除烦。

【应用】

1. 主治饮食积滞,升降紊乱之食欲不振、嗳气、腹胀、腹痛、泄泻、呕吐、感冒发热、高热不退、阴虚内热、疹痘潮热不退或疹痘后低热、烦躁不安、口臭、鼻出血、鼻腔炎、上牙龈红肿、光面舌、苔厚等。板门推向横纹止泻,横纹推向板门止吐。

2. 清板门配退六腑治疗上牙龈肿痛;配逆运内八卦、清脾经能清胃热,调节胃的功能状态而治疗呕吐、食欲不振;配揉小天心、揉一窝风、补肾经治疗外感、阴虚内热等;配补脾经能助消化、进饮食,治疗食欲不振。

十八、胃经

【位置】在掌面,拇指第一掌骨桡侧缘,赤白肉际间,自拇指根横纹至腕横纹成一直线(图 5-10)。

【操作】以拇指指腹置于第一掌骨桡侧缘,从上至下推之,称清胃经,操作 1~5 分钟。

【功效】清胃,降逆,通腑。

【应用】治胃热所致之牙痛、口臭、口疮、消谷善饥等。或治胃气上逆之证,如呕吐、嗳气、呃逆。亦可治腑气不通之大便秘结、腹胀、胃脘疼痛等。

十九、大横纹

【位置】手掌下腕部横纹(图 5-10)。横纹两端(或总筋的两侧),桡侧为阳池,尺侧为阴池,合称手阴阳。

【操作】两拇指自总筋(或小天心)向两旁分推,称分推大横纹(或分手阴阳/分阴阳);

自两旁向总筋合推称合推大横纹(或合手阴阳/合阴阳)。各操作 1 分钟左右。

【功效】平衡阴阳,调和脏腑,化痰散结,逐寒退热。

【应用】

1. 分阴阳用于起式 24 次。长于治疗汗证、寒热往来、夜啼等。

2. 分阴阳主治寒热往来、红白痢疾、肠炎、惊风、抽搐、泄泻、呕吐、黄疸;合阴阳主治痰涎壅盛、胸闷咳喘。

3. 分阴阳配补脾经治疗脾虚证;配揉小天心、补肾经、揉二马、掐五指节治疗惊证。

4. 合阴阳配揉肾纹、清天河水有散结、清热、行痰、化痰等作用,治疗痰结喘嗽及胸闷等。

二十、总筋

【位置】在掌面腕横纹中点。

【操作】可揉,可掐,掐后继揉。揉 3 分钟,掐 10 次。

【功效】镇惊,镇静,清心火,泄热散结,通调周身气机。

【应用】

1. 用于急惊风或慢惊风、夜啼、多动症、抽动症、睡中磨牙、瞬目、口舌生疮、潮热、实火牙痛及一切实热证。

2. 揉总筋配揉小天心、揉掌小横纹、推小横纹、清天河水等治疗口疮。

二十一、左端正、右端正

【位置】中指甲根桡侧赤白肉际为左端正,尺侧为右端正,两端正距指甲根旁约 1 分许(图 5-13)。

【操作】可单掐或同时掐左、右端正,或掐后继揉之;亦可先捻揉中指 3 次,末次掐左右端正各 1 次,操作 10 遍。

【功效】掐揉左端正升清止泻,掐揉右端正降浊止呕。

【应用】

1. 左端正为止泻痢要穴,用于痢疾、霍乱、水泻、脱肛;也用于眼斜视、惊风。右端正为止呕要穴,用于恶心、呕吐、鼻衄、眼斜视等。同时捻掐能顺其升降。

2. 掐右端正配逆运内八卦、清补脾经、清板门、推天柱骨治疗胃气上逆所致的恶心、呕吐。

3. 本穴对止鼻出血有良效,除掐法外,亦可用绳扎法,即用细绳由中指第二指间关节起扎至指端(不可过紧),扎好后让患儿静卧片刻可止血。

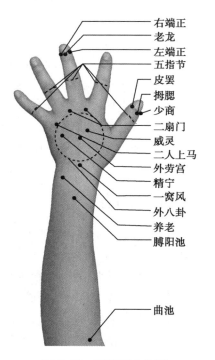

图 5-13　手背部穴位图

（图中标注：右端正、老龙、左端正、五指节、皮罢、拇腮、少商、二扇门、威灵、二人上马、外劳宫、精宁、一窝风、外八卦、养老、腕阳池、曲池）

二十二、老龙

【位置】中指背,距指甲根中点 1 分(图 5-13)。

【操作】掐 3~5 次,或掐后继揉之。

【功效】开窍醒神,回阳救逆,退热止惊。

【应用】

1. 为急救要穴,用于急惊、暴死、昏迷不醒、高热抽搐、睡卧不宁等。

2. 掐老龙配掐人中、掐十宣、掐五指节用于急救。

二十三、拇腮

【位置】距拇指甲根中点约 1 分许（图 5-13）。

【操作】用掐或掐揉法。以拇指甲掐之，称掐拇腮，掐后继揉，掐 10 次，掐揉 1 分钟。

【功效】降逆止呕。

【应用】掐拇腮配清板门、运内八卦、推天柱骨用于恶心呕吐。

二十四、皮罢

【位置】拇指甲根，尺侧旁开 1 分（图 5-13）。

【操作】掐之，10 次。

【功效】降气平喘，醒神。

【应用】用于喉间痰鸣、咽喉肿痛、声音嘶哑、鼻塞声重等。

二十五、五指节

【位置】掌背五指第一指间关节横纹处（图 5-13）。

【操作】可依次掐五指节，3~5 遍；或掐后继揉；亦可各指捻 3 掐 1，操作 3~5 遍。

【功效】安神，定惊，化痰，通关窍。

【应用】

1. 用于小儿惊风、抽搐，惊惕不安，夜啼、睡卧不安、健忘、汗多、痰喘、指间关节屈伸不利等。

2. 掐揉五指节配揉小天心、分阴阳、补肾经、揉二马、掐十宣、掐老龙治疗惊风、惊惕不安、夜啼；配清脾经、逆运内八卦、推揉膻中、揉肺俞治疗胸闷、痰喘、咳嗽。

二十六、二扇门

【位置】掌背中指根两侧凹陷中。食、中指交界处为一扇门，中指与无名指交界处为二扇门（图 5-13）。

【操作】以一手食、中二指分开，置于二扇门揉之。或以两拇指指端掐入二扇门，揉 3 掐 1，操作 1~3 分钟。

【功效】发汗透表，温中散寒，退热平喘。

【应用】

1. 一般常用于实热证及体壮的小儿，体虚患儿须用二扇门时，必须先固表（补脾经、补肾经、揉肾顶），然后再用汗法。该穴操作时速度宜快且稍用力。汗出后，注意避风。

2. 为汗法代表。亦可发"脏腑之汗"。用于畏寒、感冒、无汗、高热、痰喘气粗、惊风抽搐、痘疹欲出不透等。

3. 揉二扇门配揉小天心、揉一窝风发汗解表，治疗高热、汗出不畅。

二十七、外劳宫

【位置】手背正中央，与内劳宫相对（图 5-13）。

【操作】可揉，可掐。可用拇、食二指同时双点内外劳宫。均操作 1~3 分钟。

【功效】温阳散寒,升举阳气,温固下元。

【应用】

1. 温中有升。其温用于头昏头痛、恶寒肢冷、清涕不止、耳道闭塞,以及完谷不化、心腹冷痛、肠鸣、神疲、遗尿等。其升用于脾胃气虚、脱肛、久泻、久痢、汗出不止、流涎、小便清长、遗尿等。双点内外劳宫,一寒一热,一阴一阳,外劳宫"和脏腑之热气",内劳宫"热汗立止何愁雪"。若反复感冒,适应性差,寒热失调宜内外劳宫双点。

2. 揉外劳宫配逆运内八卦、清四横纹能温中散寒,治疗寒性腹痛腹泻;配揉一窝风能发汗解表散寒,治疗风寒感冒、痹痛、寒性腹痛或腹泻等;配分阴阳、补脾经、补肾经、逆运内八卦、清大肠能改变大便颜色与性质,助消化,治疗腹泻;配补脾经、推三关、补肾经、揉二马、揉丹田能升阳举陷,治疗遗尿、脱肛。

二十八、威灵

【位置】掌背第 2~3 掌骨中央之凹陷处(图 5-13)。

【操作】同时揉 3 掐 1,操作 1 分钟。

【功效】镇惊止抽,开窍醒神,行气散结,化痰消癥。

【应用】急救要穴,常与精宁穴合用称"掐精威",用于高热神昏、急惊暴死、昏迷不醒、头痛等,亦可主治疳积、干呕、气吼、痰喘。也常与人中、十宣、仆参联合应用。

二十九、精宁

【位置】掌背第 4~5 掌骨中央之凹陷处(图 5-13)。

【操作】同时揉 3 掐 1,操作 1 分钟。

【功效】镇惊止抽,开窍醒神,行气散结,化痰消癥。

【应用】

1. 为急救要穴,常与威灵合用称"掐精威",作用同上。

2. 掐精宁配揉小天心,揉肾纹有消积散郁作用,治疗眼内胬肉。

3. 体虚患儿慎用精宁,以防克消太甚、元气受损,如必须用时,应与补肾经、补脾经、推三关、捏脊等补益穴同用。

三十、二人上马

【位置】位于手背,第 4、5 掌指关节后方,两掌骨间凹陷中(图 5-13)。

【操作】以中指或拇指指腹揉,操作 3 分钟;或以拇指甲掐 10 次。

【功效】补肾潜阳,利水通淋,行气散结,引火归原。

【应用】

1. 为补法代表。用于肾阴不足,心肾不交之足痿无力、耳鸣耳聋、齿痛、夜啼等,也用于潮热、盗汗、咳喘,痰湿,口燥咽干、小便赤涩、淋痛、癃闭等。

2. 揉二马配揉小天心、揉小横纹、清肺经、补脾经治疗痰湿、咳喘;配揉小天心、补肾经、清小肠治疗尿闭、小便淋漓;配补肾经治疗先天不足。

三十一、外八卦

【位置】位于手背,与内八卦相对的圆形穴位(图 5-13)。

【操作】运法,操作 1~3 分钟。操作时应盖住或轻运离宫。

【功效】宽胸理气,行气和血,通滞散结。

【应用】

1. 用于胸闷、气急、腹胀、大便秘结等气滞气结之证。

2. 顺运外八卦配清四横纹能行气消滞,促进肠蠕动,治疗腹胀。

三十二、一窝风

【位置】位于手背,腕横纹中央之凹陷(图 5-13)。

【操作】掐揉之。若一手拇指指腹按一窝风,食指或中指指腹按总筋(或小天心),另一手摇其腕关节称摇一窝风。掐 3~5 次,揉 3 分钟,顺时针与逆时针各摇 50 圈。

【功效】温经散寒,宣通表里,温中行气,活血止痛,利关节。

【应用】

1. 为温法代表,温通力强,用于各种腹痛、感冒、咳嗽、呕吐、寒疝、四肢逆冷、急惊风或慢惊风等。

2. 揉一窝风配揉小天心、清板门、补肾经、清天河水治疗感冒;配补脾经治疗脾胃虚寒所致的腹痛,食欲下降,痹痛,关节痛。

三十三、少商

【位置】拇指甲根,桡侧旁开 1 分(图 5-13)。

【操作】掐之,10 次。亦可用三棱针点刺放血。

【功效】清热散结,利咽喉,开窍醒神。

【应用】

1. 用于咽喉肿痛、咽干咽痒、扁桃体肿大、咳嗽、鼻衄、惊厥、癫狂等。

2. 掐少商配掐揉合谷可清热利咽,治疗咽喉肿痛。

3. 本穴对咽喉肿痛、急性或慢性喉痹、扁桃体炎、声带水肿以及惊厥等症用之有效。一般轻症可用掐法,如病情较重可用三棱针点刺放血。

三十四、列缺

【位置】位于掌背横纹桡侧面凹陷处,成人为桡骨茎突外侧。两虎口交叉,食指指端下取穴。

【操作】可掐,可拿。拿为一手握手腕,一手拇、食二指分别卡于列缺和手腕尺侧,两手协调用力拿捏。掐 10 次,拿 1 分钟。

【功效】发汗解表,镇痛开窍,清脑降逆。

【应用】

1. 用于感冒无汗、头痛、头昏、项强、目赤肿痛、牙痛、咳嗽痰多、惊风、昏迷不醒等。

2. 拿列缺配补脾经、推三关可改善下肢皮肤温度低,治疗下肢萎症等。

三十五、合谷

【位置】位于手背,第 1、2 掌骨间,当第 2 掌骨桡侧中点处。

【操作】揉之掐之。揉 1~3 分钟,掐 10 次。

【功效】祛风解表,镇静止痛。通瘀散结,降胃气,止呕吐,清咽喉。

【应用】

1. 主治用于面瘫、口眼歪斜、目赤肿痛、牙痛,牙关紧闭、感冒、头痛、咽喉肿痛、鼻出血、呕吐、恶心等。

2. 掐揉合谷配揉颊车,揉迎香治疗牙痛、面瘫;配揉风池、揉风门、拿列缺治疗感冒、咳嗽、头痛、项痛;配拿曲池、掐少商治疗发热、咽喉肿痛。

三十六、螺蛳骨(养老穴)

【位置】屈肘、掌心对胸时尺骨小头桡侧缘近端骨缝中(图 5-13)。

【操作】术者一手固定小儿手,另一手提捏该处皮肤,操作 10 次。

【功效】化生气血。

【应用】用于消化不良等。

三十七、膊阳池

【位置】位于手背,一窝风上 3 寸的凹陷中(图 5-13)。

【操作】掐揉之。揉 3 掐 1,操作 3 分钟。

【功效】降逆,疏风解表,通降二便,止头痛。

【应用】

1. 用于各种感冒、头痛、头晕、身痛、无汗、咳喘、惊风、癫痫等。用于大便秘结,或热结旁流,或食积、虫积、气聚等致大便不畅,以及小便赤涩、短少等。

2. 揉膊阳池配清肺经、退六腑、推下七节骨治疗大便秘结;配清小肠、揉小天心、清天河水治疗小便赤涩;配开天门、推坎宫、运太阳治疗头痛、感冒、发热。

三十八、三关

【位置】前臂桡侧缘,阳池至曲池成一直线(图 5-14)。

【操作】令小儿掌侧位,掌心向内。术者一手托住小儿尺侧腕关节,食、中二指并拢直托小儿前臂,另一手用拇指或并拢的食、中二指指面在前臂桡侧,从腕横纹推至肘横纹,称推上三关,操作 3~5 分钟(图 5-15)。

【功效】为补,为升,为温。补虚扶弱,助气和血,培补元气,温阳散寒,熏蒸取汗。

【应用】

1. 为补法代表,治阳气不足之证,如身体虚弱、神疲气怯、面色无华、食欲不振、头昏、少气懒言、营养不良性贫血,黄疸、下肢痿软、瘫痪等。

2. 长于升提,用于感冒无汗、汗出不畅、高热、痘疹欲出不透等。

3. 温法代表,治一切寒证,如头冷痛、流清涕、泪水清冷、流涎、畏寒肢冷、阴疽、瘾疹不出、心腹冷痛等。亦可用于疮疖的无脓期,有助于化脓。

4. 推三关配补脾经治疗下肢痿症及皮温低,改变面色萎黄;配补脾经、揉一窝风治疗脾虚证、食欲不振、泄泻;配补脾经、揉一窝风、揉外劳宫、运八卦、补大肠治疗虚寒泻、久泻、脾虚泻。

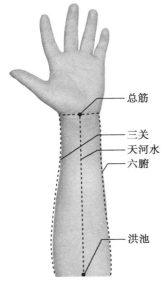

图 5-14　前臂部穴位图

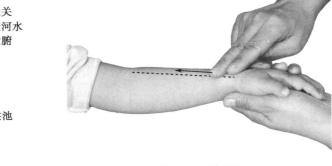

图 5-15　推三关

三十九、天河水

【位置】前臂内侧正中,自腕横纹中点(总筋)至肘横纹中点(曲泽或称洪池)成一直线(图5-14)。

【操作】

1. 清(推)天河水一手拇指按于内劳宫,另一手拇指或食、中二指并拢,用指面向上推天河水,即自总筋穴推至曲泽穴,称清天河水(图5-16)。

2. 大推天河水在前臂掌面,自内劳宫向上推至曲泽穴。推天河水和大推天河水均以局部红赤为度。

3. 取天河水,术者用并拢的右手食、中指指面,自曲池向掌心方向推,推至掌心,运数次后,向上一拂而起,操作1分钟。

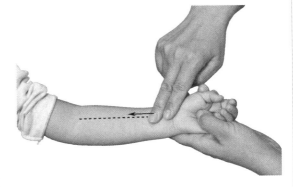

图 5-16　清天河水

4. 打马过天河先运内劳宫数遍,后以一手拇指按于内劳宫,一手食、中二指(可蘸凉水),交替或并拢从下向上拍打天河水,以局部红赤,或微汗出为度。

【功效】清热除烦,镇惊泻火,凉血,利尿。

【应用】

1. 为清法代表,治各种热证,实热、虚热均适宜。能凉血,治斑疹、紫癜、皮肤干燥瘙痒等。

2. 清天河水用于外感,以透发为主;大推天河水和打马过天河,清热力量较强;取天河水为阴虚津伤而设,多用于虚热。

3. 主治外感发热，口渴，口干，烦躁，夜啼，睡眠不宁，口疮，重舌、木舌、伸舌、弄舌，痰喘，咳嗽，小便短涩等。

4. 清天河水配揉小天心、补肾经、分阴阳能镇惊安眠，治疗惊风、夜啼；配揉小天心、揉小横纹、清肺经、逆运内八卦、揉总筋治疗口舌生疮、咳喘；配清小肠、补脾经可利尿。

四十、六腑

【位置】前臂尺侧缘，肘横纹至腕横纹成一直线（图 5-14）。

【操作】令小儿掌侧位，掌心向内。术者一手握住小儿桡侧腕关节，另一手拇指或并拢的食、中二指指面在前臂尺侧，自肘横纹推至腕横纹，称退六腑（图 5-17）。操作 3~5 分钟。

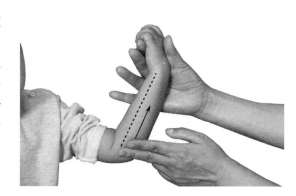

图 5-17　退六腑

【功效】通腑，泄热，凉血，解毒。

【应用】

1. 为下法代表，用于各种积滞之腑气不通，以痞、满、燥、实、坚为特征。也用于热毒上攻之咽喉肿痛、重舌、木舌、热痢、目赤眵多、浊涕等，即釜底抽薪。

2. 为清法代表，用于各种热证，如口臭、胃中灼热、牙龈肿痛、小便短赤、便秘、口舌生疮、大热、大汗、大渴、烦躁、惊厥、无名肿毒、疮疖（红肿期）、疹痘不消等。

3. 退下六腑与推上三关，两穴合用称为大分阴阳，一尺一桡，一寒一热，一泻一补，均为临床要穴。古人认为二穴其性猛烈。临床常两穴合用。治热证、实证，以退六腑为主，推三关次之（退三推一）；治寒证、虚证，则以推三关为主，退六腑次之（推三退一）。以防寒热太过，补泻太猛。

4. 退六腑配揉小天心、揉一窝风、补肾经、清板门、分阴阳治疗外感高热不退，或其他大热症；配清肺经、逆运内八卦、清四横纹、推下七节骨治疗便秘，痢疾里急后重期。

四十一、洪池（曲泽）

【位置】屈肘，在肘横纹中点，肱二头肌腱的尺侧缘。

【操作】可用拿法、摇法或挤捏法。拿或摇 3~7 次，捏挤一日 1 次。

【功效】清心泄热，调和气血，通经活络。

【应用】主治心悸、胸痛、胃痛、呕吐、腹泻、上肢麻木、关节痹痛、中暑昏迷等。

四十二、曲池

【位置】屈肘成直角，肘横纹桡侧端与肱骨外上髁连线中点。

【操作】可按揉，可拿、掐、点。按揉 2 分钟，拿、掐、点 10 次。

【功效】疏通经络，清热泻火，通瘀散结，活血脉、止痹痛。

【应用】治疗肩、肘关节疼痛，上肢瘫痪、麻木、僵硬、手指伸屈不利及手臂肿痛等等。为清法代表，用于发热、无汗、口渴、烦躁、荨麻疹、流行性感冒、咽喉肿痛、瘿瘤、梅核气等。

四十三、肘肘

【位置】肘关节鹰嘴突处。

【操作】术者一手拇、食、中三指托小儿肘肘处,另一手拇、食二指插入虎口,同时用中指按定天门穴(小鱼际中点,即乾宫穴),屈小儿手上下摇之,称摇肘肘。操作 20~30 次。

【功效】顺气生血,通经活络,化痰。

【应用】配揉小天心、分阴阳、补肾经、揉二马、大清天河水用于惊风抽搐;配补脾经、清板门、运内八卦、推小横纹用于疳积等症。

(张 锐)

第六节　下肢部常用穴位

小儿推拿常用下肢穴位见图 5-18、图 5-19、图 5-21、图 5-22。

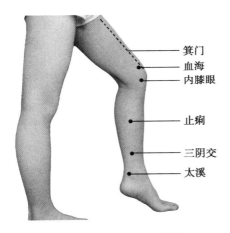

图 5-18　下肢内侧穴位图

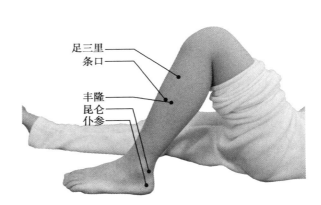

图 5-19　下肢外侧穴位图

一、箕门

【位置】大腿内侧,髌骨上缘至腹股沟成一直线(图 5-18)。

【操作】以食、中二指指腹自髌骨上缘推至腹股沟,称推箕门,操作 3 分钟。以食、中、无名、小指并拢,蘸凉水从下至上拍箕门,至局部潮红为度(图 5-20)。

【功效】清热利尿。

【应用】

1. 为清法代表,用于风热、夜啼、流涎、胎黄、湿疹。也治小便短赤、淋漓不尽、尿闭、尿少、水泻、大便稀黄臭秽等。

2. 推箕门配揉丹田、掐揉三阴交治疗尿潴留;配利小肠治疗水泻尿少、尿闭。

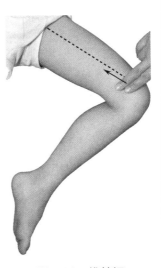

图 5-20　推箕门

二、百虫(血海)

【位置】髌骨内上缘 2.5 寸处(图 5-18)。

【操作】可按揉。以拇指或中指指腹揉 3 按 1,操作 1~3 分钟。以拇指指腹置于血海穴,食、中二指或四指置于大腿外侧,同时拿起大腿前侧肌肉称拿血海,又称拿百虫,操作 1~3 分钟。

【功效】通经络,止抽搐,透疹。

【应用】

1. 用于下肢痿软、足膝无力、膝痛。也用于惊风、抽搐、感冒无汗、寒热往来、各种皮疹等。

2. 拿百虫配拿仆参、拿委中、掐揉足三里治疗急性或慢性惊风、抽搐,手法宜重。

三、膝眼(内、外膝眼)

【位置】屈膝,髌韧带两侧凹陷中。左右各一(图 5-18)。

【操作】用双手拇指指腹或拇、食二指分别置于内外膝眼,同时点、掐、拿或按揉之,1 分钟。

【功效】利关节,通经活络,定惊止抽。

【应用】按揉膝眼配掐揉足三里、拿百虫,拿委中用于下肢痿软、足膝无力、膝痛。配掐揉人中、掐十宣、掐老龙、拿仆参、拿百虫等用于急惊风或慢惊风、抽搐。

四、足三里

【位置】小腿前外侧,外膝眼下 3 寸,胫骨崝外侧 1 寸处(图 5-19)。

【操作】以拇指指腹按揉或掐揉,操作 3 分钟。

【功效】补益脾胃,和胃化积,调中理气,强壮身体。

【应用】

1. 为传统保健穴位,用于脾胃及全身虚弱等证,如消瘦、五迟、五软、反复感冒、自汗、哮证缓解期、下肢痿痹。也用于恶心呕吐、腹痛腹泻、厌食、疳积、腹胀等。常与捏脊、摩腹联合应用。

2. 掐揉足三里配推七节骨、补脾经、揉外劳宫、推大肠治脾虚泻;配逆运内八卦、清四横纹、补脾经、清板门治疗食欲不振;配逆运内八卦、清四横纹、点神阙治疗腹胀;配逆运内八卦、清四横纹、推天柱骨治疗呕吐;配揉一窝风、外劳宫治疗寒性腹痛。

五、前承山(条口)

【位置】小腿前外侧,外膝眼下 8 寸,胫骨崝外侧一横指(中指)(图 5-19)。

【操作】以拇指指腹按揉或掐揉或拿,3 分钟。

【功效】行气通络,息风止痉。

【应用】掐前承山配掐人中、掐十宣、掐老龙、拿仆参、拿百虫、拿委中、掐解溪等用于急惊风或慢惊风、下肢抽搐;配按揉足三里、揉解溪用于下肢畸形、痿软无力、肌肉萎缩、足下垂等。

六、丰隆

【位置】小腿前外侧,外踝上 8 寸,距胫骨前缘二横指(中指),胫腓骨之间(图 5-19)。

【操作】用拇指或中指指腹揉之,按揉或掐揉,约1分钟。

【功效】化痰祛浊,镇咳平喘。

【应用】

1. 为化痰要穴,用于痰浊所致之痰鸣、气喘、咳嗽,及下肢痿痹等。

2. 掐揉丰隆配逆运内八卦,揉膻中、肺俞治疗痰鸣、咳嗽、哮喘。

七、三阴交

【位置】内踝直上3寸,胫骨后缘凹陷中(图5-18)。

【操作】以拇指或中指指腹点揉或掐揉三阴交,揉3点或掐1,操作1分钟。以拇指指腹上下擦之令热。

【功效】养阴清热,通调水道,通经活络,健脾助运。

【应用】

1. 用于身热、汗出、心烦不眠、口渴、睡中磨牙、异常瞬目等;亦可用于遗尿、癃闭、小便频数、尿赤涩痛、下肢痿软或僵硬、消化不良等。

2. 三阴交配曲骨或中极治疗尿频、遗尿。

八、止痢

【位置】位于下肢内侧,阴陵泉与三阴交连线的中点,按之有压痛是穴(图5-18)。痢疾、腹泻时,此处常有压痛。

【操作】按、揉、拿法,10次。

【功效】止泻痢。

【应用】

1. 专用于赤白痢疾、腹泻、腹痛。

2. 按揉止痢穴配清脾经、推下七节骨用于赤痢;配补脾经、按揉足三里用于体虚久痢。

九、委中

【位置】腘窝中央,股二头肌肌腱与半腱肌肌腱之间。

【操作】以拇指指腹置于委中,其余四指扶于膝旁拿揉或按揉,每拿揉或按揉5次扣拨1次,操作1分钟。

【功效】疏通经络,定惊止抽,强健筋骨,顺气降逆。

【应用】用于急惊风或慢惊风、抽搐、脑瘫、多动症、抽动症、斜视等;亦可用于腰背疼痛、下肢痿软无力、呕吐、腹胀等。

十、后承山(鱼肚)

【位置】委中穴下8寸,腓肠肌肌腹下,当“人”字纹下凹陷中。

【操作】可点揉或按揉、推或拿法,1分钟。以拇指置于承山,与其余四指相对用力拿承山,操作10次。

【功效】通络止痛,息风止痉,调和胃肠。

【应用】承山配足三里、阳陵泉、委中、昆仑等用于下肢痿软、立迟、行迟、脑瘫;配委中用于下肢疼痛僵硬,腿痛转筋或肌肉萎缩;配拿仆参,掐人中、十宣、老龙等用于惊风、抽搐;配足三里、脾经,外劳宫、大肠等用于腹泻。

十一、太溪

【位置】内踝与跟腱之间凹陷中(图 5-18)。

【操作】以拇指指腹揉太溪 3 分钟,振 2 分钟,掐 10 次。

【功效】补肾,养阴,敛汗。

【应用】用于解颅、五迟、五软、遗尿、耳鸣耳聋、潮热、颧红、咽干口燥、多汗、下肢痿软、脚痛。

十二、昆仑

【位置】外踝与跟腱之间的凹陷(图 5-19)。

【操作】以拇指指腹按揉或推昆仑 3 分钟,点并振昆仑 2 分钟,掐或拿 10 次。

【功效】舒筋活络,定惊,强健筋骨。

【应用】用于急救,如急惊风、抽搐、昏仆、头痛、脑瘫。也治腰痛、下肢痿软、痹痛、足内翻等。

十三、仆参

【位置】外踝下凹陷中(图 5-19)。

【操作】以拇指甲掐仆参 10 次。以拇指与食、中二指指腹相对拿捏仆参(老虎吞食法)10 次。

【功效】醒神开窍,急救止抽,舒筋活络,益肾健骨。

【应用】用于抽搐、昏迷、癫狂、晕厥、脑瘫、五迟、五软、下肢瘫痪、腰痛、足跟痛、膝关节痛、尿道炎、鼻出血等。

十四、鞋带(解溪)

【位置】踝关节前横纹中点,两筋之间凹陷中(图 5-21)。

【操作】揉、掐、或摇法。以拇指指腹揉 1 分钟,掐或摇 10 次。

【功效】解痉止抽,通利关节,止吐止泻。

【应用】掐解溪配拿仆参、掐人中、掐十宣、掐老龙等用于惊风、抽搐;配揉小天心等用于矫正踝关节屈伸不利、足下垂、足内翻、仰趾外翻等;配清板门、推天柱骨用于呕吐;配补脾经、揉龟尾、推上七节骨等用于止泻。

十五、大敦

【位置】足大趾末节外侧,距脚趾甲角 0.1 寸(图 5-21)。

【操作】可用掐法或掐揉法,以拇指甲掐之,称掐大敦,掐后继揉,称掐揉大敦,掐 10 次,掐揉 1 分钟。

【功效】息风解痉。

【应用】掐大敦配拿仆参、拿百虫、拿委中、掐解溪、掐人中、掐十宣、掐老龙等用于惊风、四肢抽搐。

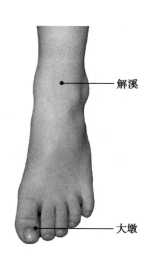

解溪

大墩

图 5-21 足背穴位图

十六、涌泉

【位置】位于足掌,前 1/3 与后 2/3 交界处的凹陷中(图 5-22)。

【操作】可摩,可揉,可捣,可推,可擦。各 1~3 分钟。

【功效】引火归原,滋阴补肾,退虚热,除烦躁,止吐泻。

【应用】

1. 治阴虚火旺之潮热、五心烦热、烦躁不安、盗汗、夜啼、惊厥;治肝阳上亢之多动症、抽动症、睡中磨牙、言语障碍;治火热上扰之目赤、目干涩、近视、异常瞬目、头痛、耳鸣、耳聋、呕吐等。

2. 揉涌泉配揉小天心、补肾经、揉二马、清天河水治疗烦躁不安、夜啼;配按百会、掐人中、掐十宣治疗惊厥、癫痫;配揉补肾经、清板门治疗五心烦热;配退六腑、大清天河水用于实热证;配清板门治疗呕吐、腹泻。

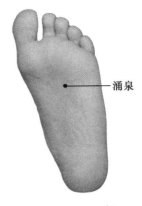

——涌泉

图 5-22 足底穴位图

（张　锐）

复习思考题

1. 小儿推拿中四横纹、大横纹、小横纹、掌小横纹的定位、形状、操作方法和作用分别是什么？请列表说明。

2. 简述小儿特定穴中五经穴(脾、肝、心、肺、肾)的定位和补泻操作方法方向、作用。

3. 小儿推拿特定穴中主清热的穴位有哪些？

扫一扫
测一测

下篇

治 疗 篇

　　小儿推拿是防治疾病的一种外治疗法,遵循中医整体观念和辨证论治理论。小儿推拿因防治疾病而产生,又在防治疾病中获得发展。小儿推拿防治疾病必须遵循一定的规律,其中明确诊断与确定小儿推拿处方是关键环节。

　　1. 明确诊断

　　(1) 疾病诊断:疾病诊断的过程包括详细的病史采集、全面仔细的体格检查,再辅以各种实验室检查的资料,经汇总分析,去伪存真后做出初步的诊断。儿科疾病的诊断要考虑到以下特点:①小儿(尤其婴儿)不能正确地诉述病情,只有通过成人向医师表达所观察到的现象;②小儿不合作,体格检查时不能如成人那样按顺序地进行,以致初学者常常遗漏检查内容;③小儿正处于生长发育过程中,有些疾病的表现与成人不同,如婴儿高热时常常出现抽搐;④儿童生理值与体格检查的正常范围与成人不同。

　　所以小儿推拿临床若当时诊断不十分明确,需经过进一步的临床观察,补充病史,反复进行体格检查,结合必要的实验室检查,才能做出最后的诊断。而正确的诊断是治疗成功与否的关键所在。

　　(2) 证候诊断:证候诊断即为辨证,是确定患儿所患疾病现阶段的证候名称。辨证论治是中医学的特色,因此证候诊断在疾病诊断中占有重要的地位。在诊断确切、辨证清楚的前提下,才可论治无误,因此证候诊断就是辨证的过程和结果。一般在证候诊断时,分为七个步骤进行:追问病史、审证求因、确定病位、审察病机、分清病性、详析病势、确定证名。证候的命名,一般以病因、病位、病机三者综合最佳,如脾虚湿滞、肺热痰壅等。由于证候诊断与疾病诊断常综合同时进行,所以证名和病名也常同时确定。

　　2. 制订小儿推拿处方　　小儿推拿处方是依据传统中医基础理论和现代儿科知识,从小儿生理病理规律出发,结合具体小儿病情和各个穴位的特性所制订出来的一种穴位配伍方案。方从法出、主辅结构、次第排序等是小儿推拿遣穴处方的基本原则。

　　(1) 设立基本方:小儿推拿基本方是根据谨守病机和审证求因的原则确定的。

　　1) 谨守疾病的病机:要求根据具体疾病的病因、病位、病性和病理趋势(升降)等设立基本方。纵观明清时期小儿推拿,大多有针对疾病共性的次第或基本方。如周于蕃著《小儿推拿秘诀》:"凡男女有恶,俱由于阴寒阳热之失调。故医之即当首先为之分阴阳,次即为推三关六腑"。《小儿推拿广意》认为"一推虎口三关,二推五指尖,三捻五指尖,四运掌心八卦,五分阴阳"为"手部不易之推法也"。以感冒和厌食为例,感冒不论风寒风热,总为外感,病位在肺卫,病性属于实,病势为邪气入侵,其基本病机可归纳为外邪侵袭,肺卫闭郁,治宜祛邪解表,运用头面四大手法、掐揉二扇门、推上三关、清天河水等;厌食为脾虚失运和中焦积滞虚实夹杂状态,治宜攻补兼施,健脾化积,以揉板门、掐揉四横纹、运内八卦、补脾经、点足三里、捏脊等成方。设立基本方有利于改善症状,减轻痛苦,最终扭转或打断其病理趋势。

　　2) 审证求因,辨证加减:小儿推拿处方要尽可能顾及小儿的个性化特征。如同样是感冒,若患儿以头痛为主加强推坎宫、揉太阳,以恶寒为主加点风府、拿列缺,以流涕为主加揉迎香、按鼻通等。同样是厌食,若大便稀溏则板门推向横纹、揉龟尾、清小肠,若大便秘结则横纹推向板门、揉膊阳池等。

　　针对疾病基本病机的共性而制订的基本方和针对小儿具体状态与病因的取穴灵活加减,两者缺一不可。这是小儿推拿获取临床疗效的重要保证。

　　由于地域、流派不同,以及操作者的经历与体悟不同等造成了各地基本方内容上的差别。本教材所列举疾病的基本方来源于对传统文献的挖掘、对各地临床的考查、对小儿推拿流派的整理和对于全国小儿推拿专家的调查,具有一定的代表性。但基本方不是唯一的,也不是固定不变的,应该在实践中不断充实和完善。

(2)穴位有主次,推时有重点:基本方由众多穴位组成,每个穴位都有自身特点,其在处方中的地位不同。传统腧穴处方类应古代政体君、臣、佐、使四个层次。

君穴:对主病或主症起主要治疗作用,在小儿推拿处方中居统帅地位,应先推、久推。君穴1~2个。

臣穴:辅助君穴加强治疗主病或主症,或针对兼病或兼症起主要治疗作用。辅助君穴应在君穴后推,治兼病或兼症应在整体套路完成后推拿。臣穴2~4个。

佐穴:配合君穴、臣穴加强治疗作用,或直接治疗次要症状。佐穴2~5个。

使穴:传统为引经穴,即引导方中诸穴气至病所。在小儿推拿中主要为防止整个处方寒热太偏、升降太猛、阴阳太过。使穴1~2个,推拿时间短。

在小儿推拿处方中,君穴与臣穴为主穴,不能缺少,它们构成基本方的基本构架。佐穴与使穴为次(辅)穴,多体现于随证加减中,或为制约君穴、臣穴的偏性而设,共同构成完整处方。

3. 治疗与辅助作用分明 作为一种治疗方法,小儿推拿适用于多种疾病,但小儿推拿不是万能的,有些病仅靠小儿推拿就能很好地防治,如腹泻、便秘、呕吐、厌食、发热、咳嗽、哮喘缓解期、鼻炎、夜啼、尿频等。而有些病如剧烈呕吐、腹泻、高热、急腹症等,虽然也可运用小儿推拿,但需要配合其他治疗方法。另一些病,目前无论中医还是西医都难于治疗,如抽动秽语综合征、自闭症、脑瘫、听力障碍等,小儿推拿的主要作用在于调理体质,提高生命质量。本教材根据小儿推拿的特性,根据传统文献和各地临床实际,重点纳入推拿治疗有优势的中医病证和一些西医病种。

"五脏归经"为传统小儿推拿特色。本教材沿用此法,将具体疾病归于肺系、脾系、肝系、心系和肾系五大类。另设五官疾病和伤科、皮肤疾病。这种分类法有利于明辨疾病所在脏腑,有利于主攻病机。

PPT 课件

◇◇◇ 第六章 ◇◇◇

新生儿疾病

> ✎ **学习目标**
>
> 　　掌握新生儿疾病(胎黄、胎怯、肠胀气、泪道堵塞)的病因与病机、诊断要点,以及推拿治疗的基本方与辨证加减,为临床治疗新生儿疾病奠定理论基础。

第一节　胎黄(新生儿黄疸)

【概述】

　　胎黄是以婴儿出生后皮肤面目出现黄疸为特征的常见病症。因与胎禀因素有关,故称"胎黄"或"胎疸"。本病治疗得当预后良好,重症则预后较差,可出现胆红素脑病,需积极抢救,做好康复治疗工作。

　　西医称为新生儿黄疸,有生理与病理之分。60%以上新生儿都会在1周内出现黄疸,而80%的早产儿出现黄疸的时间提前,程度加重。

【病因病机】

　　胎毒内蕴是胎黄的基本病机。孕母湿盛或湿毒遗于胎儿,或生产时感受湿热致新生儿体内湿热毒邪深重。湿阻气机,热邪蒸迫,胆汁不循常道,浸淫肌肤而成黄疸。如热重于湿形成阳黄,湿重于热形成阴黄。阳黄黄色鲜明如橘皮,阴黄黄色晦暗如烟熏。

　　若热毒炽盛,黄疸可迅速加深,引发神昏、抽搐之危象。若寒湿凝滞,黄疸将迁延难愈,致胁下结块,肝脾损伤。

> 💻 **知识链接**
>
> 新生儿黄疸
>
> 　　胎儿有红细胞,但无呼吸。出生后,开始自主呼吸,肺循环建立,氧气供应充分。由于血氧分压突然升高,红细胞难以适应而裂解,胆红素大量溢出;新生儿肝脏解毒功能弱,致大量胆红素沉积于皮肤、黏膜等组织,这是新生儿黄疸的主要原因。随着小儿适应能力增强、红细胞破坏减少和肝酶系统成熟,胆红素逐渐被代谢并通过肠道和尿道排出,黄疸逐渐减轻、消失。

【临床诊断】

（一）诊断要点（病理性黄疸）

1. 黄疸出现时间不规律。可出现早（出生 24 小时内），发展快，黄色深；可出现迟，持续不退，日渐加重。可伴肝脾大，大便灰白色，或其他症状。

2. 血清胆红素显著升高，足月儿高于 205μmol/L，早产儿高于 257μmol/L。或血清胆红素每日增加超过 85μmol/L。尿胆红素阳性。

3. 母子血型测定对因 ABO 或 Rh 血型不合的溶血性黄疸诊断有意义。肝功能正常或不正常。

（二）鉴别诊断

1. 生理性黄疸　由于新生儿胆红素的代谢特点，50%~60% 足月儿和 80% 的早产儿会出现生理性黄疸，但一般情况良好，足月儿生后 2~3 天出现黄疸，4~5 天达高峰，5~7 天消退，但最迟不超过 2 周。早产儿黄疸多于生后 3~5 天出现黄疸，5~7 天达高峰，7~9 天消退，最长可延迟到 3~4 周。每日血清胆红素升高 <85μmol/L。

2. 其他疾病引起的黄疸　由不同疾病继发引起的黄疸，需积极治疗原发病。如溶血病、先天性胆道闭锁和肝炎病毒感染引起的黄疸。由溶血所致的黄疸可出现不同程度的贫血、肝脾大等，重者可出现抽搐、角弓反张，甚至呼吸暂停；由胆道闭锁引起的黄疸大便常呈灰白色；由肝炎所致的黄疸伴有转氨酶升高；由肝炎病毒感染所致者可出现发热或体温不升、体温波动，同时伴有感染中毒症状。

【治疗】

（一）治法

清热解毒、利胆退黄为黄疸的基本治法。既为胎毒，法当清解。阳黄热重于湿，宜清热除湿；阴黄寒湿较重，宜温化寒湿。气滞血瘀以化瘀消积为主。

肝之疏泄有助于胆道畅通，故疏肝利胆贯穿本病治疗始终。治疗过程中尚须顾护新生儿脾胃，避免苦寒伤正。

（二）基本方

四清方（清肾经、清肝经、清大肠、清小肠）各 100~300 次

清补脾经各 100~300 次

推三关 50~100 次

搓摩胁肋 5~10 遍

分推肋缘下 3~5 分钟

七节骨（向下推、揉、振叩七节骨 1~3 分钟，横擦之令热）

推箕门（从上至下拍大腿内侧 5~10 遍，推箕门令局部潮红）

方解：清肾经直清胎毒，清肝经疏肝利胆，双清肠可通腑泄热、祛除水湿，四清法合用可达显著退黄之效。补脾经可健脾助运化水湿，配合推三关扶正补气助阳，使清热利湿而不伤正。清脾经可助脾清除水湿之邪。搓摩胁肋和分推肋缘下功擅疏肝利胆退黄。推下七节骨为清为泻，配合推箕门通利小便，使邪从二便而出。全文攻补兼施、肝脾同调，清利而不伤正，通过疏肝胆、利二便而退黄疸。

（三）操作指南

1. 本方适用于各种黄疸，生理、病理均适用。对生理性黄疸作为保健方法，一日 1 次。病理性黄疸因退黄时间长，可每天推 1~2 次。因操作对象多为新生儿，故手法宜轻快，时间

不宜长。

2. 清大肠和清小肠名为双清肠,可同时操作。其法为一手固握手腕,另一手拇指与食指分别于患儿手掌两侧的小指尺侧和食指桡侧同时从上至下轻快推进。

3. 本病多用清脾经以排热毒湿邪。若为早产低体重儿,宜先清后补。

4. 分推肋缘下为分推腹阴阳变法,也是治疗本病的特殊手法。其法为:两手拇指分推腹阴阳约 20 次,从剑突下至中脘下抹 20 次,后以两手交替分别从剑突下,沿肋缘斜向下推抹。每侧肋缘下推约 1 分钟,至局部透热为佳。

(四) 辨证论治

1. 湿热郁蒸(阳黄)

证候:面目皮肤发黄,色泽鲜明如橘,哭声响亮,不欲吮乳,口渴唇干,或有发热,大便秘结,小便深黄,舌质红,苔黄腻,指纹色紫。

治法:清热利湿。

处方:基本方加清胃经、清天河水、退六腑各 100~300 次。多清大肠。

方义:加清天河水以加强清热利湿;清胃经、清大肠以清利胃肠湿热。退六腑以通腑泄热,并能加强清利胃肠积热。

2. 寒湿阻滞(阴黄)

证候:面目皮肤发黄,色泽晦暗,持久不退,精神萎靡,四肢欠温,纳少腹胀,大便溏薄,色灰白,小便短少,舌质淡,苔白腻,指纹色红。

治法:温中化湿。

处方:基本方加揉外劳宫 100~300 次。多推三关、补脾经。

方义:推三关与揉外劳宫合用,温中散寒以助脾阳。多补脾经可加强健脾助运化湿之功。

3. 气滞血瘀

证候:面目皮肤发黄,颜色逐渐加深,晦暗无华,右胁下痞块质硬,肚腹膨胀,青筋显露,或见瘀斑、衄血,唇色暗红,舌见瘀点,苔黄,指纹紫而滞。

治法:活血化瘀,疏肝利胆。

处方:基本方加顺运内八卦 100~300 次,顺时针摩腹 1~3 分钟,摩揉右胁部 1~3 分钟。多补脾经、清肝经。

方义:顺运内八卦、顺时针摩腹既理气消滞,又疏理气机。顺时针摩腹和摩揉右胁部为局部治疗,可疏肝理气、活血祛瘀。多补脾经以扶正并助利湿浊,多清肝经以加强疏肝利胆、祛瘀利湿。

【注意事项】

1. 推拿治疗胎黄具有较好的临床疗效。准确中医辨证是保证疗效的关键。

2. 注意临床上鉴别生理性和病理性黄疸。注意观察黄疸患儿的全身情况,有无精神萎靡、嗜睡、吸吮困难、警惕不安、两目直视、四肢强直或抽搐,以便及早发现重症患儿并转诊治疗。

3. 注意保护新生儿脐部、臀部和皮肤,避免损伤,防止感染。

【现代研究】

近年的临床报道表明小儿推拿与光疗、茵栀黄口服液联合应用治疗新生儿病理性黄疸,能促进胎便快速排出,有效降低血清胆红素值、黄疸指数,加速黄疸消退,同时可减轻或消除病理性黄疸引起的其他兼证及不良后果,且疗效优。而小儿推拿联合枯草杆菌肠球菌在早期干预新生儿黄疸中,亦能有效降低新生儿黄疸指数,改善睡眠,疗效确切。此外,小儿推拿联合中药灌肠用于治疗新生儿黄疸,能有效减少黄疸持续天数及光照天数,不良反应少。相较于传统西医综合治疗,小儿推拿辅助治疗新生儿病理性黄疸可进一步提高临床疗效。

相关机制研究:小儿推拿可明显改善其肝功能(血清胆汁酸、γ-谷氨酰转肽酶、碱性磷酸酶),并有效纠正血清微量元素(血清锌、铁、铜)代谢异常。另有研究表明,推拿结合消黄汤可以对病理性黄疸新生儿血清 α-谷胱甘肽-S-转移酶、C反应蛋白及心肌酶起到下调作用,对病情起到治疗及预防作用。此外,小儿推拿可使黄疸患儿的食欲增加,促进肠蠕动,促使胆汁分泌增多,胆红素排泄增多,尿胆原生成增多,未结合胆红素生成减少,减少肠肝循环,从而促进新生儿黄疸的消退。

小儿推拿常用方法:清脾经、清胃经、清肝经、补脾经、清大肠。

(王德军)

第二节 胎 怯

【概述】

胎怯,是指新生儿出生时体质量不足,身材矮小,脏腑形气均未充实的一种病症。又称"胎弱"。临床表现为新生儿出生时形体短小,肌肉削薄,面色无华,精神萎弱,气弱声低,吮吸无力,筋迟肢软。本病因先天不足,新生儿一时难以适应出生后的变化,易并发新生儿窒息、黄疸、硬肿症、败血症等疾病,病死率也较高,成为目前围产期死亡的主要原因。

本病按其主要证候表现,与西医学低出生体重儿相近,包括早产儿与小于胎龄儿,一般体质量少于 2 500g,身长少于 46cm。

【病因病机】

胎怯的病机为先天禀赋不足,化源未充,涵养不足,肾脾两虚,五脏失养,病变脏腑主要在肾与脾。肾藏精,肾为先天之本,为生长发育之本,然而先天之精又需依赖后天之精不断滋养才得以充实。若父母精血不足,成胎之际肾精不充,出生之后,无精以助脾之运化,元气不足,则各脏腑无以滋生化育,其形态、功能均不成熟。五脏禀气未充,全身失于涵养,如肺气不足,则皮薄怯寒,毛发不生;心气不足,则血不华色,面无光彩;脾气不足,则肌肉不生,手足如削;肝气不足,则筋不束骨,机关不利;肾气不足,则骨节软弱,久不能行。胎怯儿五脏皆虚,但总以肾脾两虚为其根本。

【临床诊断】

(一)诊断要点

1. 新生儿出生时形体瘦小,肌肉瘠薄,面色无华,精神萎弱,气弱声低,吮乳无力,筋弛肢软。一般体重低于 2 500g,身长少于 46cm。

2. 有早产、多胎、孕妇体弱、疾病、胎养不周等造成先天不足的各种病因,及胎盘、脐带异常等。

3. 检查可发现主动运动减少,全身肌力、肌张力不同程度下降。

(二)鉴别诊断

胎怯患儿包括西医学所称的早产儿及小于胎龄儿,两者主要区别在于胎龄,还可从皮肤、头发、耳壳等外形进行区别。

1. 早产儿　胎龄不足 37 周,其出生体重多数不足 2 500g,身长不足 45cm,皮肤薄,水肿肤亮,有毳(脆)毛、胎脂多,头发乱如绒线头,耳壳软、缺乏软骨,耳舟不清,指(趾)甲软,多未达到指(趾)端;阴囊少皱襞,女婴大阴唇不能覆盖小阴唇。

2. 小于胎龄儿　又称足月小样儿,是指胎龄满 37~42 周,出生时体重在 2 500g 或以下者,皮肤极薄、干燥脱皮,无毳(脆)毛,胎脂少,头发细丝状清晰可数。耳软骨已发育,耳舟已形成,指(趾)甲稍软,已达到指(趾)端。

小儿推拿主要适用于小于胎龄儿。

【治疗】

（一）治法

肾脾两虚是其主要病理机制,治疗当以补肾培元为本,促进患儿迅速生长发育。临证可根据其不同证型,分别采取益肾充髓、补肾温阳、补气养血、温运脾阳等治则。

胎怯患儿已有合并症者,应遵从急则治其标、缓则治其本的原则。合并症证情重时,先治合并症,同时要顾及小儿体质薄弱、正气亏虚的特点。合并症好转后,及时转以培元治本为主。

（二）基本方

补脾经 100 次

补肾经 200 次

顺时针方向摩腹 2 分钟

揉挤及丹田 100 次

振百会 1 分钟

摩囟门 1 分钟

捏脊 3~5 遍

方解:补脾经、补肾精配合揉脐及揉丹田补益先天、后天,摩腹健脾助运;百会升提阳气配合摩囟门健脑益智;捏脊通督调阳、调和脏腑。全文先后天同补、脏腑同调,补养气血、益肾充髓而促进患儿迅速生长发育。

（三）操作指南

1. 本方适用于各种胎怯。一日 1 次。本病患儿多为新生儿,故操作手法宜轻快,时间不宜长。

2. 揉脐及丹田为先天、后天同调,可同时操作。脐带未脱患儿丹田用揉法,脐以食、中二指置于肚脐两侧行轻柔振法。

3. 囟门操作手法宜轻,切不可加力按压。

4. 捏脊操作可配合推脊、揉脊进行操作。

（四）辨证施治

胎怯可根据五脏虚衰的侧重不同进行分型施治,推拿临床常在基本处方基础上按肾精薄弱和脾肾两虚型随症加减。

1. 肾精薄弱型

证候:体短形瘦,头大囟张,头发稀黄,耳壳软,哭声低微,肌肤不温,指甲软短,骨弱肢柔,或有先天性缺损畸形,指纹淡。

治法:益精充髓,温补肾元。

处方:基本方加揉肾顶 100 次,揉二马 100 次,推三关 100 次;揉膻中 50 次,振腹 1 分钟;按揉足三里、涌泉,每穴约半分钟,推涌泉 100 次。

方义:揉二马、涌泉补肾填精,推三关、揉膻中、振腹、揉肾顶补肾纳气。

2. 脾肾两虚型

证候:啼哭无力,多卧少动,皮肤干皱,肌肉瘠薄,四肢不温,吮乳乏力,呛乳溢乳,哕气多哕,腹胀腹泻,甚而水肿,指纹淡。

治法:健脾益肾、温运脾阳。

处方:基本方加揉板门 100 次,摩中脘 2 分钟,振腹 1 分钟;按揉脾俞、肾俞、大肠俞、膀胱俞、足三里,每穴约半分钟。

方义:揉板门、摩中脘、振腹、按揉足三里健脾益气助运,按揉脾俞、肾俞、大肠俞、膀胱俞调整脏腑,益气填精。

【注意事项】

1. 做好产前检查,密切观察胎儿生长情况。积极治疗严重妊娠反应,预防妊娠中毒症,纠正孕母贫血,劳逸结合,避免感染。胎儿期发现胎萎不长者,可由孕母服药补肾培元,促进胎儿宫内发育。

2. 胎怯儿阳气不足,应注意保暖,根据不同情况及条件采用各种保温措施。

3. 按体重、日龄计算热量,尽量母乳喂养,喂足奶量。吞咽功能差者需静脉补充营养液,也可采用胃管喂养。

4. 保持居室空气新鲜,一切用品均应消毒后使用,接触患儿应戴口罩、帽子。

5. 密切观察患儿临床表现,及时发现合并症并加以处理。

【现代研究】

近年的临床报道表明通过特定穴按摩、腹部按摩、捏脊、穴位组合按摩等对胎怯患儿喂养不耐受具有较好疗效;采取腹部 + 中脘穴按摩治疗腹胀早产儿疗效显著;对早产儿进行腹部穴位按摩联合耳穴压豆可促进胎便早期排出及后期规律排便,能辅助退黄和增加喂养耐受性;通过按揉足三里、补脾经、推中脘、摩腹能明显改善早产儿胃食管反流的临床症状,减轻反流程度;益肾健脾按摩法可促进早产儿生长发育,提高其神经行为改善生活质量、改善免疫功能;推拿治疗可通过增加心率变异性和改善迷走神经张力,降低应激源对早产儿的影响,进而促进早产男婴自主神经尤其是副交感神经分支的发育。

相关机制研究:胎怯肾脾两虚的本质与垂体 - 肾上腺轴、甲状腺等内分泌功能紊乱有关。胎怯患儿促肾上腺皮质激素分泌增多,皮质醇、生长激素、胃泌素分泌减少,胎怯患儿血清 T_3 值低下而 T_4 值偏高,小儿推拿有使以上激素水平趋于正常的作用。按揉足三里穴能增加免疫功能指标如 IgG、IgA、IgM、CD3[+]、CD4[+] 的水平,改善免疫功能。从肾脾两虚辨证治疗胎怯不仅显著促进了患儿生长发育,也说明补肾健脾对患儿生长发育和消化系统的内分泌激素水平具有调整作用。

小儿推拿常用方法:补脾经、补肾经、按揉足三里、推中脘、摩腹、捏脊。

（王德军）

第三节　肠　胀　气

【概述】

新生儿肠胀气是新生儿常见病症,指腹部胀满不适,叩之如鼓,触之无形为特征的一种病证,可伴有睡觉不踏实、突然哭闹、排气或排便后哭闹停止,常趴睡或只接受抱睡、不停觅食等症状。

肠胀气是新生儿临床常见的病症,可见于西医学多种疾病的过程中,如消化功能紊乱症、小肠吸收不良综合征、结肠炎、先天性巨结肠、肠套叠、肝胆疾病等,凡以肠胀气为主症,在病因治疗的基础上,均可参考本节论治。

一般功能性肠胀气预后良好,器质性病变过程所出现的肠胀气,全身症状严重,若不及时救治,则预后不良。小儿推拿治疗生理性肠胀气效果显著,病理性肠胀气应以治疗原发病为主。本节主要讨论生理性肠胀气的诊治。

【病因病机】

肠胀气的基本病机为气机阻滞,升降失司。肠胀气的病位主要在中焦,以脾胃为中心,涉及肝和大肠。肝主疏泄,调节气机,脾胃主运化水谷,升降气机,大肠主传导糟粕,三者共同参与人体气机的调畅。外感寒气生浊,浊气在上;热入于腹,与脏气相搏,气涩于内;食积中脘,损伤脾胃,阻塞气机;暴受惊恐,气机逆乱易致胀气;先天禀赋不足,脾虚不运,清阳不升,浊阴不降,最后均可影响肝、脾胃及大肠的正常生理功能,使气机阻滞中焦而发生胀气。

知识链接

生理性肠胀气

生理性肠胀气多见于早产儿,主要由于消化道发育不成熟,肠管平滑肌及腹壁肌肉薄弱,肠蠕动及屏障功能和消化功能差,食物耐受性差等因素有关。多数患儿虽发肠胀气,但一般情况良好,排气排便正常,吃奶好,体重增长正常,患儿吃奶后可见胀气明显。

随着小儿适应能力增强,消化系统逐渐发育成熟,肠道产气减少,排气能力增加排出,肠胀气逐渐减轻消失。

【临床诊断】

(一)诊断要点

1. 脘腹胀满,腹部外形胀大而触之无积聚、痞块,或虽自感胀满而腹部不大,腹诊无异常,可伴有腹痛、肠鸣、矢气、大便不调等胃肠道症状。

2. 有乳食不节、感受外邪、惊吓等病史。

3. 起病多缓慢,或轻或重,依据脾胃病变寒热虚实之不同,而有相应的证候和体征。

(二)鉴别诊断

1. 生理性肠胀气　新生儿以腹式呼吸为主,出生后咽入的气体迅速进入胃肠道,且消化道产气较多,肠腔经常处于充气状态,加之腹壁较薄,腹肌不发达,故在正常情况下腹部即呈轻度均匀的膨胀状态,在喂奶后尤为明显。如无其他症状和体征则不影响生长发育,称为生理性胀气。

2. 病理性肠胀气　病理性胀气主要为胃肠道内胀气、腹水、腹内肿瘤或囊肿、腹腔内器官增大及腹壁异常原因所致。

【治疗】

（一）治法

由于肠胀气的病理关键为脾虚气滞乳积,故治疗重在健脾行气导滞。实胀以行气导滞为主,但不可攻伐太过,中病即止,以免耗伤正气;虚胀以温补为主,在补益脾气的同时,也应兼顾理气导滞,不可补益过甚,以免滞邪。

（二）基本方

补脾经 100 次

清胃经 100 次

清肝经 100 次

清大肠 100 次

顺时针摩腹 1 分钟

按揉足三里 100 次

方解:补脾经、清胃经,调节脾胃升降气机,清肝经疏肝理气,调畅气机,配合清大肠可达通腑调肠之效。顺时针摩腹配合按揉足三里,近治、远治作用协同可消食导滞、健脾和胃。全方攻补兼施,脾、胃、肠同调,消积而兼补脾,通过调畅气机、健脾和胃而消胀气。

（三）操作指南

肠胀气治疗,应当找准治疗部位,轻重适宜,直达"皮下肉上之筋",方可取效。若治疗手法过轻就会经气不行,治疗手法过重则易致气血逆乱,阴阳相争,胀满加重。在临床上治疗肠胀气时,其病位正在于"皮下肉上之筋",因此,摩腹时应注意作用力的深浅。

（四）辨证论治

1. 湿热内蕴

证候:脘腹胀满,头昏身重,胸闷不饥,午后身热、汗出不解,口渴不欲饮,大便秽臭或黏腻,小便短少,舌体胖质红,苔厚腻或白或黄,指纹紫滞,脉濡数或滑数。

治法:清热利湿,行气导滞。

处方:基本方加清天河水、退六腑、合阴阳各 100 次。多清大肠。

方义:加清天河水以清热利湿,合阴阳、按揉三阴交、清大肠以清利胃肠湿热,退六腑以通腑泄热,并能加强清利胃肠积热。

2. 乳食所伤

证候:多见于伤乳后,以腹胀伴有嗳腐吞酸为特征。可伴有呕吐乳片,大便酸臭夹不消化乳块,夜卧不宁,哭闹不安,手足心热,舌质淡,苔白厚或白腻,指纹沉滞,脉沉滑。

治法:消食导滞,调和脾胃。

处方:基本方加揉板门 50 次,运内八卦 100 次,推下七节骨、揉龟尾各 50 次。

方义:揉板门、运内八卦消食导滞,推下七节骨、揉龟尾通便助消化。

3. 脾虚不运

证候:腹部胀满,不思乳食,食则腹胀,腹满喜按,或伴消瘦,面色萎黄,大便溏薄,唇舌淡白,苔白,指纹淡,脉沉弱。

治法:益气健脾,佐以消导。

处方:基本方加捏脊 10 遍,推三关 50 次,揉脾俞 100 次,振腹 1 分钟。

方义:捏脊、推三关、揉脾俞益气健脾,振腹健脾和胃消食导滞。

笔记栏

4. 脏腑积寒

证候:腹胀脘闷,腹满时减,复如故,得热则舒,精神困倦,怯寒懒动,面白肢冷,小便清长,舌淡苔白,指纹淡,脉沉迟。

治法:温中散寒,行气消胀。

处方:基本方加补肾经 100 次,揉丹田 50 次,擦命门透热为度,推三关 100 次,揉外劳宫 100 次,揉脾俞、胃俞各 100 次。

方义:补肾经、揉丹田、擦命门、推三关、揉外劳宫温中散寒,揉脾俞、胃俞行气消胀。

【注意事项】

1. 推拿治疗生理性肠胀气具有较好的临床疗效。准确中医辨证是保证疗效的关键。

2. 临床上注意鉴别生理性和病理性肠胀气。对肠胀气患儿的诊断需要仔细询问病史,结合腹部 B 超及其他的影像结果,注意观察患儿的全身情况,有无面色苍白或发绀,呼吸困难,烦躁或嗜睡,心率加快或减慢,以便及早发现器质性肠胀气患儿并转诊治疗。

3. 注意腹部保暖,正确冲调奶粉,不可过凉或过热,母乳喂养注意婴儿吸吮姿势,规律喂养,家长可配合给患儿做排气操并适当补充益生菌。

【现代研究】

近年的临床报道表明小儿推拿治疗新生儿生理性肠胀气能改变消化道中存在于食糜和黏液内气泡的表面张力,并使之分解,释放出的气体可被肠壁吸收或通过肠蠕动而排出,进而改善肠胀气。同时可减轻或消除病肠胀气引起的其他兼证及不良后果,且疗效优。而小儿推拿联合枯草杆菌肠球菌在早期干预新生儿肠胀气中,亦能有效减轻新生儿肠胀气症状,改善饮食、大便、睡眠,疗效确切。相较于传统西医综合治疗,小儿推拿辅助治疗新生儿病理性肠胀气也可进一步提高临床疗效。

相关机制研究:用推拿手法刺激足三里、中脘穴、大肠俞能有效改善胃肠动力不足的现象,进而促进胃肠的蠕动和胃肠内容物的排空。推拿手法作用于腹部可直接刺激肠道,促进血液的循环,恢复胃、大小肠的协调性,可使肠道内容物发生形变和位移,从而反射性地调节胃肠自主神经功能,兴奋肠道副交感神经,同时可刺激结肠慢波及平滑肌动作电位的产生,从而加速胃肠蠕动,通过不断刺激胃肠道,使得副交感神经兴奋,反射性引起内括约肌舒张而排气、排便。

捏脊疗法的主要操作部位在背部和脊柱两旁,通过手法对脊背进行良性的刺激,使背部神经调节系统发挥其调护作用,增强胃肠蠕动乏力者胃肠的蠕动力量,改善胃肠的血液循环,恢复肠道的自主蠕动功能,进行自主排便,从而改善患者肠胀气症状。

小儿推拿常用方法:补脾经、清胃经、清大肠、推中脘、揉天枢、捏脊、揉足三里、摩腹。

●(王德军)

第四节 泪道堵塞(新生儿泪囊炎)

【概述】

泪道堵塞是眼科常见病、多发病,是一种常发生在泪点、泪小管、泪囊与鼻泪管交界处以及鼻泪管下口,以溢泪为主要症状的疾病,属于中医"漏睛"范畴。

新生儿泪道堵塞在临床中比较常见,大部分都是因为鼻泪管鼻侧末端上覆盖的 Hasner

瓣引起鼻泪管膜闭所致,患儿可单眼发病,也可以双眼发病,泪囊如果继发感染,则会溢出黏液性脓性分泌物,进而有可能引发泪囊炎等并发症。

目前临床认为解除泪道梗阻是治疗婴幼儿泪道受阻的关键。若治疗不及时、不彻底,有潜伏眼内、外感染的危险。其治疗原则是控制泪囊炎症,恢复或建立泪道泪囊至鼻腔引流通道。

【病因病机】

1. 先天性和发育因素 先天性 Hasner 瓣阻塞最常见,还有先天性泪道闭锁(包括骨畸形导致骨性鼻泪管闭锁)、先天性泪小点缺如、鼻中隔偏曲等。另有报道异位牙引起泪道堵塞的病例等。

2. 炎症 眼睛局部的炎症如沙眼、急性或慢性结膜炎、睑缘炎、急性或慢性泪囊炎、睑腺炎、眼睑疱疹等。邻近组织的炎症,如肥厚性鼻炎等。

3. 产伤 泪小管裂伤最常见。

4. 异物 沙尘、脱落的睫毛等。

5. 医源性损伤 过频或不当的泪道冲洗、探通。严重药物过敏反应,如疫苗接种后反应等。

📖 **知识链接**

新生儿泪道堵塞

新生儿泪道堵塞多为先天泪道发育障碍所致。胎儿时,鼻泪管下端有一薄膜(Hasner 瓣),出生前该膜破裂消失,如出生后此膜仍然存在,使鼻泪管膜闭,导致泪液潴留,出现溢泪,易发生细菌感染,引起泪囊炎;或由于鼻泪管畸形,使泪道阻塞,多在出生后数日或数周发现患儿泪溢,逐渐变成脓性分泌物,挤压泪囊区时,有黏液或脓性分泌物自泪小点流出。本病以保守治疗为主,推拿泪囊区是首选方法,常用抗生素滴眼液滴眼及泪道冲洗,无效者行泪道探通术。

【临床诊断】

(一) 诊断要点

溢泪是泪道阻塞的主要症状,可有不适感及外观缺陷,还可引起慢性刺激性结膜炎、面颊部位及下睑的湿疹性皮炎。因不断拭泪,可导致下睑外翻,使原有的溢泪症状加重。婴儿溢泪的主要原因为鼻泪管下端发育不全,或留有膜状物阻塞。单眼或双眼均可发病。如继发泪囊感染,可见黏液脓性分泌物,形成新生儿泪囊炎。

(二) 鉴别诊断

1. 急性结膜炎 急性发病、眼红、分泌物多,可见眼结膜滤泡及乳头,慢性流泪症状少见。

2. 淋菌性结膜炎 潜伏期短,多为母婴传播,大量脓性分泌物,俗称"脓漏眼"。

3. 泪囊黏液囊肿 位于目内眦角下,呈暗蓝色,无压痛性隆起。

4. 睑内翻、倒睫、角膜异物、结膜异物、先天性青光眼均可导致流泪。

【治疗】

(一) 治法

疏通堵塞的泪囊、鼻泪管是的基本治法。

（二）推拿处方

1. 振按目内眦　一手卡于小儿头颅,固定面部,另一手小指指腹置于目内眦振按,每振按 2~3 秒,放开,再振按,操作 10 次左右。

2. 推按泪囊区　继则按于泪囊区域,上、下推按(并无滑动)5 次左右。

3. 擦鼻泪管　手指涂少许润滑介质,沿鼻旁上下擦数次。

（三）操作指南

1. 推拿时小儿多有哭闹,哭闹有利于泪道通畅。推拿时应注意固定面颊,小儿太小不能合作,操作时常偏移头部,如固定不好易发生意外。

2. 推拿力度虽重,但可通过增大指腹面积减小压强,多用小指指腹而非小指端。

3. 推拿时,特别是向上(泪小点)振按与推按多有脓液溢出,此为正常现象,推拿后可用生理盐水冲洗。如经 1~3 次(每天 1 次)推拿不能缓解,可转眼科处置。

【注意事项】

1. 推拿治疗新生儿泪道堵塞具有较好的临床疗效。熟知泪囊、鼻泪管解剖位置是保证疗效的关键。

2. 注意临床上鉴别结膜炎、睑内翻等常见眼科疾病。注意观察患儿的眼部情况及全身情况,如有明显感染症状需配合眼部抗生素治疗。

3. 注意患儿眼部清洁、卫生,可每日用消毒纱布蘸温水或温生理盐水对患儿眼部尤其是泪点进行清洁。

4. 若推拿治疗无效,可行泪道冲洗,6 个月后可考虑泪道探通术。

【现代研究】

近年的临床报道表明部分新生儿泪道堵塞 4 周内泪囊可自行开通,临床治疗月龄 4 个月以下的患儿可优先采用泪囊局部推拿及滴眼液治疗,具有比较好的疗效。新生儿皮肤组织未发育完全,鼻泪管膜性阻塞物厚度不足,如经保守治疗无效,可采用泪道加压冲洗治疗。加压冲洗治疗期间需控制压力,减少冲洗次数。对于出生时间较长的患儿,经保守治疗及泪道加压冲洗治疗无效,可采用泪道探通术治疗。

目前临床上常用眼药为左氧氟沙星滴眼液、妥布霉素滴眼液、氯霉素滴眼液、利福平滴眼液、红霉素眼膏等,但因抗菌谱受限制,以及部分药物在儿科的全身用药中为慎用或禁用,故滴眼液用于婴幼儿的安全性及疗效缺乏临床科学依据。

相较于传统西医综合治疗,小儿推拿治疗新生儿泪道堵塞安全、有效、无痛苦。

相关机制研究:推拿可以增加泪囊内的静水压,进而通过压力传导使得鼻泪道中膜性的阻塞物破裂,促使鼻泪管下端开放,解除阻塞;可以排出泪囊中的滞留的泪液,减少泪液以改变细菌培养环境;可使泪囊中形成相对负压,让药物通过虹吸作用进入泪囊;推拿可有效改善患儿分泌物增多、溢泪等症状,同时可排出泪囊及泪道内的脓性分泌物,避免泪道探通术后脓性分泌物再次阻塞泪道。

小儿推拿常用方法:泪囊、鼻泪管局部加压推拿。

（王德军）

复习思考题

1. 新生儿胎黄的辨证分型及其表现特征有哪些?

2. 简述小儿推拿治疗肠胀气基本方及其方解。

第七章

肺 系 疾 病

掌握小儿常见肺系疾病(感冒、发热、小儿暑热症、咳嗽、哮喘、肺炎喘嗽)的病因病机、诊断、基本方以及辨证加减与推拿治疗方法,为临床治疗肺系疾病奠定理论基础。

第一节　感　　冒

【概述】

"感"是感受,"冒"是触冒。是指因感受外邪而致的以鼻塞、流涕、喷嚏、咳嗽、恶寒发热、头身疼痛为特征的外感病证。"感冒"一词最早见于《仁斋直指方》。轻者称"伤风",可不药而愈;普通感冒症状明显,病程 1 周左右,不传染;时行感冒,疫疠所致,病情重,传染,常流行。感冒可发生于任何年龄和季节,但春季最多。当季节变换和气候异常时,感冒患儿陡增。

小儿感冒易引发高热、惊厥、休克甚至死亡,因此要早防早治。小儿推拿防治感冒疗效确切,无副作用,应大力推广。

💻 知识链接

急性上呼吸道感染

本病西医学称为急性上呼吸道感染(AURI),是指由各种病原体引起的上呼吸道急性感染,主要侵犯鼻部、咽部和鼻咽部。它是儿童常见的呼吸系统疾病,90% 以上由病毒引起,常见病毒主要包括呼吸道合胞病毒、鼻病毒、柯萨奇病毒、流感病毒、腺病毒、副流感病毒等。其本身属自限性疾病,一般预后良好,但可继发细菌感染,导致化脓性扁桃体炎、中耳炎、淋巴结炎等并发症,使病情迁延或加重。细菌感染继续向下侵袭,又可导致气管炎、肺炎等下呼吸道炎症。

【病因病机】

感受外邪,正邪相争是小儿感冒的基本病机。

感冒具有风、侵、表、争四大特点。"风"指感冒总以风邪为主。风为百病之长,风性向上。

风兼寒为风寒,风合热为风热。"侵"指邪气总是外来,为由表入里趋势。"表"指病变部位尚在肌表、肺卫。"争"指正气奋起抗邪。

小儿感冒因肺失清肃,津液凝聚成痰,壅结咽喉,阻于气道,可引发或加剧咳嗽,即感冒夹痰。小儿脾常不足,感受外邪,脾运减弱,可致乳食停积,出现脘腹胀满、不思乳食等,即感冒夹滞。小儿神气怯弱,感邪后化热生风,出现惊厥,即感冒夹惊。

【临床诊断】

1. 以发热恶寒、鼻塞、流涕、喷嚏、苔薄、脉浮等为特征。

2. 四时均有,多见于冬春,气候骤变时发病增多。

【治疗】

(一) 治法

感冒总属外感,治宜祛风解表。还应考虑风与他邪相合形成风寒、风热、暑湿、风燥等情况,分别辅以散寒、清热、除湿、润燥等治法。

还应考虑夹痰、夹滞、夹惊等小儿感冒特点,佐以化痰、消积和定惊手法。

(二) 基本方

头面四大手法(开天门、推坎宫、揉太阳各 1 分钟,掐揉耳背高骨 10 遍)

黄蜂出洞法(依次掐心经、内劳宫各 9 次。捣小天心 30~40 秒。掐总筋 3 次后分推手阴阳,并就势按阳池与阴池,为 1 遍,操作 3~5 遍)

清肺经(2~3 分钟)

推上三关(3 分钟)

掐揉二扇门(1 分钟)

拿风池与肩井(各 1 分钟)

方解:头面四大手法既调和阴阳,又祛邪解表,掐揉耳后高骨可镇静安神,防止惊风与抽搐。清肺经清肃肺,加固藩篱。推上三关和二扇门专一发汗。拿风池祛风解表,风去正安。拿肩井为升散代表。黄蜂出洞法刺激心包经,利于发汗。全方宣散力强,发汗解肌,适合于各种感冒。

(三) 操作指南

1. 感冒总为外邪,定当发汗。考明清小儿推拿著作均取心经、劳宫、上三关和二扇门。如《小儿推拿方脉活婴秘旨全书》言:"一掐心经二劳宫,推推三关汗即通,如若不来加二扇,黄蜂入洞助其功。"该套路可作为常规防治感冒所用。

2. 手法从重从快。古人多用掐法。二扇门更需重掐。

3. 感冒偏于肺系症状,如咳嗽、鼻塞、流涕、流泪等,多用头面四大手法,且操作时间长。偏于卫表症状如恶寒发热无汗、头痛、身痛等,多拿风池与肩井。

4. 黄蜂出洞法有分推手阴阳。如恶寒发热力量相当,分阴阳用力平均,如恶寒重发热轻则分阳(桡侧)重阴(尺侧)轻,如恶寒轻发热重则分阴重阳轻。

5. 推拿过程中小儿哭闹有利于发汗,应合理运用,并适当饮用温开水。

(四) 辨证论治

1. 风寒感冒

证候:恶寒发热无汗,头身痛,清涕,喷嚏,苔薄白,脉浮紧,指纹红。

治法:发表解肌,温经散寒。

处方:基本方重点拿风池、拿肩井。加揉外劳宫、掐揉一窝风、拿列缺各 1 分钟,黄蜂入洞法(以食、中指置于鼻孔处揉)30秒。

方义:加揉外劳宫温中有升,利于祛除寒邪。掐揉一窝风温中有通,长于疏通经络而逐风寒。黄蜂入洞法性热,能祛风寒。

2. 风热感冒

证候:发热重,恶风,有汗,浊涕,咽红肿,口干喜饮,舌质红,苔薄黄,脉浮数,指纹深红。

治法:解表清热。

处方:基本方重点操作头面四大手法、清肺经。加双凤展翅(详见复式手法)3~5遍,揉内劳宫、清天河水各1~2分钟,下推天柱骨令局部潮红。

方义:双凤展翅能疏通经络,疏散风热。揉内劳宫、清天河水均为清法代表,可清热、凉血、利尿。下推天柱骨能清热降逆。

3. 燥邪感冒

证候:鼻、口、咽和皮肤干燥,口渴,咽痛,目痒,干咳少痰,舌红,苔薄黄而干,脉细,指纹浮。

治法:解表润燥。

处方:基本方重点操作头面四大手法、清肺经。加清天河水、掐揉二人上马各1~3分钟,抹咽喉1分钟。

方义:清天河水清而润之,清热不伤阴分。掐揉二人上马滋阴润燥清热。抹咽喉利咽润燥止咳。

4. 暑湿感冒

证候:恶寒发热,肢体困重,头重如裹,舌苔白腻,脉濡,指纹滞。多见于夏天或空调环境。

治法:清解暑湿,疏通经络。

处方:基本方重点拿肩井、拿风池,加拿五经10遍,扫散头部1分钟。

方义:拿五经可疏通经络,发散暑湿。扫散头部疏通经络,祛风醒脑。

5. 兼证治疗

(1) 夹痰:加揉掌小横纹1~2分钟,运板门1~2分钟。

(2) 夹滞:加掐揉四横纹10遍,捏挤板门10次,振中脘1分钟,捏脊3~20遍。

(3) 夹惊:重点操作黄蜂出洞。加掐端正、老龙各10次,天门入虎口1分钟。

【注意事项】

1. 治感冒用汗法。汗为心液,血汗同源,故汗可发而不宜多发。应掌握推拿刺激强度,还应适当饮水,以滋汗源。

2. 出汗是现象,乃由内达外趋势。该趋势切中感冒风、侵、表、争四大病机,故能防治感冒。其他取汗方法,如热饮、加被、近温、蒸浴等与之同功。

3. 空调的广泛运用使室内外温差增大,空调综合征明显增多,也表现为鼻塞、头昏、喷嚏、乏力,以及关节酸痛等外感症状。治疗感冒时应充分考虑出入环境因素,避免环境因素影响。

4. 时行感冒流行期间应避免外出,并保持室内空气新鲜。

【现代研究】

单纯推拿治疗小儿感冒的临床报道表明小儿推拿治疗感冒疗效确切,无论是风寒感冒、风热感冒、风燥感冒,还是夹痰、夹滞、夹惊,均能取得较好的效果,小儿推拿可以快速降低患者体温,使异常血象尽快得到改善,使患儿快速恢复正常,总有效率达到90%以上。同时,在治疗过

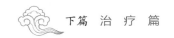

程中,当代医家也演变出了很多具有特色的治疗小儿感冒的推拿手法,如分经论治推拿、腹部五法配合双清法、六步推拿法、推拿点穴等,研究结果均显示疗效确切,且无不良反应。

联合运用推拿治疗小儿感冒的临床报道表明推拿手法配合西药治疗感冒总有效率为95% 左右;小儿豉翘清热颗粒配合推拿治疗小儿风热感冒夹滞结果显示较高的总有效率,且能有效缩短伴随症状消退时间;小儿推拿结合葛根汤泡浴治疗儿童流行性感冒风热犯肺型,能够加快症状缓解,缩短病程;中药药浴联合小儿推拿治疗风热感冒发热,发现治疗组总有效率高于对照组,治疗组治疗后退热起效时间、体温恢复正常时间明显优于对照组。以上均表明联合运用推拿治疗小儿感冒临床疗效确切,具有较高的临床应用及推广价值。

小儿推拿的常用方法:头面四法、黄蜂入洞、清肺经、揉外劳宫。

附:小儿反复感冒

【概述】

反复感冒指小儿每年感冒 8 次以上,或半年内感冒多于 6 次。

西医"反复上呼吸道感染"与本病类似。据北京市 2007 年"反复上呼吸道感染"专项调查,本病患病率为 13.8%~18.6%,约 10% 转成肺炎。

"小儿推拿防治儿童反复感冒"为国家中医药管理局重点课题。

【病因病机】

卫外不固是小儿反复感冒的基本病机。

感冒因为邪气入侵。同样条件下,并非人人感冒。正气存内,邪不可干;邪之所凑,其气必虚。反复感冒的根本原因在于肺卫不固,小儿适应力与抗病力低下。

知识链接

现代医学之小儿反复感冒的原因

1. 缺乏锻炼,不耐寒温。

2. 缺乏营养,体质较差。

3. 空气质量差,环境恶劣。

4. 口腔与咽喉疾病,特别是扁桃体炎、慢性鼻炎、鼻窦炎、龋齿等。

5. 季节交替,室内外温差太大。

6. 流行期间接触传染源。

【临床诊断】

1. 平时可无异常表现,或偶有鼻塞,咽喉不利,少气懒言,易汗出等;舌脉可正常,或舌淡,脉细无力。

2. 一旦气候变化、迁徙,或出入空调环境等即可引发感冒。

3. 每年感冒次数≥8 次,或半年感冒次数≥6 次。

【治疗】

(一) 治法

扶助正气,实卫固表,增强患儿适应能力和抗病能力。

平时以扶正为主,感冒时以祛邪为主。

（二）基本方

头面四大手法（共 3~10 分钟）

擦头颈之交（一手扶儿前额,一手小鱼际横置于风池、风府,快速来回擦动,边擦边移动直至擦遍整个头颈之交,以透热为度）

推上三关（3~5 分钟）

分推手阴阳（两手同时从总筋向两侧分推,每分钟推 3~5 次,按阳池、阴池 1 次,操作 1 分钟）

双点内外劳宫（一手拇指与食指或中指相对,拿持住外劳宫和内劳宫,同时点揉,操作 1 分钟）

抱肚法（从上至下历经上、中、下三焦依次挤按,操作 3~5 遍）

方解:头面四大手法调和阴阳气血,分推手阴阳和双点内外劳宫调阴阳,适寒温,提升小儿适应能力。头颈之交为风邪常犯之处,擦之令热,能温、能升,能防止风邪侵入而预防感冒。推上三关为温补要穴,具有实卫固表之功。抱肚法增强肺活量,宣肺肃肺,排痰排浊。全方寒热不偏,扶正祛邪,以扶正为主。通过增强和改善小儿体质预防感冒。

（三）操作指南

1. 头面四大手法宜长时间操作,甚至达到 10 分钟。特别是每次感冒以鼻塞、流涕、喷嚏为主的小儿,更应以之为重点。

2. 总筋两旁,桡侧为阳池,尺侧为阴池。同时从中央向两边分推名"分阴阳"。但古代分阳阳有分阳重阴轻和阴重阳轻之别。轻重的区别主要在次数和力度。如体质偏热,宜分阴重,即向尺侧分推次数多、力度重,甚至只分尺侧。反之,体质偏寒,宜分阳重,甚至只分阳。

3. 内劳宫属水,外劳宫属火。操作要领同分阴阳,即体质偏热,内劳宫操作重、外劳宫操作轻;体质偏寒,外劳宫操作重,内劳宫操作轻。同时操作水火互济,寒温适宜。

4. 抱肚法从上焦胸廓起抱至小腹。上焦挤压肺,增进肺活量;中焦挤压胃脘,排胃中浊气;下焦通便泻浊。该法能全面改善小儿体质,应重点操作。

（四）辨证论治

1. 体质偏热

证候:面红身热,多汗,好动,喜饮,便干,慢性扁桃体炎,舌红,脉大,指纹红,易患风热感冒。

治法:养阴清解。

处方:基本方重点操作头面四大手法、点揉内劳宫和分阴重阳轻。加清天河水、推天柱骨各 1~3 分钟。

方义:清天河水生津清热,解肌透邪。推天柱骨清热降逆防感冒。

2. 体质偏寒

证候:面白身凉,少汗或无汗,少气懒言,时鼻塞、清涕,舌红,脉缓,指纹红,易患风寒感冒。

治法:温里散寒。

处方:基本方重点擦头颈之交、推上三关、分阳重阴轻和点揉外劳宫。加黄蜂入洞 30 秒,掐揉二扇门 1 分钟。

方义:加黄蜂入洞通鼻窍,散风寒。掐揉二扇门温通发汗,透邪散寒。

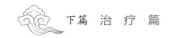

3. 体质偏气虚

证候:喜静恶动,少气懒言,语声无力,畏寒,舌淡,脉细,指纹淡。

治法:益气升散。

处方:基本方重点操作抱肚法。加补肺经 3~5 分钟,拿肩井 3 分钟。

方义:补肺经益肺气,实卫表,防感冒。拿肩井通行一身之气血,益气升散。

【注意事项】

1. 可每天推 1~2 次,每次推拿时间控制在 20~40 分钟之间。

2. 根据天人合一和阴阳特征,预防感冒推拿宜在早上进行。

3. 针对反复感冒的主要原因,做好针对性的防治。

(王莉莉)

第二节　发　　热

【概述】

正常小儿腋温在 36.1~37℃之间波动。口温较腋温高 0.2~0.4℃,肛温较腋温高 0.5~0.9℃。发热指体温超过正常标准。

发热很常见。小儿为纯阳之体,更易发热。

中医发热独立成病。《黄帝内经》提出了"诸热瞀瘈,皆属于火"以及"热者寒之""壮水之主以制阳光"等思想,并有《热病论》和《评热病论》篇。

西医的多种炎症、传染性疾病常常以发热为主诉。流行病学调查显示,发热年龄集中在 0~9 岁,引起发热的前三位疾病依次为上呼吸道感染、急性扁桃体炎和急性支气管炎。

小儿发热为急症,常伴惊风、抽搐,甚至危及生命。

【病因病机】

阳盛则热是发热的基本病机。阳代表热、火和功能亢进。既然发热,肯定存在局部或全身阳气闭郁或偏盛。各种外邪,如风、寒、暑、湿、燥等侵入人体,均闭郁阳气,正邪相争而发热。素体阳亢,阳盛阴衰,水不制火而发热;积滞日久,沤而发热;气虚下陷,郁而发热;阳虚不化水,寒水凝滞不流,化腐生热。

【临床诊断】

(一)诊断要点

1. 体温超过正常标准。腋温 37.1~38℃为低热,38.1~39℃为中热,39.1~40℃为高热,>40℃为超高热。

2. 小儿体温波动幅度比成人大。如体温偶在 37℃以上,未超 37.5℃,且无其他不适,不作病论。

(二)鉴别诊断

1. 麻疹　持续发热,热度多在 39℃左右,退热药效果不佳,发热 3 天左右始出疹子,疹子先发于阳、后发于阴(其顺序为额头、颈部、上肢、胸背、腹、手足心),疹子如粟米累累,颜色红活鲜明。皮疹出齐后热始退。口腔颊部可见麻疹黏膜斑,疹退后无色素沉着。

2. 风疹　体温多在 39℃以下,持续 1~2 天后出疹,疹子细小、鲜红、皮肤瘙痒,出疹后 1~2 天退热。

3. 川崎病　持续 5 天以上高热,手掌和足底潮红,皮肤多形红斑样皮疹,无疱疹及结痂,双眼充血明显,口唇红而干裂,草莓样舌,口咽部潮红,颈部淋巴结肿大。

4. 急性扁桃体炎　初期见高热,甚至超过 40℃,咽部疼痛,吞咽困难,扁桃体红肿或有黄白色脓点。

5. 手足口病　急性起病,发热,口腔痛,厌食,口腔黏膜散在疱疹或溃疡,手、足、臀部、臂部、腿部出现斑丘疹,后转为疱疹,疱疹周围可有炎性红晕,疱内液体较少。

6. 肺痨　长期不规则低热,体温多在 38℃ 以下,以潮热盗汗为特征,解热镇痛药无效,抗结核治疗效佳。多伴有咳嗽、咯血、身体消瘦等症状。

7. 肺炎喘嗽　持续高热,或超高热,早产儿、重度营养不良儿可不发热。伴有咳嗽、气促,严重时出现鼻煽、烦躁、颜面青紫、惊厥等症状。

【治疗】

（一）治法

1. "热者寒之"。发热为主诉时,当运用清法。清热泻火以治其标。

2. "火郁发之","体若燔炭,汗出而散"。热随汗而解。

3. "壮水之主以制阳光",保水为治疗发热的重要环节,"留得一份津液才有一份生机"。

（二）基本方

清肺平肝（1~3 分钟）

水底捞明月（详见复式手法操作,以凉水为介质操作 1 分钟）

打马过天河（2~3 分钟）

推天柱骨（先以手掌轻拍天柱骨 20 余次,继则下推至局部潮红）

推拿取痧（详见手法章）

推上三关与下六腑（根据病情确定比例）

推箕门（先以手掌从下至上轻拍令局部潮红,继则从下至上推 2 分钟）

方解:清肺既宣散,又清肺热,透热达表,平肝清热除烦定惊;二法同施,于外感内伤之热均宜。打马过天河、水底捞明月为清法代表,扬汤止沸,清热效宏。天柱骨能清能降,扼制火势。上三关发散火热,下六腑釜底抽薪。箕门清热又滋阴。全方体现清热泻火、发散火郁和固护阴液的治法,适用于各种发热。取痧非常法,备之以防不测。

（三）操作指南

1. 手法从重从快,取痧一定见痧。

2. 以凉水或白酒为介质。

3. 天河水与箕门一在上肢,一在下肢,穴区长,面积大。以掌逐一拍之,能令局部潮红,退烧有效。如热度不高改用推法。

4. 上三关属性温热,但发散力强。明清时期在小儿发热时普遍运用。上三关与下六腑配合,其温热之性得到制约,专一发散。如小儿无汗以上三关为主,下六腑次之,上三关 6 或 8 数,下六腑 4 或 2 数。反之热度高,大便秘结则以下六腑为主,上三关次之。

5. 古人水底捞明月和打马过天河有边推边吹冷气记载。推（手）至、气至和神至三者合一。其法推行较轻,移动缓慢。可结合患儿的当诊情况调节手法的轻重快慢。

（四）辨证论治

1. 外感发热

证候:恶寒发热,咽喉不利,鼻塞流涕、喷嚏,舌苔薄,脉浮,指纹浮。

📝笔记栏

治法:祛风解表,透达邪热。

处方:基本方重点推上三关。加掐揉二扇门、掐揉小天心、拿列缺各1~3分钟。

方义:掐揉二扇门开宣腠理,发汗解表。掐揉小天心疏通心肺,发汗解表。拿列缺开宣肺气,疏风散寒。

2. 食积发热

证候:俗称"饮食烧"。以热度不高,体温一般在38℃以下,脘腹灼热、胀满,不思饮食,口臭,烦躁不安,或恶心呕吐,泻下臭秽如败卵,苔腻,脉滑,指纹紫滞。

治法:消食导滞,清热化积。

处方:基本方重点清天柱骨。加清胃经3分钟,捏挤板门10次,掐揉四横纹10遍,捏脊6遍。

方义:清胃经消导积滞,通腑泄热。捏挤板门、掐揉四横纹消食化积,行气和胃。捏脊扶正祛邪,升散化积。

3. 气虚发热

证候:发热绵绵,恶风自汗,神怯气短,反复感冒,面色萎黄或苍白,舌淡,苔白,脉无力,指纹淡。

治法:益气清热。

处方:基本方重点推上三关。加补脾经、揉肺俞、拿肩井各1~3分钟。

方义:补脾经能补土生金,益气升提。揉肺俞能补肺气,强卫表,调营卫。拿肩井能升提气机,发散郁闭之气而退热。

4. 阴虚发热

证候:长期低热不退,夜间为甚,或午后潮热,手足心热,盗汗自汗,烦躁,夜啼,口干舌燥,舌红少津,脉细数无力。

治法:养阴清热。

处方:基本方重点推箕门,操作水底捞明月。加摩涌泉、补肾经、揉二人上马、点揉三阴交各1~2分钟。

方义:摩涌泉滋阴清热,引热下行。补肾经、揉二马共奏滋补肾阴、清退虚热之功。点揉三阴交能养阴存津。

5. 五脏积热

证候:阳明经热见大热、大汗、大渴、脉洪大。阳明腑实证见日晡热盛,兼痞、满、燥、实。心火见口舌生疮,烦躁不安,夜啼不止。肺热见右颊赤红,咳嗽,鼻衄,鼻孔赤烂。肝胆热盛见双耳流脓,左颊赤,目赤肿痛。

治法:清泄脏腑热。

处方:运用基本方。

阳明经证加清胃经、清大肠经各3分钟,掐合谷、点曲池各10~20次。

阳明腑实证加点膊阳池20~30次,推下七节骨令热,荡腹、挪腹、揉腹各3分钟。

心火盛加清心经、清小肠各1~3分钟。

肺热盛加开璇玑3~5遍。

肝热盛加分推腹阴阳1分钟,掐十宣1~3遍,扫散少阳经1分钟。

方义:清胃经、清大肠、掐合谷、点曲池均为阳明经取穴,重刺激,可退阳明经热。点膊阳池、推下七节骨通腹通便,引热下行;荡腹、挪腹、揉腹泻下积热。清心经、清小肠能退热下行,清心除烦。开璇玑能宣肺泄热。分推腹阴阳可调理气机,分利气血;掐十宣能泻火镇惊,透热外出;扫散少阳经可借其少阳升散之性,透邪散热。

【注意事项】

1. 推拿过程中小儿哭闹有利于发汗与退热,应合理运用,但不宜太过。

2. 治疗发热当运用清法、汗法和养阴法。其中,清法、汗法为推拿之所长,但补益水分非推拿强项。虽然小儿推拿有涌泉、三阴交、二人上马等穴位,但不如直接输液和口服补液快速。临床可多饮水果汁。

3. 积极寻找原发性疾病,有针对性地治疗。

4. 体温过高,伴发惊风抽搐,应综合防治,切勿延误病情。

【现代研究】

单纯推拿治疗小儿发热的临床报道表明小儿推拿在小儿发热治疗中的临床应用效果显著,能缩短体温恢复正常时间,提高治疗有效率;于治疗后 5 分钟、治疗后 4 小时与治疗前 5 分钟相比,体温下降、治疗后的主要症状、体征分级量化评分与治疗前相比评分下降具有显著性差异,说明推拿手法治疗小儿外感发热降温效果迅速,持续降温效应好;小儿推拿可以降低 TNF-a、IL-6、IL-8 的表达水平而发挥治疗作用。推拿治疗小儿发热特色手法繁多,如特定穴推拿、岭南特色推拿、三字经流派、湘西小儿推拿、海派儿科推拿等,从侧面也反映推拿治疗小儿发热疗效确切。

联合运用推拿治疗小儿发热的临床报道表明康复推拿手法联合注射用穿琥宁治疗有利于改善发热患儿的治疗效果,缩短发热病程;推拿配合点刺放血治疗小儿外感发热的临床有效率较高,患儿退热起效时间、完全退热时间均表明临床效果显著;退热贴联合小儿推拿治疗小儿发热,在治疗 6h、12h、24h、48h 时体温下降明显,在常规抗感染治疗的基础上配合推拿手法治疗小儿发热能快速有效退热,预防小儿热性惊厥发生,提高患儿家属满意率;中药熏洗推拿结合西医常规疗法治疗小儿肺炎发热效果显著,患儿治疗后 1h、2h、4h、6h、8h、12h、48h 后体温下降明显、症状(发热、痰壅、咳嗽和气喘)消失时间、WBC 计数、IL-6、C 反应蛋白(CRP)水平均明显低于治疗前。

小儿推拿的常用方法:清天河水、掐揉二扇门、推天柱骨、拿肩井。

附:小儿暑热症

【概述】

暑热症是由于暑气熏蒸而致的以长期发热、汗闭、口渴、多尿为特征,且体温随气温变化的一种特殊季节性疾病。以盛夏多见,秋凉后自行消退。

发热时体温多在 38~40℃之间,可为稽留热、弛张热或不规则热。热势与气候存在明显关系,即气温越高体温越高。发热持续时间多为 1~2 个月。

该病发病原因至今未明,有明显的地域性,在我国中部和南方多见。西医认为可能与小儿体温调节中枢和汗腺发育不完善或功能缺失有关。中医属"暑温"范畴。

该病可不治而愈,一般不留后遗症。主要危害为持续高热引起各种并发症。

【病因病机】

冒受暑邪,热毒内蕴为小儿暑热症的基本病机。

暑热症发病与体质和暑热有关。体质方面,该病多见于早产,发育差、营养差和病后体虚小儿。由于先天禀赋不足,或后天失调,胎毒存留,使其不耐盛夏暑热。冒受暑气后,热毒

笔记栏

内蕴故发热,口渴多饮;暑伤元气,气虚下陷则尿多而清长;津液大量丧失,无以散布体表,无以散热,则少汗或汗闭,且热不解。

【诊断】

1. 多见于2~5岁体弱儿童。入夏后长期发热,伴口渴、多饮、多尿,无汗或少汗。在低温或阴凉环境,常能缓解。

2. 盛夏季节发病,南方多发。

3. 体格及实验室检查无明显异常。

【治疗】

(一)治法

清解暑热,益气养阴为小儿暑热症的基本治法。小儿暑热症在特殊季节发病,且热度较高,首当清解暑热。小儿暑热症与体质虚弱有关,故益气养阴为治本之策。

(二)基本方

补脾经、肾经(各3~5分钟)

掐揉二扇门(揉3掐1,1~2分钟)

推上三关(1~3分钟)

打马过天河(至局部潮红)

水底捞明月(1分钟)

捏挤大椎(至局部潮红)

推箕门(令局部潮红)

方解:补脾经补益脾气,助运化,生气血,强后天之本;补肾经滋养肾阴,温助肾气,强先天之本。两穴配合体现益气养阴治法。掐揉二扇门开宣腠理,利于汗出,推上三关为温为升,益气托邪外出。两穴配合发散暑邪,切中无汗之病理特征。打马过天河、水底捞明月、捏挤大椎和推箕门为清法代表,能清热泻火,于暑热最宜。全方温清并用,以清为主。温以益气,托毒发散;清则泄热以存阴。

(三)操作指南

1. 热度较高时重在清法与汗法,相关操作参看发热篇。热度不高时,重点补脾经,补肾经。宜轻手法,长时间旋推。宜以凉水或白酒为介质。

2. 二扇门古人多用于发汗,其为汗法代表,长于祛邪。但古人又记载能"发脏腑汗",说明该穴能提升阳气。发汗与益气切中小儿暑热症体质差和冒受暑邪病机,应重点运用。

3. 大椎清透力强,捏挤法常能出痧。捏挤后,可用凉水横擦之。

(四)辨证论治

1. 暑伤肺胃

证候:高热持续,午后热甚,气温愈高,发热亦高,口渴引饮,皮肤干燥灼热,无汗,小便频数清凉,烦躁不安,唇裂干燥,舌质红,苔薄黄,脉滑数,指纹红绛。

治法:清热解暑,养阴生津。

处方:基本方重点操作打马过天河、水底捞明月、捏挤大椎。加冰敷囟门(持续至体温下降),凉水推擦桥弓至局部潮红,取痧法。

方义:冰敷囟门为传统物理降温法。凉水推擦桥弓加强降温作用。

2. 上盛下虚

证候:早热暮凉,口渴多饮,精神萎靡或虚烦不安,面色苍白,下肢冷,小便清长,或尿频无度,舌淡苔黄,脉细数无力,指纹红。

治法:益气养阴退热。

处方:基本方重点补脾经、补肾经、推上三关。加清肺平肝 1~3 分钟,清天柱骨,潮红为度,捏脊 3~20 遍,擦浴肺经上肢循行部位令热。

方义:清肺平肝可清热宣肺解表。清天柱骨退热解表,引热下行。捏脊调整脏腑,平衡阴阳,调和气血。擦浴肺经上肢循行部位乃循经物理降温。

【注意事项】

1. 小儿推拿治疗暑热症有一定疗效。但因暑热症热度过高,发热时间长,故需密切关注病情变化。

2. 在保证津液的前提下,推拿发表解肌对小儿暑热症的治疗较为关键。保证津液可多饮水,可输液,发表可运用取痧法或其他对皮肤的重刺激手法。取痧务使局部红赤见痧,透达力强。

●(王莉莉)

第三节 咳 嗽

【概述】

咳嗽为人类呼吸道发出特殊声音,同时伴随气流与飞沫从气道喷涌而出的一种现象。咳嗽为人类自洁呼吸道,清除异物或分泌物的保护性反射动作。中医对咳嗽认识由来已久。

咳嗽四季均有,冬春多发。小儿各年龄段均可发生。

咳嗽可见于多种疾病过程中,如感冒、发热、咽炎、鼻炎等,但只有以咳嗽为主诉时,中医才称为咳嗽病。

西医上呼吸道感染、气管炎、支气管炎、肺炎、肺纤维化等可参考本病。

【病因病机】

肺失清肃为咳嗽的基本病机。

肺为娇脏,不耐寒温。各种外邪侵袭使肺失清肃。各种内伤病因,如脏腑火热(肺火、肝火、肾火、中焦湿热等)、痰浊、水饮、气滞等一旦干肺也使肺失清肃。肺气虚,难于自洁,失清肃。肺肾阴虚,肺失所养,肺络受损,亦失清肃。中医有"咳嗽不止于肺,亦不离乎肺"之说。

咳嗽是现象,排异是本质,异者,"痰"也。中医认为咳嗽多有痰,而小儿不会吐痰,必然通过咳嗽以排痰。

> 📖 **知识链接**

咳 嗽

小儿咳嗽是一种常见的防御性反射运动,可以阻止异物吸入,防止支气管分泌物的积聚,最终清除分泌物,避免呼吸道继发感染。正常情况下咳嗽是一种机体对外界刺激的应激反应。但在病理情况下,任何致病因素引起机体呼吸道急、慢性的炎症反应均可引起咳嗽出现。根据疾病的病程可分类为以下 3 种:急性咳嗽、亚急性咳嗽和慢性咳嗽。其中急性咳嗽指机体咳嗽症状的病程小于 2 周,常由上呼吸道或者下呼吸道感染引起,严重的情况下可引发哮喘,因此在发现咳嗽后应及时对症治疗,防止病情发展或迁延不愈,进而导致亚急性咳嗽、慢性咳嗽等不良预后结果,造成患儿免疫力低下,影响到患儿的正常生长发育。

【临床诊断】

(一)诊断要点

1. 以咳嗽为主要症状,多继发于感冒发热之后,常因气候变化诱发。

2. 肺部听诊呼吸音粗糙,可闻及干、湿啰音。X 线片示支气管或肺纹理紊乱或增粗。

(二)鉴别诊断

1. 顿咳 由时行疠气所致,病程长。初咳期 7~10 天,似感冒。先发热 2~3 天,热退始咳,咳嗽逐渐密集、加重,以夜咳为主。痉咳期 2~4 周或更长,典型的百日咳征即阵发性、痉挛性、剧烈咳嗽,咳后伴鸡鸣样吸气声;兼面目浮肿,目睛出血,舌系带溃疡。恢复期 2~3 周,痉咳减轻乃至消失,以干咳无痰或痰少质黏、咳声嘶哑为主症。

2. 肺炎喘嗽 以发热、咳嗽、气急、鼻煽、痰涎上壅,甚则张口抬肩为特征,严重者可见口唇指甲发绀。

3. 肺痨 具有传染性的慢性虚损疾患。以阴虚燥热为特征,临床表现为咳嗽、咳血、潮热、盗汗及身体消瘦等。

【治疗】

(一)治法

清肃肺金为咳嗽的基本治法。外感咳嗽辅以疏风解表、宣肺祛邪。内伤咳嗽实证应针对痰、气、火热等不同状态,辅以化痰、理气、清降等治法。内伤虚证应针对气虚或阴虚辅以益气、养阴治法。

痰既是咳嗽的病理产物,又是引起或加重咳嗽的重要原因。判断痰的性质,化痰、排痰是咳嗽治疗过程中不能忽视的问题。

(二)基本方

清肺平肝(同时操作 3~5 分钟)

肺俞操作(分别按揉、叩击、振、横擦或平推,共 3~5 分钟,令局部透热)

降肺法(一手扶患儿后枕部,使其头略前倾。一手掌根节律性击打患儿背部,并就势向下推进,1~2 分钟)

肃肺(抱儿侧向坐于大腿,双掌一前一后夹持患儿前胸后背,从上至下依次推抹、搓揉、叩击并挤压,以上为 1 遍。操作 3~5 遍)

按缺盆(两拇指或食指置于两缺盆,同时下按至患儿最大忍受度,停留数秒,放松,再按,反复操作 30 秒)

咳穴催咳并抱肚(取坐位,以拇指或中指横向置于天突穴上 1 寸,用力下按并横拨催患儿咳嗽;然后迅速以双掌抱患儿胸部挤压 3~5 次)

方解:清肺经清肃肺脏,化痰顺气祛邪。清肝经平息肝旺,两穴同用治各种咳嗽有效。肺俞位于肺区,专一治肺,亦令肺金清肃。降肺法与肃肺法振动胸廓,化痰散结。缺盆镇静化痰止咳。咳穴催咳,抱肚法挤压胸廓。全方通过降逆、化痰、顺气、镇静和催咳催吐之法使肺金清肃而咳止。

（三）操作指南

1. 肺在上焦，肝在下焦。肺降肝升为升降常态。咳嗽为肺气上逆，自当清降肺金。但因肝气之升，最易木火刑金，使肺气难降。故民间推拿大多清肺经与清肝经同用，冠之为"清肺平肝"。宜久推多推。

2. 清肃肺经，在手有肺经、肝经，在体有肺俞，肺俞专一治肺，其操作不在于手法种类，也不在于时间长短。获取疗效的关键在于给肺俞足够刺激。临床以局部潮红和发热为度，如不热，甚至可用海盐蘸水，横擦之。

3. 降肺与肃肺法为在胸廓局部操作，通过振拍、叩击与推抹直接作用于肺系。拍击时力度较重，以胸廓振动为佳。由于肺系为人体自身固定结构，而痰与分泌物为病理性附着之物，本身具有流动性。通过振拍使痰脱离附着部位而随咳嗽排出。

4. 早在《黄帝内经》时代，缺盆就用来清热、豁痰，以指按之具有化痰、镇静之功，对于咳嗽连声，喉痒即咳等症状具有明显缓解作用。操作时要求逐渐加力至患儿最大忍受度。孩子太小可能哭闹，但亦应坚持运用。

5. 抱肚实则抱胸。咳穴催咳与抱肚法应按顺序操作，即先催咳，再抱肚。该法刺激强度大，多于操作之末，且非常规方法。临床可根据咳嗽伴呕吐、喉间痰鸣和体位变动咳嗽加重（尤其是早晨起床时）等判断为有痰，然后运用本法。催吐不一定非吐不可，小儿不会吐痰，刺激之痰常常被其吞咽掉。只要患儿产生深部咳嗽，有吞咽反射即可。吞咽入胃，肺亦清肃。本法不宜在哺乳之后操作。

（四）辨证论治

1. 外感咳嗽

（1）风寒咳嗽

证候：咽痒声重，鼻塞流涕，恶寒发热无汗，舌苔薄白，脉浮紧，指纹浮红。

治法：祛风散寒，宣肺止咳。

处方：基本方重点清肺平肝、肃肺法。加揉外劳宫 1 分钟，拿列缺 30~40 秒，拿风池与颈夹脊 1~2 分钟。

方义：揉外劳宫温中散寒。拿列缺散寒解表，化痰止咳。拿风池与颈夹脊能祛风散寒。

（2）风热咳嗽

证候：咽喉疼痛，口渴，浊涕，发热，微汗出，舌质红，脉浮数，指纹紫。

治法：疏散风热，宣肺止咳。

处方：基本方重点清肺平肝、按揉肺俞的操作。加清天河水 3~5 分钟，清天柱骨令局部潮红，拿肩井 1~3 分钟。

方义：清天河水性凉清热，透邪外出。清天柱骨清热降逆止咳。拿肩井发表解肌。

2. 内伤咳嗽

（1）痰湿咳嗽

证候：咳声重浊，喉间痰鸣，纳呆，苔白腻，脉濡，指纹滞。

治法：燥湿化痰。

处方：基本方重点按缺盆、操作催咳催吐与抱肚法。加掐揉板门 10 次，纹路推法（掐四横纹 5 遍，掐小横纹 5 遍，揉掌小横纹 2~3 分钟），开璇玑 3~5 遍，揉膻中并乳旁、乳根 1~2 分钟。

方义：掐揉板门健脾燥湿化痰。纹路推法清热化痰。开璇玑开宣肺气，降气豁痰。揉膻中并乳旁、乳根开胸顺气,化痰散结。

（2）痰热咳嗽

证候:发热后咳嗽,咳声深沉,痰黄质稠,面红,唇红,口渴,烦躁不宁,尿少色黄,舌红,苔黄腻,脉滑数,指纹绛。

治法:清肺化痰。

处方:痰湿咳嗽方加推天柱骨令局部发热,推桥弓 5~10 次。

方义:清天柱骨清热降逆止咳。推桥弓清热降逆,镇静止咳。

（3）阴虚咳嗽

证候:咳嗽日久,干咳无痰,喉痒声嘶,面颊红赤,潮热、盗汗,咽干口渴,舌红少苔,脉细数,指纹深红。

治法:滋阴润肺。

处方:基本方重点操作降肺法、肃肺法。加补肾经、揉二人上马、轻揉天突穴各 1~3 分钟。

方义:补肾经取金水相生之意。揉二人上马滋阴清热。轻揉天突穴生津止咳。

（4）气虚咳嗽

证候:咳嗽日久,咳声无力,气短懒言,语声低微,面白,畏寒,动则汗出,舌质淡,脉细,指纹淡。

治法:补益肺气,敛肺止咳。

处方:基本方重点操作抱肚法,于肺俞操作。加补脾经、补肺经各 3~5 分钟,捏脊 3~6 遍,拿喉结 10~20 次。

方义:补脾经补土生金。补肺经直补肺脏。捏脊培补元气,增强体质。拿喉结敛肺气,止咳嗽。

【注意事项】

1. 小儿推拿治疗咳嗽有疗效,但治疗需要时间。外感咳嗽可推 3~5 天,内伤咳嗽推拿时间相对较长。小儿感冒发热当时可能并无咳嗽,但热退或感冒症状消失后却常常遗留咳嗽,故在治疗感冒发热时应有预见性,事先告之家长。

2. 不要见咳止咳,咳嗽为保护性反应,小儿不会吐痰,但痰却肯定存在,只有痰尽,咳嗽才能止。有时推拿后咳嗽加重,不必惊慌,应密切关注是排异过程还是病情加重。

3. 预防感冒有重要意义。经常感冒或感冒日久,易使肺失宣降,气机闭塞,引发咳嗽。提高免疫力、预防感冒对预防咳嗽有重要意义。

4. 小儿鼻炎、扁桃体肿大、腺样体肥大等疾病也常常以咳嗽为主要症状。临床要注意鉴别,治病求本。

【现代研究】

近年的临床报道表明推拿治疗小儿咳嗽疗效确切,相关研究将推拿分别与穴位敷贴、拔罐、刮痧、耳穴贴压、中药浴足等中医特色疗法联合应用,可以显著提高临床有效率,改善患儿临床咳嗽症状,缩短疾病病程,且降低复发率,安全性高。推拿配合中药治疗小儿咳嗽亦能取得较好的效果,可降低咳嗽症状积分和血清 IgE 水平,提高莱塞斯特咳嗽问卷(LCQ)评分及患儿红外线测试下督脉表皮温度。亦有当代医家用自拟麻葶地芦汤配合推拿治疗小儿咳嗽,其有效率高达 95%。

相关机制研究:通过平肝养肺止咳汤结合推拿治疗可明显降低 IgE 含量、嗜酸性粒细胞比例,推拿联合桑菊饮及诱导排痰可以降低咳嗽患儿痰液标本炎性细胞比例和痰液上清液 LI-7 及 LI-6 水平,表明推拿可以通过下调炎性因子改善患儿咳嗽症状。有研究将小儿推拿和麻杏石甘汤联合应用,发现可有效减轻患儿临床症状,并改善肺热型咳嗽患儿肺功能(FEV₁/FVC% 值)及降低外周血嗜酸性粒细胞计数。相关研究将小五味子汤、布地奈德联合推拿治疗,可显著升高血清 CD4⁺、CD3⁺、CD4⁺/CD8⁺、IgG、IgE、IgM 水平,降低 CD8⁺ 及痰上清液 TNF-α、IL-4 和 IL-8 水平,且未见肝肾功能损伤等明显不良反应,推拿可以提高患儿免疫功能,降低气道炎症反应,以缩短治疗时间,提高临床疗效。

小儿推拿常用方法:清肝平肺、按揉天突、开璇玑、揉膻中并乳根乳旁。

—— (王莉莉)

第四节　哮　喘

【概述】

哮喘是以反复发作、喘促气急、喉间哮鸣、呼气延长为特征。资料显示 80% 的哮喘在 5 岁前首发,50% 在 3 岁左右发病。引发哮喘的原因有天气变化,饮食不慎,接触皮毛、花粉、油漆、海鲜等。新生儿受环境影响较易出现呼吸困难。

"哮喘"名词首见于宋代王执中《针灸资生经》,元代朱丹溪立哮喘专篇,认为其"专主于痰",提出用吐法治疗本病。且对于久喘者,确立了"未发宜扶正气为主,已发以攻邪为主"的治疗原则。《幼科发挥》说:"或有喘疾,遭寒冷而发,发则连绵不已,发过如常,有时复发,此为宿疾,不可除也。"明确提出本病有反复发作、难以根治的临床特点。此外,哮与喘在概念上亦有所不同,明代虞抟《医学正传·哮喘》提出"哮以声响名,喘以气息言"。哮必兼喘,故通称哮喘。

本病多见于西医的支气管哮喘。根据表现分为急性发作期、慢性持续期和缓解期。急性发作期症状重,病情急,非小儿推拿之所长。慢性期和缓解期小儿推拿干预效果较佳。

📖 知识链接

支气管哮喘

支气管哮喘是由多种细胞(如嗜酸性粒细胞、肥大细胞、T 淋巴细胞等)和细胞组分参与的气道慢性炎症性疾病,这种慢性炎症与气道高反应性相关,通常出现广泛而多变的可逆性气流受限,导致反复发作的喘息、气促、胸闷和/或咳嗽等症状,多在夜间和/或清晨发作、加剧,多数患者可自行缓解或经治疗缓解。西医学认为,本病主要由 I 型变态反应所致,患者机体对入侵的变应原可产生过强的 Th2 细胞应答,分泌 IL-4,促进高滴度特异性 IgE 的产生,后者具有嗜同种细胞性能,与存在于肥大细胞、嗜碱性粒细胞上高亲和受体和嗜酸性粒细胞、B 细胞、巨噬细胞、NK 细胞表面的低亲和力受体相结合。当再次暴露于同种抗原时,抗原与细胞表面特异性 IgE 交联可引起炎性递质组胺、白三烯等释放的链式反应,从而导致支气管平滑肌痉挛,引起气道狭窄,通气功能下降,血管通透性增高,炎症细胞浸润。

【病因病机】

哮喘发病因素有内因与外因,内因为体质特征、正虚痰伏;外因包括多种诱发因素。内因责之于肺、脾、肾三脏功能不足,以致痰饮留伏,此为哮喘之夙根;外因可因气候骤变,寒温失调,感受外邪,接触异物、异味以及饮食不节,过食生冷咸酸,活动过度,情绪激动等。内因是哮喘发病的基础,外因是哮喘发作的条件。哮喘的发病机制在于外因诱发,引动伏痰,导致肺失清肃,痰随气滞,气因痰阻,痰气相搏,阻塞气道,以致呼吸困难、气息喘促,喉间痰吼哮鸣,发为哮喘。

总之,哮喘的发生都是外因作用于内因的结果,正虚痰伏、邪阻肺络是其主要病机。

【诊断】

1. 突然发病,发作前多有喷嚏、咳嗽等先兆,呼吸困难,喘促不已,喉间哮鸣音,缓解则如常人。

2. 肺部听诊闻及哮鸣音,呼气延长,X线片见两肺透亮度增加,呈过度充气状态。

3. 多可有气候变化、受凉、受热或接触某些过敏物质史,可有婴儿期湿疹史或家族哮喘史。

【治疗】

(一) 治法

哮喘应坚持长期、规范、个体化的治疗原则。既发以攻邪气为急,未发以扶正气为本。发作期以除邪祛痰治肺为主,分清寒热虚实辨证施治,寒者温之,热者清之,痰邪化之,表邪宜散,气逆宜降。缓解期以扶正补虚固本为主,根据肺、脾、肾三脏不足和气血阴阳虚损不同,分别予以补肺健脾、健脾温肾、补肾养肺,调整脏腑功能,补其虚损,去除生痰之因。

(二) 基本方

方1

清肺平肝(同时操作 3~5 分钟)

掐揉二扇门与拿列缺(各 1 分钟)

清降法(下推天柱骨令热;推桥弓左右各 5~8 次)

肺俞操作(两拇指指腹分别置于两肺俞穴,先沿肩胛骨内侧从上至下推 20~30 次,点 10 余次,后以小鱼际横擦令热)

按缺盆(两手虎口卡于肩井,两食指按于缺盆,逐渐加力至患儿最大忍受度,停留 3~5 秒,放开,再按,反复操作 1 分钟)

揉膻中及乳旁、乳根(两手交替从上至下轻推膻中数十次;拇指或中指点揉膻中 1 分钟;两手食、中二指分别置于同侧乳旁与乳根穴同时揉 1~2 分钟)

定喘穴(大椎旁开 0.5 寸,以双拇指按揉 1~2 分钟)

捶背法(双掌握拳,以拳眼轻叩背部 1 分钟)

方解:清肺平肝,促肺气下降。掐揉二扇门和拿列缺发散力强,祛风发表,针对外邪。下推天柱骨和推桥弓能清能降,切中实喘病机。肺俞专一治肺,既宣肺,又肃肺;缺盆化痰降逆,缓急平喘;膻中及乳旁、乳根宽胸散结,顺气化痰;定喘穴为经外奇穴,有特殊降气平喘之功。捶背法振胸动膈,化痰顺气。全方切中哮喘急性发作期外邪、气壅和痰饮三者相合病机。重在分解,能缓解哮喘症状。

方2

补肾经、补脾经、补肺经(各 3~5 分钟)

开璇玑（由分推胸八道、下推中脘、摩腹或挪腹、下推关元组成,3~5 遍）

脊背操作（于脊柱正中和两侧膀胱经行㨰、揉、点按、振、擦等法,5 分钟）

温运丹田（点关元或气海 1 分钟;运小腹 1 分钟;揉 3 振 1 操作 2 分钟;手掌搓热置于小腹,吸气上抬,呼气下压 3 分钟;横擦小腹令热）

涌泉操作（分别行摩、揉、捣、搓、擦等法,透热为度）

方解:补肾经直补肾脏,纳气平喘。补脾经后天养先天,补肺经金水相生。开璇玑从上至下历经三焦,引气下行。温运丹田与脊背操作,一前一后,温助元阳,可敛纳阳气,引火归原,平息哮喘。涌泉搓擦令热,导气下行,收敛虚浮之火。全方温补力强,能增强小儿体质,减少哮喘发作,甚至彻底治愈之。

（三）操作指南

1. 虽然方 1 以祛邪、利气为主,长于分解,多用于急性发作。方 2 攻补兼施,以补为主,寓泻于补,用于慢性持续期或缓解期。但临床不宜截然分开。作为保健可早晨操作方 1,晚上操作方 2。

2. 膻中与乳旁、乳根为化痰要穴。可分别操作,如按膻中、叩膻中、揉乳旁或乳根。单穴操作时力度稍重,多辅以振法,形成振按法、振叩法和振揉法,加强其深透性。也可以同时操作,其法为右手中指置于膻中,食指与无名指分别置于两乳旁或乳根穴,一手三穴,缓缓揉之。亦可两手食指与中指分开,分别置于同侧乳旁与乳根,两手四指同时揉四穴。

3. 大椎旁开为定喘穴,第 1~2 胸椎旁开为创新穴(见湘西小儿推拿流派),第 3 胸椎旁开为肺俞穴。三穴在小儿相隔很近,很难截然分开。三穴功效相同,均能化痰、肃肺、止咳、平喘。操作时,以小鱼际横置于大椎处横擦之,边擦边向下移动,使整个局部潮红。亦可让小儿俯卧于医者双腿,以前臂横置于该部位缓缓揉动或横擦之。

4. 开璇玑之首为分推胸八道,又称分胸阴阳。可用双手拇指逐一分推,也可用双手食、中、无名和小指同时分推。无论拇指逐一推还是四指同时推,均要求推在肋间隙,才有疗效保证。第三步摩腹或挪腹,一般情况用顺时针摩腹,大便秘结多用挪腹。

5. 温运丹田为小儿推拿特色,主纳气平喘,并能改善和增强小儿体质。丹田有脐下 1.5寸、2.5 寸和 3 寸之说。但从古人命名"丹田"来看,"田"字应指整个小腹而不是某一个点。丹田操作具有时间长、手法轻、透热为度和配合呼吸之特点。每次操作均以小腹透热为佳。必要时配合茴香油、丁香酒等介质。

（四）辨证论治

1. 发作期

(1) 寒性哮喘

证候:口吐清稀泡沫,鼻流清涕,形寒肢冷,唇绀,舌淡,苔白,脉迟,指纹色青。

治法:温肺散寒,化痰定喘。

处方:方 1 为主,加揉外劳宫、推上三关各 1~2 分钟,捣小天心 1 分钟。

方义:揉外劳宫、推上三关温中散寒,疏风解表。捣小天心镇静安神,定喘止咳。

(2) 热性哮喘

证候:声高息涌,身热,面赤,口干,咽红,尿黄便秘,舌红,苔黄腻,脉滑数,指纹紫滞。

治法:清肺化痰,止咳平喘。

处方:方 1 为主,加清天柱骨令局部透热,清肺平肝 3 分钟。

方义:清天柱骨降逆顺气,化痰清热。清肺平肝能宣散邪气,降肺气而平喘。

笔记栏

2. 缓解期

（1）阳气不足

证候：形体虚浮，气短懒言，时有痰鸣，动则汗出、喘喝，反复感冒，面色白，形寒肢冷，舌淡，苔薄白，脉细无力，指纹淡。

治法：温阳化饮固表。

处方：方 2 为主，配合方 1。加头面四大手法 3~5 分钟，点足三里 1~3 分钟，推擦肺经（以毛巾或手指蘸凉水，顺肺经走行方向拍与推擦）令局部潮红。

方义：头面四大手法能调节阴阳，增强小儿适应环境变化的能力。点足三里健脾益气。推擦肺经能温补肺经，升阳固表。

（2）肺肾阴虚

证候：形体消瘦，面颊红，时时干咳，潮热，盗汗，气喘，五心烦热，小便短少，大便秘结，舌红少苔，脉细数，指纹深红。

治法：养阴清热，补益肺肾。

处方：方 2 为主，配合方 1。加揉二人上马、取天河水、推下七节骨各 1~3 分钟，拿血海 10~20 次。

方义：揉二人上马滋阴清热。取天河水清虚热。推下七节骨通便泄热。拿血海通经活血清热。

【注意事项】

1. 前胸和后背为肺所居，经常搓、抹、振、叩之，有化痰、顺气、平喘之功，常用于哮喘的预防和保健。

2. 过敏原随时存在，任何地方都有，故祛邪仅为权宜之计，增强体质，化痰逐饮方为上策。要高度重视缓解期调治。

3. 注重综合防治，包括饮食清淡，身体锻炼，预防感冒，忌食或避免接触过敏物质等。

【现代研究】

近年的临床报道表明推拿结合孟鲁司特钠治疗小儿咳嗽变异性哮喘 3 个月后，哮喘发作间隔时间延长，哮喘发作频率明显降低，最大呼吸量与小儿哮喘控制测评分值明显增加，且生活质量评分显著提升，不良反应发生率降低；推拿联合自拟补肺定喘汤治疗哮喘慢性持续期患儿，治疗后喘息、咳嗽、咳痰、胸闷、哮鸣音积分均显著降低，哮喘发作次数均明显减少，儿童哮喘控制测试问卷（C-ACT）评分、肺功能指标均显著改善，儿科哮喘生命质量调查问卷（PAQLQ）评分中的症状维度、活动维度及情感维度及总分均明显升高；推拿疗法联合刺络治疗小儿支气管哮喘，可以提高患儿的免疫功能水平、肺功能水平及中医证候积分，降低哮喘发作和呼吸道感染次数。

相关机制研究：常规雾化联合推拿疗法能够有效治疗小儿支气管慢性持续期哮喘，提高临床有效率，降低患儿体内炎症因子 IL-17、IL-33、IL-6 的水平，表明推拿在治疗哮喘症状的同时可改善患儿免疫功能；推拿配合和解益气汤治疗小儿支气管哮喘可以降低外周血 $CD4^+$、$CD4^+/CD8^+$、白三烯水平，提高第一秒用力呼气容积占预计值百分比（$FEV_1\%$）与最高呼气流速占预计值百分比（PEF%），表明推拿可以纠正 T 淋巴细胞亚群紊乱，降低患儿体内白三烯水平，改善肺功能与临床症状，有利于支气管哮喘长期控制。另有相关研究显示，小儿推拿可有效改善干扰素 -γ/白细胞介素 5（INF-γ/IL-5）比例失衡，从而抑制嗜酸性粒细胞（EOS）从骨髓 - 外周血 - 气道通路募集，诱导 EOS 释放嗜酸性粒细胞阳离子蛋白（ECP），降低支气管肺泡灌洗（BALF）中前列腺素 D2（PGD2）、EOS 上停泊蛋白（DP）、Th2 细胞趋化因子受体同源分子（CRTH2）水平，抑制炎性介质介导哮喘气道炎症反应，改善小儿哮喘的临床症状。

小儿推拿常用方法：清肺平肝、按揉肺俞、分推肩胛骨、按揉定喘穴、补肾经。

（王莉莉）

第五节　肺 炎 喘 嗽

【概述】

肺炎喘嗽是小儿肺部疾患中常见的一种病证，以发热、咳嗽、气急鼻煽、唇口青紫、咯痰痰鸣为特征。肺炎喘嗽一词首见于清代谢玉琼的《麻科活人全书》，作者对麻疹病程中出现的气急鼻煽、喘促、胸高变证的命名。中医认为肺炎喘嗽之"炎"是指"肺热炽盛"之病机，与西医学的"炎症"之"炎"不同。

本病一年四季皆可发生，尤以冬、春二季为常见，3 岁以下婴幼儿更易发生，年龄愈小发病率愈高，且病情愈重。

本病多见于西医的小儿肺炎。

【病因病机】

诱发肺炎的原因很多，主要包括体弱、呼吸道感染、消化功能紊乱、维生素 A 缺少等，由于婴幼儿肺组织分化不全，弹力纤维不发达，肺间质分布于血管、淋巴管及淋巴间隙，因而肺脏食气量少而血量多，加之支气管的直径小，肺内分泌物不易排出，中枢神经系统发育尚不成熟，机体的调节功能低下，易发生肺炎。

中医认为，外因感受风邪，内因形气未充，抗邪能力差而发病。

📖 知识链接

小 儿 肺 炎

小儿肺炎是小儿时期常见的肺部感染病变，主要是由于细菌或病毒感染后引起，由于小儿机体组织器官尚未发育成熟，支气管管腔较小，肺组织弹性差，感染后可引起肺组织水肿，大量黏液易阻塞肺部，引起通气功能受限。国外相关研究指出，由于小儿肺炎的发病较急、病情发展迅猛，因此评估小儿肺炎患儿的疗效不仅需要保证较高的临床治疗有效率，而且还需要注重症状缓解的速度。

【诊断】

1. 有外感风邪的病史或传染病史。

2. 起病较急，轻者发热咳嗽，喉间痰多，重者呼吸急促，鼻翼煽动，严重者出现烦躁不安，面色苍白、青灰或唇甲发绀，四肢不温或厥冷，短期内肝脏增大；或持续壮热不已，神昏谵语，四肢抽搐。

3. 胸部 X 线检查　肺纹理增多、紊乱，可见小片状、斑片状阴影，或见不均匀的大片状阴影。

【治疗】

（一）治法

肺炎喘嗽的治疗以开肺化痰、止咳平喘为基本法则，根据病程的不同阶段与不同证候辨证施治。初期风邪袭肺应宣肺化痰；极期痰热闭肺治以清热涤痰，开肺定喘；兼气滞血瘀者，佐以活血化痰；恢复期气阴耗伤者，宜补气养阴。若出现变证，心阳虚衰者，治当温补心阳；邪陷厥阴者，应息风开窍。本病为小儿肺系疾病中之重病，治疗过程中注意病情变化；若出现严重变证，应注意中西医结合救治。

（二）基本方

方 1

掐揉二扇门与拿列缺（各 1 分钟）

清肺平肝（同时操作 3~5 分钟）

肺俞操作（两拇指指腹分别置于两肺俞穴，先沿肩胛骨内侧从上至下推 20~30 次，点 10 余次，后以小鱼际横擦令热）

降肺法（一手扶患儿后枕部，使其头略前倾。一手掌根节律性击打患儿背部，并就势向下推进，1~2 分钟）

按缺盆（两拇指或食指置于两缺盆，同时下按至患儿最大忍受度，停留数秒，放松，再按，反复操作 30 秒）

方解：掐揉二扇门和拿列缺发散力强，祛风发表，针对外邪。清肺经清肃肺脏，化痰顺气祛邪；清肝经平息肝旺，两穴同用治各种咳嗽有效。肺俞位于肺区，专一治肺，亦令肺金清肃。降肺法振动胸廓，化痰散结。缺盆镇静化痰止咳。

方 2

掐揉掌小横纹（1~2 分钟）

开璇玑（由分推胸八道、下推中脘、摩腹或挪腹、下推关元组成，3~5 遍）

肃肺与抱肚法（抱儿侧向坐于腿上，双掌一前一后夹持胸背，依次从上至下搓揉、推抹、振拍各 5~8 次。后抱胸 3~6 次）

捶背法（双掌握拳，以拳眼轻叩背部 1 分钟）

方解：掌小横纹为化痰要穴，开璇玑从上至下历经三焦，引气下行。肃肺、抱肚和捶背法振胸动膈，化痰顺气。

（三）操作指南

1. 方 1 以祛邪、利气为主，长于分解，多用于表证。方 2 以攻邪为主。临床应用时需要根据具体情况进行选择。

2. 掐揉二扇门宜重，拿列缺时对称卡于腕关节桡侧与尺侧之拇指与食指应随腕关节屈伸深入至关节深层强刺激。二法解表祛邪疗效佳。

3. 开璇玑之首为分推胸八道，又称分胸阴阳。可用双手拇指逐一分推，也可用双手食、中、无名和小指同时分推。无论拇指逐一推还是四指同时推，均要求推在肋间隙，才能保证疗效。第三步摩腹或挪腹，一般情况用顺时针摩腹，大便秘结多用挪腹。

（四）辨证论治

1. 风寒袭肺

证候：恶寒发热，无汗不渴，咳嗽气急，痰白而稀，舌质淡红，苔薄白或白腻，脉浮紧。

治法：散寒解表，宣通肺气。

处方:方1为主,加头面部四大手法3分钟,揉乳旁、乳根、一窝风各1~2分钟。

方义:头面四大手法调和阴阳,散寒解表。揉乳旁、乳根宽胸理气,止咳化痰。揉一窝风温中散寒,温通表里。

2. 风热犯肺

证候:发热恶风,微有汗出,口渴欲饮,咳嗽气促,痰稠色黄,咽红,舌尖红,苔薄黄,脉浮数。

治法:清热肃肺,化痰止咳。

处方:方1为主,加清天河水3分钟,推肺经2分钟。

方义:清天河水能清热透发解表。推肺经调理肺卫,疏风散邪,宣肺止咳。

3. 痰热壅肺

证候:壮热烦躁,面赤口渴,喉间痰鸣,痰稠色黄,气促喘憋,鼻翼煽动,口唇紫绀,舌质红,苔黄,脉滑数。

治法:清热化痰,肃肺止咳。

处方:方2为主,加清天河水、退六腑各3分钟,按弦走搓摩2分钟。

方义:清天河水能清热透邪。退六腑泄热通腑气。按弦走搓摩理气化痰,消积散结。

4. 阴虚肺热

证候:潮热盗汗,面色潮红,干咳无痰,舌红而干,舌苔光剥,脉象细数。

治法:滋阴降火,润肺止咳。

处方:方2为主,加揉二马3分钟,推三关1~2分钟,捏脊6遍。

方义:揉二马滋阴清热。推三关补益气血。捏脊调整脏腑,调和气血,平衡阴阳。

5. 肺脾气虚

证候:低热起伏,面色无华,易汗,咳嗽无力,喉中痰鸣,消瘦纳呆,大便溏薄,舌质偏淡,舌苔白,脉细无力。

治法:益气健脾,养肺止咳。

处方:方2为主,加揉肺俞、脾俞各3分钟,捏脊6遍,摩腹、揉中脘3~5分钟。

方义:揉肺俞、脾俞健脾养肺。捏脊调整脏腑,调和气血,平衡阴阳。摩腹健脾益气。揉中脘培土生金,健脾化痰。

【注意事项】

1. 保持治疗室环境舒适,空气流通,以及适宜的温度和湿度,尽量使患儿安静,并观察治疗效果。

2. 发热的患儿应监测体温,警惕发生高热惊厥。

3. 补充营养及水分。鼓励患儿进高热量、高蛋白、易消化饮食,并多饮水。

4. 密切观察病情,防止发生变证。

【现代研究】

近年的临床报道表明推拿联合穴位贴敷治疗小儿痰热壅肺型肺炎喘嗽病能有效改善患儿临床症状,提高各项指标复常速率,减少住院时间、气喘持续时间、痰壅消失时间以及咳嗽消失时间;当代衍生出了一些特色小儿推拿方法,如刘氏小儿推拿治疗小儿风热闭肺型肺炎喘嗽,其总有效率达到99.0%,临床疗效显著,疗程明显缩短,可以提高患儿的自身机体免疫力;单纯传统推拿相关研究亦表明推拿可以缩短肺炎喘嗽恢复期疗程及有效改善临床症状;相关研究已表明,推拿可以调整呼吸系统的功能,通过加强膈肌运动提高肺活量,增加有效

笔记栏

肺泡通气量,减少残气量,改善肺活动功能,消除气急、气短症状,是改善肺功能的有效方法,同时推拿治疗不受医疗设备限制,操作简单,效果较为显著。

相关机制研究:加味五虎汤配合推拿手法治疗痰热闭肺型小儿肺炎喘嗽可以降低患儿血清 IL-6、IL-8 和 TNF-α 水平,有效地提高了肺炎喘嗽患儿的临床疗效,改善机体炎症反应;将推拿与微波疗法联合应用治疗小儿肺脾气虚型肺炎喘嗽,在治疗 7 天后,可以明显降低肺炎喘嗽患儿中医证候评分及血清 TNF-α、IL-6 水平;结合相关研究表明,推拿可以提高和调整体液免疫和细胞免疫功能,有效促使免疫功能恢复正常状态,改善咳嗽、喘息症状,达到临床治愈的效果。

小儿推拿常用方法:掐揉掌小横纹、按弦走搓摩、掐揉二扇门、拿列缺。

(王莉莉)

扫一扫
测一测

复习思考题

1. 简述小儿推拿治疗咳嗽的基本方及其方解。
2. 试述发热的辨证分型及其表现特征。

◆◆◆ 第八章 ◆◆◆

脾 系 疾 病

学习目标

掌握小儿常见脾胃系疾病(厌食、呕吐、泄泻、便秘、疳积、腹痛、滞颐、脱肛)的病因病机、诊断、基本方、辨证加减、推拿治疗方法,为临床治疗脾胃系疾病奠定理论基础。

第一节 厌 食

【概述】

厌食指小儿较长时期不欲进食或厌恶进食。1~6岁小儿多见,病程较长,很难确定具体发病日期。由于厌食,营养摄入不足,常影响生长发育,也降低了防病能力,使之易患其他病证。

西医小儿消化不良、慢性胃炎、肠炎等以食欲不振为主诉者可参考本病。

推拿治疗小儿厌食源远流长,殷商时代按摩手法就用于脘腹疾病,春秋时期的导引图有引"积"与引"气逆胀满"两法,《黄帝内经》谓按摩"按积抑痹",晋代葛洪创立捏脊术和抄腹法,流传至今。

【病因病机】

厌食的基本病机有虚有实。虚为脾虚失运,无力运化。实为中焦积滞,胃肠缺少空间受纳食物。临床多虚实互见,以实为主。

虚证多因素体脾虚,或喂养不当,如乳食品种调配、变更失宜,或乱投饮食、补品,或过用寒凉,或因小儿神气怯弱,猝受惊恐,致脾气受损。

实证或为积食,或为宿粪,或为痰饮,或因肝气不畅,或胃肠气体太多,气压过高,均致胃肠空间相对或绝对减小,影响受纳而厌食。

【诊断】

(一)诊断要点

1. 长期不思进食,厌恶摄食,食量显著少于同龄正常儿童。

2. 可有嗳气、泛恶、口臭,大便不调等症状。但一般精神尚好,活动如常。

3. 排除其他引起厌食的疾病。

(二)鉴别诊断

与疳积鉴别。疳积病程更长,影响到发育,身高、体重多不达标,兼腹胀。疳积为慢性营

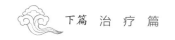
养不良综合征,厌食可为其主要症状之一。

【治疗】

（一）治法

虚证宜健脾助运,实证宜消积导滞。实证还应辨明积滞是有形还是无形,而分别辅以消食、通便、化痰、行气等方法。

（二）基本方

方1

补脾经（1~2分钟）

点揉足三里（1~2分钟）

捏脊（3~6遍）

方解:补脾经调脾胃,助运化,增进饮食,促气血化生;足三里健脾和胃,增益气血;捏脊为传统方法,单用即有增进饮食疗效,配合补脾经和揉足三里更能调补脾肾,化积导滞。全方攻补兼施,以补为主,是治疗各种虚证厌食的基本方。

方2

掐揉四横纹（先横向推四横纹1分钟;再纵向推每一横纹令热;继从食指纹路起依次至小指每指揉3掐1为1遍,共5遍）

运板门（揉3掐1约10遍,捏挤10次,来回推之令热）

运内八卦（1~2分钟）

清胃经、清大肠（各1~2分钟）

脘腹部操作（共10分钟,详见本书第五章第三节穴位"腹"的具体操作。加抱肚法3~5遍）

方解:推四横纹、运板门为消食化积经典穴位,板门又称"脾胃之门",能升清降浊,去胀除满。运内八卦宽胸理气,和胃降逆,配合四横纹和板门消导之力更强。清胃经直清胃中腐浊,清大肠清洁肠道。胃肠得清,腑气得降,诚治病求本。脘腹操作近治作用明显。全方以化积滞见长,适用于一切有形或无形积滞,能增进食欲。

（三）操作指南

1. 临床多虚实夹杂。故方1、方2大多根据具体虚实情况进行组合。实证以方2为主,虚证以方1为主。

2. 补脾经和清胃经相须为用,冠以"健脾和胃"术对。虚多实少以补脾经为主,如6或7数,清胃经为辅,如4或3数。反之实多虚少则以清胃经为主,补脾经为辅,推数比例亦然。

3. 胀满在脘,以宿食为主,重点清胃经,揉中脘。胀满在肠,宿便为主,重点清大肠,揉小腹。胃肠功能不调,两者配合用之。

4. 脘腹部直接操作能改变腹腔系统内能,增强局部压力,激荡内体器官,胃得激荡则排空,肠因激荡而蠕动,均利于进食。其中的荡法、挪法、抱肚法和抄肚法化积作用直观、迅速、有效。无论虚证、实证均宜重点操作。虚证手法宜轻,多用摩腹、揉腹、振腹。实证手法稍重,多用挪腹、荡腹、振腹等。

5. 推拿优势在于化积,实证易于显效,虚证有待时日。

（四）辨证加减

1. 食滞胃脘

证候:有伤食史,食量突然减少,兼嗳气泛恶,口臭,脘腹饱胀,或脘腹疼痛拒按,夜卧不安,大便臭如败卵,舌苔白腻,脉濡,指纹滞。

治法:化积消食。

处方:方2为主,方1为辅。加掐揉小横纹5~10遍,向下振中脘1分钟,点脾俞、胃俞各10次,揉天枢1分钟。

方义:加掐揉小横纹增强化积消痞之力;向下振中脘以化积滞;点脾俞、胃俞健脾胃,促运化;揉天枢加强清导之力,促排泄。

2. 脾胃气虚

证候:长期不思进食,形体消瘦,面色少华,神疲,便溏,或完谷不化,舌质淡,苔薄白,脉无力,指纹淡。

治法:补脾益气。

处方:方1为主,方2为辅。加揉脾俞、胃俞各1分钟,推上三关、揉外劳宫、揉关元各1分钟,摩、揉、振、按神阙共3分钟,推上七节骨令热。

方义:加揉脾俞、胃俞以健运脾胃;推上三关、外劳宫以益气补脾;揉关元培补元气;摩、揉、振、按神阙以益气培元;推上七节骨健脾止泻。

3. 胃阴不足

证候:口燥咽干,好动,多饮,皮肤干燥,大便干,小便短少,烦躁,夜卧不安,手足心热,舌红少苔,脉细数,指纹浮红。

治法:益胃滋阴。

处方:方1、方2并重。加揉内劳宫、清天河水、揉二马各1~2分钟,分手阴阳1分钟,推下七节骨令热,掐承浆与廉泉10次。

方义:揉内劳宫清虚热;清天河水清热泻火;揉二马滋补阴液;分推手阴阳调理阴阳平衡,清热;推下七节骨泄热通便;掐承浆与廉泉加强滋补阴液之力。

4. 肝气犯胃

证候:闷闷不乐,拒食,进食量随情志影响,恶心呕吐,腹胀、腹痛,苔薄,脉弦,指纹滞。

治法:疏肝和胃。

处方:方2为主,方1为辅,重点分推腹阴阳,揉腹与摩腹。加清肝经1~2分钟,搓摩胁肋5~10遍,下推膻中1~2分钟,横擦肝俞令热。

方义:清肝经可疏肝理气;搓摩胁肋加强调理气机之能;下推膻中理气顺气;横擦肝俞令热加强疏肝理气之力。

【注意事项】

1. 掌握正确的喂养方法。根据不同年龄给予营养丰富、易于消化、品种多样的食物。

2. 纠正不良饮食习惯。做到"乳贵有时,食贵有节",不偏食,不挑食,不强迫进食,饮食定时适量,少食肥甘,多食蔬菜瓜果及粗粮。遵照"胃以喜为补"的原则,先从小儿喜欢的食物着手诱导开胃,待其食欲增进后,再逐步按营养需要给予食物。

3. 培育小儿健康饮食习惯。

【现代研究】

近年的临床报道表明三字经流派用小儿推拿治疗小儿厌食临床效果显著,患儿食量明显恢复,其伴有症状倦怠乏力、口苦、口淡、口腻、自汗、腹胀、食欲不振、恶心呕吐、腰酸、小便发黄、口干等也有效缓解,家长满意度100%。应用小儿推拿结合董氏开胃散治疗后,厌食患儿中医证候积分降低,临床症状改善,联合治疗有效率达96.88%。推拿治疗小儿厌食症疗

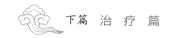

效优于中药及西药,且相对于西药可以明显缓解临床综合症状。

相关机制研究:小儿推拿疗法可以显著改善厌食患儿血红蛋白、血锌、尿 D- 木糖排泄率等指标。推拿联合穴位贴敷可以激活唾液淀粉酶活性、改善胃电图指标。推拿治疗通过手法按摩、揉按的特点,可以有效促进肠胃蠕动及消化,这对于改善患者食欲具有重要的作用,进而提高患儿营养水平。

小儿推拿常用方法:补脾经、清胃经、揉板门、捏脊。

(王　列)

第二节　呕　吐

【概述】

呕吐为胃内容物从口中吐出。较小婴儿从口角流出奶汁,是为"溢乳"。呕吐是小儿较为常见的病症。

西医认为呕吐是机体的一种本能反射,可将食入胃内的有害物质排出,以保护人体。多见于食管炎、急性胃炎、幽门痉挛、早期肠炎、肠梗阻等。

呕吐是小儿推拿优势病种。呕吐为气机上逆,推拿手法表现出方向性,运用得法取效甚速。

【病因病机】

呕吐的基本病机是胃失和降,胃气上逆。胃气通于口,胃气以降为顺,正常人不呕吐,是因为胃气下行,呕吐表现为胃内容物从口中涌出。《素问·宣明五气》谓:"胃为气逆,为哕,为恐。"引起胃失和降的原因很多。可由外邪、饮食、痰浊、气郁、惊恐等犯胃,缩小胃的空间,增大胃中压力,致胃气上逆。亦可因胃发育不良,胃气虚、胃阴伤等所致。

知识链接

小儿胃生理解剖知识

胃位于膈下,上接食管,下通小肠。胃上口为贲门,下口为幽门。胃又称胃脘,"脘"即管道、容器。其体表投影为:3/4 在左季肋区,1/4 在上腹部,贲门在 T_{11} 椎左侧,幽门在 L_1 椎右侧。空腹时位于肋弓以上,中等充盈时位于脐平面,高度充盈或胃下垂时则位于脐下。

小儿出生时胃容量小,扩张力低;在站立之前,胃呈水平位;入口贲门括约肌薄弱弛缓,不能有效关闭,出口幽门括约肌相对紧张;小儿鼻咽部发育不全,空气容易进入胃中。从而易于呕吐。

【诊断】

(一) 诊断要点

1. 乳食、水液等从胃中上涌,经口而出。可有乳食不节、不洁和情志不畅等病史。

2. 偶因饮食、刺激性气体呛入而引起反射性呕吐不作病论。

（二）鉴别诊断

需与咳嗽伴呕吐相鉴别。小儿咳嗽一定有痰,小儿不会吐痰,故小儿咳嗽时常通过呕吐排痰。咳嗽伴呕吐是咳嗽在前,或与呕吐同时发生,多吐出痰涎,吐后咳嗽减轻,而呕吐独立发生。

【治疗】

（一）治法

和胃降逆止呕为呕吐的基本治法,在此基础上,确定其病因。外邪宜发散,气郁宜疏理,脾胃虚弱宜温补,痰湿与食积宜消导。

（二）基本方

清胃经（1~3 分钟）

运内八卦（1~2 分钟）

横纹推向板门（1 分钟）

胃脘部操作（分推腹阴阳 20 次,从剑突向下推抹至肚脐 20 次,中指或拇指轻揉中脘 3 分钟,顺时针摩腹 3~5 分钟）

抱肚法（双掌重叠,置于胃脘部,方向向下抱肚,至患儿最大忍受度时,保持该力度,持续振按约半分钟。3~5 遍。以患儿出现呃气、矢气或肠鸣为佳）

搓摩胁肋（5~10 遍）

横擦胸 11 令热

方解:清胃经和胃降逆;内八卦为消法代表,降气行气消导;板门为脾胃之门,顺其升降。胃脘部操作,调和脾胃,缓急镇静,宽中理气,降逆止呕。抱肚法方向向下,加速胃内容物下行;搓摩胁肋疏肝理气,降气化痰;胸 11 为贲门体表投影区,横擦之有助于贲门密闭,利于止吐。全方主降,和胃降逆止呕有效。

（三）操作指南

1. 呕吐总为胃气上逆。上逆者降之,故呕吐方操作以向下为原则。清胃向下,横纹推向板门向下,抹中脘向下,搓摩胁肋趋势向下。即使腹部振按和抱肚法也宜手掌斜向下。

2. 运内八卦,顺运能行气化积,逆运长于止吐。故呕吐以逆运为主,但之所以呕吐却与气机逆乱有关,故从治本角度考虑亦可顺时针运。临床可根据脘腹胀满（顺运）与呕吐（逆运）孰轻孰重而确定顺运与逆运比例。

3. 呕吐为人体保护性反应。呕吐一定是胃中不肃洁,是排异反应。故在止吐前,常常先运用催吐法直接排邪,邪尽吐才能止。催吐可以咽喉探法,按拨天突上 1 寸咳穴,抱肚时手掌斜向上振按等。催吐之后,再行止吐。

（四）辨证加减

1. 积滞呕吐

证候:包括伤食吐和肝胃不和吐。呕吐酸水或苦水,吐后得舒,不思乳食,脘腹胀满,胁肋胀痛,苔厚腻,脉滑或弦,指纹紫滞。

治法:消食化积,疏肝理气,和胃降逆。

处方:宜先催吐,后用基本方。加掐揉四横纹、苍龙摆尾、猿猴摘果各 5~10 遍,揉乳旁、乳根 1~3 分钟,推右胁下 1~3 分钟。

方义:加掐揉四横纹消化积滞;苍龙摆尾宽胸理气;猿猴摘果健脾行气;揉乳旁、乳根加强调理气机之能;推右胁下以疏理肝气。

2. 胃虚呕吐

证候:多见于早产或发育迟缓儿。呕吐反复发生,病程长,饮食稍有不慎即呕吐,呕吐物清稀,面白神倦,四肢欠温,腹痛隐隐,得温则舒,大便稀溏,舌淡苔白,脉迟无力,指纹淡。

治法:补益脾胃,温中散寒,降逆止呕。

处方:基本方重点为胃脘部操作和横擦胸11令热。加点揉足三里、摩脐各3~5分钟,捏脊6遍。

方义:点揉足三里健脾益气;摩脐宜元固本;捏脊补益正气,健运脾胃。

3. 胃寒呕吐

证候:有饮冷受凉史,突然呕吐,呕吐物冷清,胃脘冷痛,喜热熨,或伴有喷嚏流涕,舌淡,苔白,脉紧或沉迟,指纹浮红。

治法:疏风散寒,化湿和中。

处方:基本方重点为胃脘部操作。加横擦胃俞令热,揉一窝风、揉外劳宫、掐揉二扇门各1~3分钟,捏脊3~6遍。

方义:加横擦胃俞令热以散寒温胃;揉一窝风散胃腑之寒;揉外劳宫温阳散寒,升举阳气;掐揉二扇门透表散寒;捏脊健脾补虚温阳。

4. 胃热呕吐

证候:食入即吐,呕吐喷射状,呕吐物色如胆汁,心烦口渴,大便秘结,小便短黄,唇红舌红,苔黄,脉滑数,指纹紫滞。

治法:清热泻火,和胃降逆。

处方:基本方加清天河水、水底捞明月、退六腑各3~5分钟,清大肠、清小肠各1~2分钟,下推天柱骨与推下七节骨令热。

方义:加清天河水以清热泻火;水底捞明月加强退热之功;退六腑通腑泄热以散胃热;清大肠、清小肠清除胃肠火热;下推天柱骨降逆止呕;推下七节骨通泻肠腑以清热。

5. 惊吐

证候:受惊后呕吐暴作,频吐清涎,神态紧张,睡卧不安,山根青,舌青紫,脉促,指纹青。

治法:镇惊止呕。

处方:基本方加分推手阴阳、捣小天心各1~2分钟,推膻中各1~2分钟,掐揉五指节3~5遍,掐揉左右端正10次。

方义:分推手阴阳平衡阴阳,调和气血;捣小天心镇静以安神;推膻中调理气机以止呕;掐揉五指节安神定惊;掐揉左右端正以加强止呕之功。

知识链接

止吐的体位、饮食疗法

体位疗法为将小儿斜向40°抱,边喂奶边轻拍背部。喂完后取俯卧位,上身抬高30°左右;睡眠时,适当抬高头部,并使头保持侧位;呕吐时宜取侧卧位,防止呕吐物吸入肺,引起窒息或吸入性肺炎。

饮食疗法为少量、多餐进食。每次不宜喂得过饱。食疗为用少量鲜果汁以醒脾,或米汤以和胃。

【注意事项】

1. 咳嗽伴呕吐时先分清是咳嗽致吐,还是呕吐为主诉。咳嗽引起的呕吐需治疗咳嗽,咳止呕止。呕吐剧烈,综合治疗。

2. 施用手法后,不宜马上进食。应在推拿半小时后开始喂奶,或进食少许米汤、粥等易消化食物。

3. 呕吐为人类自我保护性反应,当食物中毒、饮食不洁或不节,或胃中过寒与过热时都可能发生呕吐。呕吐有助于腹腔压力调节,有助于排出不洁或有毒之物。呕吐时腹肌收缩产热,全身出汗有助于邪去正安。所以,邪实不能止吐。

4. 大便通畅对于呕吐防治有积极意义。大便不通,腑气不行,胃气最终不降,故呕吐时需要关注大便情况。

【现代研究】

近年的临床报道表明小儿推拿具有消食导滞、和胃降逆之功效,有学者应用补脾经、运内八卦、揉板门、横纹推向板门、分腹阴阳、摩腹、推天柱骨治疗小儿伤食性呕吐效果显著,总有效率达到96.7%。而有通过催吐降逆止呕推拿法治疗小儿食滞胃脘之呕吐,可加快中上焦邪气之排出,并可顺降气机。小儿推拿结合预防性护理,可有效缓解新生儿呕吐,治疗总有效率达95.83%。西医对本病没有针对性疗法,一般采取拍嗝结合药物对症治疗的方式,疗效并不满意,而小儿推拿具有适应证广泛、操作简单、安全、疗效确切等优势,值得广泛推广应用。

相关机制研究:小儿推拿可降低呕吐患儿血清胃泌素,有利于脾胃功能增强,食欲好转。同时还能调节胃液分泌,抑制胃蛋白酶活性,加速胃排空。有学者在研究推拿治疗慢性胃炎过程中,将其中14例进行胃肠钡餐检查,发现推拿可以增加胃蠕动次数,使排空加速。这再次证明推拿对胃蠕动有双向调节作用。

小儿推拿常用方法:清胃经、横纹推向板门、逆运内八卦、推天柱骨。

(王 列)

第三节 泄 泻

【概述】

泄泻是以大便次数增多,粪质稀薄或如水样为特征的一种小儿常见病。2岁内小儿多见,一年四季均可发生,但以夏秋季节为多。

泄泻即西医学之"腹泻",见于多种消化系统病症。

早在《黄帝内经》就有"飧泻""濡泻""洞泻""滑泄"等相关病名。考明清所有小儿推拿文献,均以推大肠为治疗要穴。

【病因病机】

泄泻的基本病机是小肠不能分清别浊,或/和大肠传导失常。

生理上,小肠将胃下传的糟粕进行分清别浊。清者经三焦通路,输膀胱排出,是为小便;浊者输送大肠,形成大便。泄泻是清浊不分,合污而下,病本在小肠,但与大肠传导密切相关。《素问·宣明五气》明确指出"大肠小肠为泄"。利小水以实大便也说明了小肠在大小便形成与调节中的主导作用。

大肠小肠功能失调的病因可能为外邪直中肠道,或内伤饮食,或素体脾胃虚弱,肠道发育不全,或猝受惊恐,肠道气机逆乱等。

泄泻伤阴,阴伤气亦耗。小儿泄泻易致阴竭阳脱危象,转化为惊风抽搐。慢性泄泻,脾虚失运,气血乏源则可转为疳证。

【诊断】

(一)诊断要点

1. 大便次数增多,每日 3~5 次,或更多。便质多不成形,甚或水样。可伴有恶心、呕吐、腹痛、发热、口渴等症。可有乳食不节、不洁,或感受时邪病史。

2. 严重泄泻见小便短少,体温升高,神萎,皮肤干瘪,囟门凹陷,目珠下陷,啼哭无泪,口唇樱红,呼吸深长等,提示气液将亡。

3. 大便镜检可有脂肪球、白细胞、红细胞等。血培养可有相关病原菌,或分离出轮状病毒等。

(二)鉴别诊断

痢疾(细菌性痢疾):起病急,便次频多,大便有黏冻或脓血,腹痛明显,里急后重。大便常规检查红细胞、脓细胞均多,可找到吞噬细胞。大便培养有痢疾杆菌生长。

【治疗】

(一)治法

分清别浊为泄泻的基本治法。分清别浊在小肠,升清降浊在脾胃。故治疗重点在于调节小肠、大肠和脾胃。

实证泄泻包括各种感染性腹泻、伤食性腹泻和过敏性腹泻。此时应因势利导,加速感染、积滞和过敏物质排出,邪尽泻才能止。虚证腹泻则应收敛之。

(二)基本方

止泻四法(龟尾可点、可揉、可振,共 1~3 分钟;七节骨可推、可掌揉、可叩击、可振 1~3 分钟,擦之令局部潮红;摩腹为以肚脐为圆心,以肚脐至剑突下距离的 2/3 为半径,沿此轨迹顺时针与逆时针交替摩腹 3 分钟;肚脐操作可摩、揉、点、振、捏挤,3 分钟)

清小肠(1~3 分钟)

推大肠经(根据病情选择下推、上推或来回推。操作 1~3 分钟)

方解:止泻四法中龟尾、七节骨位于腰骶,属于督脉,腹与脐位于腹部,属于任脉;四穴均在中、下二焦,与形成大便的脏腑密切相关。它们前后阴阳配对,升清降浊。其中,龟尾邻近肛门,能调节肛周括约肌;七节骨深层为脊髓排便中枢,推揉令热有较好的良性刺激作用;摩腹作用于大小肠;脐为先天通路,既温运,又化气行水,有利于分清别浊;清小肠分清别浊;推大肠调节大肠功能。全方分清别浊,调整脾胃与肠道气机,适宜于各种泄泻。

(三)操作指南

1. "龟尾七节、摩腹揉脐"为明清时期谚语,是古人治疗泄泻之创举。七节骨上行操作,逆时针摩腹,轻手法摩、揉、振、按肚脐和龟尾轻刺激为补,用于虚证泄泻。七节骨下行操作,顺时针摩腹,肚脐和龟尾重刺激为泻,用于实证泄泻。

2. 龟尾七节骨多同时操作。取俯卧位,一手勾点龟尾,一手置于七节骨,两手协调,同时操作。不拘时间,总以七节骨潮红热透为度。

3. 大肠上推为补,下推为泻,来回推为平补平泻。实证泄泻宜下推,非实证泄泻宜上推,调理大肠则来回推。

（四）辨证加减

1. 实泻

证候：包括伤食泻和气滞泻。有伤食史，泻下大便酸臭如败卵，或泄泻与情绪有关，泻后得舒，兼腹部胀满，口臭纳呆，恶心呕吐，苔厚腻，脉滑，指纹滞。

治法：消食化滞，行气和中。

处方：基本方用泻法，加抱肚法（抱儿同向坐于双腿，双掌重叠，置于脐下，持续加压向后用力，同时配合挺腹，前后夹击小腹，至最大限度，保持该力度并振之30秒），顺运内八卦1~3分钟，猿猴摘果10次。伤食泻加揉板门2~3分钟，掐揉四横纹5遍，揉中脘、天枢各1~2分钟。气滞泻加搓摩胁肋10遍，清肝经1~2分钟。

方义：加抱肚法以促消化，排积滞；顺运内八卦调理气机，消食健脾；猿猴摘果健脾消积；揉板门与掐揉四横纹相配可加强消食化积导滞之功。揉中脘调中和胃，消食化积；揉天枢加强清泄之能；搓摩胁肋调理气机；清肝经疏肝理气。

2. 热泻

证候：包括湿热泻和疫毒泻。暴注下迫，泻下臭秽，或脓血，或里急后重，血象高，大便查见白细胞，伴发热，腹痛，面红目赤，烦渴，舌红，苔黄腻，脉滑，指纹紫滞。

治法：清热解毒。

处方：基本方用泻法。加退六腑3~5分钟，清天河水各2~3分钟，推箕门令热。抱肚法同伤食泻。

方义：加退六腑可通腑泄热，清利湿热；清天河水清热泻火；推箕门清热利湿以增强止泻之能；加抱肚法以促消化，排积滞。

3. 寒泻

证候：包括风寒泻、寒湿泻和惊恐泻。每于食谱变更，或受凉、受惊时泄泻，泻下清稀如败卵，或色青，腹冷痛，四肢不温，喜偎母怀，舌淡，苔白，脉紧，指纹青。

治法：温中散寒止泻。

处方：基本方用泻法，但做推上七节骨。加揉外劳宫、点揉一窝风各1~5分钟，摩百会1分钟，擦小腹令热。

方义：加揉外劳宫温阳散寒止泻；点揉一窝风温经散寒止痛；摩百会升提阳气；擦小腹培补元气，温阳止泻。

4. 虚泻

证候：包括脾虚泻和肾虚泻。久泻不止，反复发作，饮食气候稍不慎即泻，泻下清冷，或呈水样，或完谷不化，神疲纳呆，面色少华，小腹不温，舌质淡，苔薄，脉弱无力，指纹淡。

治法：温补脾肾，收涩止泻。

处方：基本方用补法。加推上三关、补脾经、补肾经各2~5分钟，板门推向横纹1~3分钟，捏脊6遍，横擦小腹令热。

方义：加推上三关温阳补虚；补脾经健脾益气；补肾经补益肾气，培补元阳；板门推向横纹健脾止泻；捏脊益气扶正；擦小腹培补元气，温阳止泻。

【注意事项】

1. 急性泄泻，除推拿外，应配合液体疗法，以防气阴耗损而致阴竭阳脱危症。必要时应中西医结合治疗。

2. 实证、热证不能见泻止泻，应以祛邪、化积、顺气、清热为务，以免闭门留寇。用泻法可能暂时增加大便次数,应提前告之家长。

3. 泄泻期间,适当控制饮食,吃易消化和清淡食物,忌油腻。

【现代研究】

近年的临床报道表明加减参苓白术散配合小儿推拿治疗小儿秋季腹泻,观察组在纠正脱水时间、退热时间及腹泻消失时间都明显优于对照组。有学者通过补脾经,调和脾胃,同时配以督脉、大肠经、阑门、神阙、龟尾、足三里、脊柱推拿治疗腹泻患儿 40 例,治疗 5 日后,总有效率为 100.00%,获得了较为满意的效果。湘西刘氏小儿推拿治疗小儿腹泻,采用脏腑辨证进行归经施治,且推治时以五行相生相克的关系为取穴的依据,治疗效果显著。小儿推拿联合穴位敷贴法治疗效果较好。中药穴位敷贴能够让药物被局部吸收,对穴位产生刺激效果,与小儿推拿相辅相成,健脾和胃,提升脾胃运化水谷功能。

相关机制研究:小儿推拿手法可以降低便 α_1- 抗胰蛋白酶(α_1-AT)、升高血清 D- 木糖,有效地减少肠道蛋白质的丢失,更有利于肠道对碳水化合物的吸收,从而有利于患儿病情的好转。推拿具有双向调节作用,可直接或间接抑制或兴奋患儿胃肠平滑肌,调节胃肠蠕动,减少胃肠物质的排泄。小儿推拿可以增强胃肠消化及吸收功能。推拿能兴奋支配内脏的神经,促进患儿胃肠消化液的分泌,从而使得患儿胃肠道消化和吸收能力增强。推拿可以改善肛门括约肌功能。揉长强穴治疗小儿泄泻,通过刺激患儿肛门神经,促使肛提肌、肛门外括约肌收缩,从而增强肛提肌和肛门括约肌张力。

小儿推拿常用方法:补大肠、清小肠、摩腹、推上七节骨、揉龟尾。

(王　列)

第四节　便　　秘

【概述】

便秘是指大便艰涩难通和两次大便间隔时间延长的一种病证。艰涩难通指排解困难;间隔时间延长指大便次数比平时减少。

小儿便秘绝大多数与生活环境、精神因素和排便习惯等有关,学术上将其称为功能性便秘。由于排便过程符合机械力学原理,推拿本身具有机械力学特征。所以,推拿是防治小儿便秘十分有效的方法。

【病因病机】

便秘的基本病机是腑气不通,患儿便秘,则糟粕没有排出。此时,肠腑不通,气不下行,粪块结聚,艰涩难解。

导致腑气不通的原因很多。虚证主要有中气不足和肺气耗散,均属动力不足,无力传导与推动糟粕下行。实证多因胃肠积热,热盛灼伤津液,津枯肠燥,大便干涩,甚则如羊粪。肝胆不舒,气机逆乱,腑气因而上逆或阻滞,也是便秘原因之一。

知识链接

正常排便的生理过程

排便是复杂的生理过程。粪便一般积存在降结肠至乙状结肠中,当集结到一定程度,结肠便以集团性蠕动波的方式强烈而快速将粪便推入直肠。这种集团性蠕动波是引发排便的主要动力,每天发生 3~4 次,多在清晨起床或进餐后发生。

　　粪便进入直肠,直肠扩张,直肠壁内的压力感受器牵张,发出冲动,经盆神经和腹下神经传至脊髓初级排便中枢,并同时上传至大脑皮质高级中枢,从而引起便意和排便反射。初、高级排便中枢共同协作使直肠收缩、肛门外括约肌松弛,腹肌收缩,腹腔内压力骤然增加,最终将粪便排挤出肛门。

　　结肠的蠕动常常由"胃-结肠"反射引起,故排便常发生于进餐后。食物从消化吸收到形成大便并排出体外一般需要 1~3 日。按此生理规律,3 日以上无大便才考虑为便秘。

　　较之成人,小儿肠道相对较长,肠蠕动较弱;小儿摄入食物较精细;食物残渣与肠道接触时间增长,停留较久,水分被反复吸收,故粪便质地较硬,易发生便秘。

【诊断】

(一) 诊断要点

1. 大便次数少,每周排便少于 2 次。或大便次数正常,但排便困难,粪质干燥、坚硬;或小儿排便时哭闹,或虚坐努责。

2. 左下腹常可扪及包块,包块于排便后消失。

3. 常伴有腹胀、腹痛、肛裂、便血等症状。

(二) 鉴别诊断

注意排除肠道畸形、肛周炎症和肠麻痹、肠扭转等急腹症。

【治疗】

(一) 治法

便秘以通下为主。实证为邪滞大肠,腑气闭塞不通,以攻邪为务。针对具体病情,施以泄热、行气、通导之法,邪去便通。虚证为推动无力,急则治标,亦应通下。通下后,辅以滋阴润燥,或益气温阳等治法。

(二) 基本方

清大肠(1~3 分钟)

退六腑(1~3 分钟)

揉膊阳池(1~3 分钟)

运水入土和运土入水(1~3 分钟)

腹部操作(顺时针摩腹 3~5 分钟,揉全腹 1~3 分钟,荡腹 5~8 遍,挪腹 3~5 遍,抄腹法约 1 分钟,抱肚法 3~5 遍)

推下七节骨(掌根揉 3 振 1 约 1 分钟,下推 1~3 分钟,拳眼叩击令局部潮红,纵向擦之令热)

揉龟尾与扩肛法(以中指指端振揉龟尾 1~3 分钟。食指戴一次性手套,蘸少许油,从肛门插入,分别向前后左右方向各按压 3~5 次,来回提插 5~6 次)

方解:清大肠调理大肠,行气通便;退六腑降腑气,化腐浊,泄肠热;膊阳池为通便要穴;运土入水和运水入土都能通调大便;推下七节骨为清、为泻、为降,通腑泄热而通便;龟尾距肛门最近,可调节肛门括约肌,开塞秘结,增加便意;扩肛法直接扩张肛门,通便最速。腹部操作促使胃肠蠕动,全面调理肠胃,荡涤积滞。全方通腑气、助蠕动、促排泄,有较好的通便功能。

（三）操作指南

1. 手法从重从快,从上至下,体现泻法特征。

2. 古人用土盛水枯和水盛土枯来表述运土入水和运水入土功效。土枯则蠕动无力而便秘,水枯则津枯肠燥而秘结。前者多属排便无力,后者多属便干结难解。同时运水入土和运土入水,则既能调畅中焦,升清降浊,又能调节先天与后天,开启后阴而泻浊。如果能根据具体病情确定两者比例,则疗效更佳。

3. 七节骨与龟尾多同时操作。其法为抱患儿俯卧于腿,一手扣于龟尾,行节律性点按。另一手手掌或前臂置于七节骨,行揉、推、振、叩等法,操作至局部潮红为佳。

4. 腹部操作为重点,总体趋势为从上向下。抱肚法取坐位,从胸腔,经腹腔,再到盆腔依次抱压 1~3 次;后双手重叠定点于盆腔,逐渐加力至患儿最大忍受度,保持该力度半分钟左右。

5. 扩肛法半岁以下用小指,半岁以上用食指。缓慢进入,向四周按压时接触面积尽可能大。

6. 操作时患儿多有哭闹,哭闹时腹腔增压,利于排便。

（四）辨证加减

1. 实秘

证候:大便干结如羊粪,艰涩难出,腹胀拒按,烦躁不安,啼闹,矢气臭秽,伴口干、口臭、口舌生疮,面赤身热,小便短黄,舌质红,苔燥,脉洪,指纹紫滞。

治法:泄热,导滞,通便。

处方:基本方重点退六腑、推下七节骨、清大肠。加清脾经、清胃经各 1 分钟,捏挤板门 10 次,揉内劳宫 1 分钟,清天河水 1~3 分钟,苍龙摆尾 10 次,捏挤肚脐 10 次。

方义:加清脾经、清胃经可清中焦之火热,消导积滞;捏挤板门消积泄热;加揉内劳宫润泽肠道,利于粪便排出;清天河水清热通腑;苍龙摆尾退热通便;捏挤肚脐清肠热,通大便。

2. 虚秘

证候:便质不干,但努责难下,面唇、爪甲无华,神疲懒言,啼声低微,舌淡苔白,脉细,指纹淡。

治法:益气养血,润肠通便。

处方:基本方重点推下七节骨。加补脾经、补肺经、补肾经各 1~3 分钟,揉二人上马、点揉足三里各 1~3 分钟,捏脊 3~10 遍。

方义:加补脾经促进脾胃功能,以补益气血;补肺经补益肺气,促进大肠传导;补肾经滋补肾阴,润燥通便;揉二人上马滋补阴液,润肠通便;点揉足三里健脾益气,促蠕动;捏脊攻补兼施,通大便,补脾胃。

【注意事项】

1. 治疗大便秘结,总以腑气通畅为效。临床常常根据推拿时矢气产生,肠中鸣响,腹部柔软和有无便意等判断腑气是否畅通。

2. 应合理添加辅食,多种食物是胃肠发育的必要条件。要随年龄增加逐步添加水果(汁)、菜泥、谷类等,以刺激胃肠蠕动。营养不良患儿要注意补充营养,增加其摄入量,可多食用银耳、藕粉等可溶性纤维素食。

3. 排便是条件反射性运动,小儿经过训练能养成按时排便习惯,有利于从根本上治疗便秘。

4. 腹内压对于排便至关重要,腹肌肌力为动力之一。平常应加强腹压和腹部肌力训练。可用米袋置于患儿腹部,嘱其深呼吸,亦可练习仰卧起坐等。

【现代研究】

近年的临床报道表明健脾益气推拿法对气虚便秘患儿粪便性状、排便时间、排便频率等主要方面都有显著改变。小儿推拿联合益生菌治疗婴幼儿功能性便秘临床效果明显。通过手法刺激穴位,可通经络、行气血、和营卫,调整机体的偏盛偏衰,结合益生菌可降低肠道 pH 值,造成肠道酸性环境使大便呈酸性,变软而易排出,从而进一步缓解便秘。还有医者用揉脐和龟尾等推拿手法,在便秘患儿体表进行操作,具有简、便、验的特点,并能全面调理小儿的便秘体质。

相关机制研究:小儿推拿疗法可以改善便秘小儿胃肠电图平均幅值及平均频率。有报道研究显示:推拿手法可以通过刺激局部的穴位及其所在经络,利用手法的机械动力,直接作用到胃肠道肌群的蠕动功能,从而刺激肠道平滑肌,加快排便效率;推拿手法的持续刺激可将机械能转化为热能,从而促进肠道血液循环,缓解胃肠道痉挛;通过腹部穴位的特定功效,调节大肠传导糟粕的功能。

小儿推拿常用方法:清大肠、退下六腑、顺时针揉腹、推下七节骨。

（王　列）

第五节　疳　　积

【概述】

疳积又称"疳证",是由于先后天失调,特别是喂养不当和多种脾胃疾病发展而致的一种以脾胃损伤为主兼有他脏表现,有积滞内停又存在气液耗伤的慢性营养障碍性病证。临床以形体消瘦、面黄发枯、精神萎靡或烦躁、腹胀大等为特征。

"疳"有两种含义。"疳者,甘也",言其病因,《医学正传·疳病论》曰"盖其病因肥甘所致,故命名曰疳";"疳者,干也",言其病机,指体内气液干涸,形体消瘦。

疳与厌食和伤食密切相关。厌食必然营养不足,影响发育。伤食积而不消,脾胃受损,运化无力,津液乏源,身体羸瘦酿成疳。古人谓"积为疳之母""无积不成疳"。但积为实证,积在脾胃,一旦成疳,则兼他脏症状,虚象明显。诚如《证治准绳·幼科》所言:"大抵疳之受病,皆虚使然。"

过去本病非常普遍,起病缓慢,病程迁延,虚实互见,严重影响小儿生长发育,又难于治愈,故古人视之为儿科四大难证之一。现在,随着生活和医学水平的提高,本病发病率逐渐降低,病情也轻。本病无明显季节性,学龄前儿童多见。

西医儿童慢性营养不良综合征可参考本病。

推拿治疗疳积由来已久。传统捏脊又称"捏积",专为疳积而设。板门和四横纹挑疳术至今流行,确有疗效。

【病因病机】

疳证的基本病机虚实互见。虚以脾胃虚损为主,兼心、肝、肺、肾四脏或某脏虚损。实以积滞为主,可为食积,可为痰饮,可为气滞。

致虚因素常因严重呕吐、腹泻、急腹症等伤及脾胃,亦可因慢性脾胃疾病日久,特别是厌食、久泻等致营养不良。亦可因全身性疾病日久,或他脏所及。早产与低体重儿多疳,提示本病与先天禀赋不足有关。致实因素多为伤食、食滞,气机不通,气压高,腹始胀。气滞水停,水不化津而成痰,食积、气滞、痰浊互见。

初起病情尚轻,仅表现脾胃不和,运化失常,称为疳气。后因积滞日久难化,肚大青筋,称为疳积。终因气液耗损,全身发育障碍而成干疳。并累及五脏,或为土不荣木、肝血不足、目失所养之"眼疳",子盗母气、心火循经上炎之"口疳",土不生金之"肺疳",以及后天不养先天之"骨疳"等。

【诊断】

（一）诊断要点

1. 饮食异常,多数食少,少数胃纳甚佳,腹部膨胀。

2. 面色不华,毛发稀疏萎黄,甚至枯瘦羸弱,体重低于正常值。

3. 有喂养不当或脾胃急性或慢性病史。

4. 实验室检查

（1）大便镜检可见蛔虫卵。

（2）血常规可有血红蛋白及红细胞减少。

（3）血清总蛋白可低于 45g/L,血清白蛋白低于 20g/L。

（二）鉴别诊断

1. 厌食　疳积是独立疾病,厌食多为典型症状。厌食以食欲不振、拒食、挑食为特征,病程较疳证短,体重可无变化,营养可正常。厌食影响发育,则转为疳证。

2. 五迟、五软、五硬　五迟、五软和五硬为发育障碍的不同表现。多为肾虚所致,常与生俱来。临床以全身发育迟缓（五迟）,或萎软无力（五软）,或肌张力高（五硬）为特征,可伴有营养不足。而本病以脾胃病变为主,以慢性营养不良为特征。

【治疗】

（一）治法

疳证的治疗在于补益脾胃与化积导滞,两者常常同时运用。临床应根据疳证的不同阶段,采取不同的治法。疳气以调和脾胃气机为主;疳积以消导为主,或消补兼施。干疳以补益为主,后期影响五脏须随证治之。

（二）基本方

补脾经、清胃经（多同时运用,根据虚实确定比例。虚多以补脾经为主,清胃经为辅;实多以清胃经为主,补脾经为辅,推拿 2~10 分钟）

掐揉四横纹与板门（横向推四指横纹 1 分钟;逐指上下推其纹路令热,从食指纹路起依次至小指纹路,每指揉 3 掐 1,10 遍。以拇指指腹运板门 1 分钟,揉 3 掐 1 操作 1 分钟,捏挤 10 次,来回推搓令热）

推上三关与退下六腑（多同时运用,根据虚实确定比例。2~3 分钟）

腹部操作（分推腹阴阳 10~20 次;两手交替下抹中脘 20~30 次;揉全腹令热;点中脘与天枢,每穴点 10~20 次;找准脘腹部疼痛或胀满之处,以指摩法、揉法、点法、指振法及拨法定点操作至局部积滞消散;掌振腹部,或揉 3 振 1,操作 1~2 分钟;荡腹法 5~10 遍;顺时针与逆时针交替摩腹约 8 分钟）

脊背与腰骶操作（中指指腹沿正中线逐椎推揉1~3遍；双拇指同时从上至下点揉膀胱经第一线，每揉3点1，1~3遍；以拳叩击腰骶部1分钟；横擦腰骶令热）

捏脊（3~20遍）

点揉足三里（3~5分钟）

方解：补脾经与推上三关补益脾胃，清胃经与退下六腑清胃肠邪浊。四穴为主穴，久推多推，切合疳证虚实病机。四横纹和板门为传统挑刺疳积验穴，掐揉与挑刺同功，却无挑刺之痛苦。腹部操作直接消积导滞。脊背与腰骶操作能调和脏腑气机，强壮身体。足三里调和脾胃，补益气血。全方补益脾肾，消导积滞，强壮身体，适用于疳积不同阶段和各种证型。

（三）操作指南

1. 疳证虚实夹杂。临床应确定虚实比例，常以10为标准。如虚7成，则实3成；实6成，则虚4成。据此，确定补脾经和清胃经，推上三关与退下六腑的推拿数量比例尽可能适合个体患儿病情。

2. 捏脊也称"捏积"。脊为督脉所居，总督诸阳，为阳经之海，捏脊能促进小儿生长发育，温阳、通阳、助阳，该法有较强的化积功效。民间常单用捏脊治疳，单用时可操作20遍，配合其他穴位时，多操作3~6遍。小儿阳气虚，畏寒怕冷，多用冯氏捏脊法。小儿夜啼、汗多，多用一般捏脊法。

3. 板门和四横纹多用掐揉法。揉时和缓，掐时从重从快。

4. 治疳非一日之功，应长期坚持。

（四）辨证加减

1. 疳气

证候：心下痞满，形体瘦，少神，面少泽，食欲不振，或食多易饥，急躁，苔腻，脉濡，指纹滞。

治法：理气和中。

处方：基本方加运土入水、运水入土各1分钟，运内、外八卦各1分钟，推上和推下七节骨各1分钟。揉脾俞、胃俞各2分钟。

方义：加运土入水、运水入土可脾肾同调，先后天共补，行气助运化；运内、外八卦可宽胸和胃，调理脾胃升降；推上和推下七节骨升降脾胃，补虚泻实，促进运化；揉脾俞、胃俞补中健脾。

2. 疳积

证候：脘腹胀大，青筋暴露，形体消瘦，面色萎黄，毛发稀疏，进食极少，或善食易饥、大便排虫，或揉眉挖鼻，吮指磨牙，异食，舌质淡，苔腻，脉濡或滑，指纹紫滞。

治法：化积导滞，补益脾胃。

处方：基本方重点操作腹部和脊背，加掐揉小横纹5~10遍，揉脾俞、胃俞各2分钟，点揉二人上马1分钟，拿肚角1~3次。

方义：加掐揉小横纹增强化积功能，兼泻腐浊；揉脾俞、胃俞补中健运；点揉二人上马滋阴补肾；拿肚角消食化积，镇痛定惊。

3. 干疳

证候：极度消瘦，皮肤干燥，老人貌，精神萎靡，啼哭无力，饮水多，便干结，或见肢体浮肿，或见紫癜、鼻衄、齿衄等，舌淡或光红少津，脉细数，指纹淡。

治法：补益气血。

处方：基本方重点补脾经、捏脊、推上三关配退下六腑。加补肾经、揉二马各1~2分钟，揉脾俞、肾俞各 1 分钟,叩、擦八髎令热,拿百虫 10 次,推箕门、摩涌泉各 1 分钟。

方义:补肾经、揉二马滋补肾阴,生津止渴除烦;揉脾俞、肾俞调补脾肾,以滋化源;叩、擦八髎令热升提阳气,温中散寒;拿百虫养血活血;推箕门养阴生津;摩涌泉引火归原,除烦。

4. 兼证

(1) 眼疳

证候:两目干涩,畏光羞明,眨眼频繁,眼角赤烂,目睛失泽,甚则黑睛混浊,白睛生翳,夜晚视物不清等。

治法:养血柔肝,滋阴明目。

处方:基本方加头面四大手法 3 分钟,补肾经、清肝经各 1 分钟,清天河水 2 分钟,揉小天心、分推手阴阳各 1 分钟,眼睛局部操作 3 分钟(参看"近视")。

方义:加头面四大手法清头目,散风热,治眼疾;补肾经、清肝经滋养肝肾,明目;清天河水清热养阴;揉小天心、分推手阴阳通经活络,调和阴阳;眼睛局部操作祛风止痒,明目退翳。

(2) 口疳

证候:口舌生疮,口腔糜烂,秽臭难闻,面赤唇红,烦躁哭闹,小便黄赤,舌红,苔黄,脉细数。

治法:清心泻火,滋阴生津。

处方:基本方加清天河水、揉二马各 1 分钟,清心经、掐总筋、揉内劳宫、清小肠各 1 分钟,推天柱骨令潮红。

方义:加清天河水、揉二马清热泻火滋阴;清心经、掐总筋、揉内劳宫、清小肠滋阴降火,清心除烦;推天柱骨清泄郁火,引热下行。

(3) 疳肿胀

证候:面浮肢肿,目胞浮肿,下肢肿胀按之凹陷,腹部胀大。

治法:健脾温阳利水。

处方:基本方重点为腹部操作和脊背与腰骶操作。加揉脾俞、肾俞各 1~3 分钟,补肾经、揉肾顶各 1 分钟,揉外劳宫 1~2 分钟,运土入水与运水入土各 1 分钟,推下七节骨、清小肠、推箕门各 1 分钟,点揉阴陵泉 1 分钟。

方义:揉脾俞、肾俞补益脾肾;补肾经、揉肾顶补肾行水;揉外劳宫温阳散寒,化气行水;运土入水与运水入土调节先后天,并能化气行水;推下七节骨、清小肠、推箕门利水通淋,消积利水;点揉阴陵泉利水消肿。

【注意事项】

1. 本病为小儿推拿优势病种,疗效确切,但宜早防早治,以免迁延日久累及其他脏腑而缠绵难愈。

2. 做好患儿皮肤、口腔、眼部护理,防止褥疮、口疳、眼疳。记录患儿面色、精神、饮食、二便、哭声等变化,及时调整治疗思路和方案。

3. 提倡母乳喂养,喂养须定量、定时。及时纠正小儿偏食、厌食、嗜零杂食等习惯,适时补充营养,增强体质。

【现代研究】

近年的临床报道表明小儿捏脊疗法结合点刺四缝对疳积患儿在腹泻、腹胀、睡眠、精神、食欲、身高、体质等方面有明显改善作用,临床效果显著。也有医者通过辨证选穴选取板门、内八卦、足三里、腹、脊柱等穴位,隔日推拿 1 次,3 次为 1 疗程。 3 个疗程后,总有效率达 95%。

大量的临床研究也表明,推拿结合中药治疗疳积的效果远胜于单纯推拿或中药治疗。有研究显示调肝理脾汤配合小儿推拿治疗后患儿前白蛋白水平上升明显,症状积分大幅度降低。

相关机制研究:小儿推拿尤其是捏脊疗法,能够使局部皮肤充血,促进血液循环,增强新陈代谢;刺激背部支配胃肠神经活动增强,使内脏器官功能活动恢复正常,并能促进消化酶,消化液分泌增加,降低血清胃泌素,同时活跃机体造血,而达到改善和调节小肠的吸收功能及脾胃的受纳功能。

小儿推拿常用方法:补脾经、揉板门、掐四横纹、捏脊。

（王 列）

第六节 腹 痛

【概述】

心下曰脘,当剑突下,为胃所居,故称胃脘。脘以外的其余部分称为腹。痛是一种感觉,成人能准确叙述,婴幼儿不能表达,表现为啼哭和精神状态异常,临床需仔细观察。

西医认为脘腹痛是一种症状,可见于多种胃肠及全身性疾病过程中。腹部九分法对判断腹痛所在脏腑有意义。

《素问·举痛论》专门论述包括腹痛在内的疼痛。更有"不通则痛"和"外引小络而痛"之机制。推拿是中国古代治疗腹痛的主要方法。甲骨文之"拊"字及《黄帝内经》"按之则热气至,热气至则痛止"都是对推拿治疗腹痛的总结。

🔍 知识链接

脘腹不同区域脏腑投影

沿肋弓下缘和两髂前上棘作水平连线,沿左、右乳中线作垂线,完成腹部九分法。

右上腹:肝右叶、胆囊、部分十二指肠、结肠肝曲、右肾上腺、右肾。

右腰部:升结肠、空肠、部分十二指肠、右肾。

右下腹:盲肠、阑尾、回肠下端、淋巴结、女性右侧卵巢及输卵管、男性右侧精索。

左上腹:脾、胃、结肠脾曲、胰尾、左肾、左肾上腺。

左腰部:降结肠、空肠或回肠、左肾。

左下腹:乙状结肠、女性左侧卵巢及输卵管、男性左侧精索及淋巴结。

上腹部:胃、肝左叶、十二指肠、胰头和胰体、横结肠、腹主动脉、大网膜。

中腹(脐部):十二指肠下部、空肠及回肠、下垂体的胃或横结肠、输尿管、腹主动脉、肠系膜及淋巴结、大网膜。

下腹:回肠、乙状结肠、输尿管、胀大的膀胱或增大的子宫。

【病因病机】

不通则痛是腹痛的共同病机。导致不通可以是宿食停积、粪便梗阻、寄生虫团块等压迫;可以是炎症充血与肿胀;可以因感受寒邪,寒主收引凝滞,外引小络,拘急挛缩而痛。各种原因均可致胃肠道不畅,经络不通,不通则痛。

气血不足,不能濡养胃肠,中医称不荣则痛。其实,气血亏虚,血脉干涩,仍然不通。

【诊断】

(一)诊断要点

1. 年长患儿能表述胃脘痛或腹痛。婴儿则表现为烦躁、啼哭或蜷缩。触摸脘腹部有异样点,如张力高、胀气、硬结,小儿啼哭、皱眉等。

2. 血常规、大便常规和 B 超等可有阳性结果。

(二)鉴别诊断

急腹症多为剧烈脘腹疼痛,伴局部腹肌紧张,压痛、反跳痛明显。阑尾炎右下腹麦氏点压痛、反跳痛;胆道蛔虫右上腹墨菲点压痛及肌紧张;胰腺炎左上腹压痛。如腹胀、肠型或肿物,明显呕吐、大便不通、肠鸣音亢进者,多为嵌顿疝、粘连性肠梗阻、蛔虫肠梗阻及肠套叠等。若腹痛持续,全腹压痛、肌紧张、腹胀、肠鸣音消失,多为腹膜炎。

【治疗】

(一)治法

通则不痛为腹痛的基本治法。推拿具有机械力学特征,具有通导之性,止痛作用明显。

(二)基本方

按揉一窝风与内关(各 1~3 分钟)

按揉胆囊穴(寻找足三里与阳陵泉之间的压痛点,按揉 1~3 分钟)

腹部操作(分推腹阴阳 20~30 次;顺时针与逆时针交替摩腹各 1~3 分钟;找准脘腹压痛点,点揉 1~3 分钟。拿肚角左右各 1~2 次)

腰背部操作(掌揉脊柱两侧 1~3 分钟;从 T_9~L_5,逐椎点揉脊柱正中线及膀胱经第一侧线,寻找异样点或压痛点;点揉压痛点 1~3 分钟)

方解:一窝风为小儿推拿镇痛要穴;内关为治疗心胸痛要穴;胆囊穴为外科镇痛要穴。三穴合用,镇痛效果佳。腹部操作,诊治合一,调理相关脏腑。腰背部操作,整脊而通络。全方远端取穴与近治作用结合,可用于各种急性或慢性腹痛。

(三)操作指南

1. 传统运用内关穴,小儿推拿运用一窝风和拿肚角治腹痛。内关和一窝风宜同时点按左右手穴位,逐渐加力至最大忍受度,停留 3~5 秒,放开,再点按,或揉 3 点 1。拿肚角时力度强,快拿快放,操作 1~2 次即可,不宜反复拿,如腹肌紧张不宜拿肚角。

2. 胆囊穴对于急性或慢性腹痛都可试用,其穴在阳陵泉与足三里之间。先在其间缓缓推揉,各点比较,并双侧比较,寻找到的压痛点即为胆囊穴。操作方法同一窝风与内关穴。

3. 腹部镇痛为推拿特色,先找准腹部压痛点,后在压痛点处指摩或掌摩 1~2 分钟;指揉或掌揉 1~2 分钟;点按至患儿最大忍受度时停留 3~5 秒,放开,再点按,约 1 分钟;在点按基础上振颤 3~5 秒,放开,再点按,再振,操作 1~2 分钟。要点为面积由大到小,最后局限于痛处,层次由浅入深,最后也局限于痛处。

4. 点按脊柱两侧,确定压痛点。以掌根揉 1 分钟;点按 10 次左右;揉 3 按 1 约 1 分钟;一手扶前胸,一手握拳轻叩压痛点数次;后以掌根横擦令热。

(四)辨证加减

1. 寒痛

证候:突然腹痛,或阵性发作,喜热熨,哭闹,面青,唇紫暗,手足冷,小便清,舌暗,苔白滑,指纹红滞。

治法:温阳散寒止痛。

处方:基本方重点按一窝风和拿肚角,加横擦胃俞令热,推上三关、揉外劳宫 1~3 分钟。

方义:横擦胃俞令热可温胃散寒;推上三关、揉外劳宫温阳散寒,升举阳气。

2. 积滞痛

证候:脘腹胀痛、拒按,不思乳食,伴呕吐、腹泻,腹痛欲便,便后痛减,烦躁啼哭,夜卧不安,舌苔白厚,脉滑,指纹滞。

治法:消食导滞,行气止痛。

处方:基本方重点操作腹部,加揉板门 1~3 分钟,掐揉四横纹 5~10 遍,猿猴摘果 10 遍。

方义:加揉板门、掐揉四横纹可加强消食化积导滞之力。猿猴摘果消食健脾和胃。

3. 蛔虫痛

证候:脐周疼痛,痛无定时,时作时止,痛时腹部硬结,时聚时散,散时不痛,患儿嬉戏如常,平时面黄肌瘦,或面斑、流涎,喜食异物,大便下虫,舌暗,脉促,指纹滞。如上腹部突发钻顶样痛,患儿满床翻滚,哭叫不停,汗出肢冷,面白或青,脉伏,为"蛔厥"。

治法:安蛔镇痛,止痛驱虫。

处方:基本方重点按揉胆囊穴,加点揉肝俞、胆俞、厥阴俞、天枢、神阙各 1~3 分钟。虫积部位操作见腹部压痛点。

方义:加点揉肝俞、胆俞、厥阴俞调理肝脾,行气止痛;揉天枢、神阙可安蛔行气,局部直接作用。虫积部位操作可行气化积,通腑调肠,解痉止痛。

4. 虚证腹痛

证候:腹痛绵绵,时作时止,痛处喜温喜按,神疲倦怠,面白少华,手足欠温,乳食减少,大便稀溏,唇舌淡白,苔白,脉细,指纹色淡。

治法:温中补虚,散寒止痛。

处方:基本方加补脾经、揉外劳宫、推上三关各 1~3 分钟,横擦中脘令热。

方义:加补脾经补益脾胃;揉外劳宫温阳散寒,升举阳气;推上三关加强温中散寒,止痛之功;横擦中脘令热可祛寒止痛。

【注意事项】

1.《医学真传》言:"通则不痛理也,然通之之法,各有不同,调血以和气,通也;上逆者使之下行,中结者使之旁达,亦通也;虚者助之使通,寒者温之使通,无非通之之法也。"通下方法很多,并非泻下;临床应根据病因有针对性地治疗,如驱虫、消炎、温熨、化食、通便等。

2. 推拿具有机械力学特性,其疏通作用直观、明确,是缓解脘腹疼痛的好方法。但疼痛局部本身肌紧张,压力较强,且拒按,推拿时应密切注意患儿表情,发现异常,或疼痛加剧应立即停止推拿,送医院救治。

3. 忌食刺激及难以消化的食物,养成良好的饮食用餐习惯。

【现代研究】

近年的临床报道表明小儿推拿结合腹痛方外敷可有效改善肠系膜淋巴结炎患儿腹痛、恶心、腹泻、便溏不净、食欲不振等临床症状。三字经流派推拿治疗小儿功能性腹痛(乳食积滞型)临床观察有效,且未出现临床不良反应。小儿推拿结合西医常规抗菌抗感染治疗,小儿腹痛、便秘等情况明显改善,B 超复查肠系膜淋巴结正常或缩小。

相关机制研究:小儿推拿疗法可促进肿大淋巴横径、纵径的减小或正常,血清免疫球蛋白 IgA、IgG、IgM 含量升高。推拿能加速损伤组织局部血液淋巴液循环,促进炎症代谢产物的排出以缓解疼痛。推拿能通过促进中枢 5-HT(镇痛作用)的合成,抑制外周 5-HT(致痛物质)的释放以产生止痛效应。推拿还能够使存在血浆中的 β- 内啡肽含量升高。

小儿推拿常用方法:揉一窝风、拿肚角、揉板门、清大肠。

● (王　列)

第七节　滞　颐

【概述】

滞者,凝也,水之积也。颐者,面颊也,同颔,指下颌。滞颐指小儿唾液过多而引起口涎外流,又称"流涎",俗称"流口水"。多见于 3 岁以下小儿,1 岁左右的婴儿尤为常见,常发生于断奶前后。如一过性,或因食物刺激、乳牙萌生等流涎为生理性流涎。滞颐可影响美观,可因下颌皮肤潮湿发炎而糜烂。

西医认为其为唾液分泌过旺,可见于正常生长发育,也可见于某些疾病,如口腔炎、舌炎、牙龈炎、智能低下儿、吞咽功能障碍、神经系统疾病、唾液腺分泌功能亢进等。

《素问·宣明五气》有"脾为涎""肾为唾",《诸病源候论·滞颐候》认为是"脾冷液多",而《灵枢·口问》言"胃中有热……涎下"。

【病因病机】

金玉(廉泉)不约为滞颐的基本病机。张隐庵《素问集注》谓:"舌下廉泉玉英,上液之道也"。因涎为脾之液,脾气通于口,脾和则口和,故涎出责之于脾。脾胃积热则廉泉不能制约,或脾胃虚寒不能收摄。

知识链接

流　涎　症

在婴幼儿时期出现流涎症状多是正常的,称为生理性流涎,通常随着发育和吞咽功能形成成熟后,15~18 个月时可自行停止,但是 4 岁以后若还有流涎症状,则通常被视为病理性流涎,分为原发性和继发性流涎症。原发性流涎症患者无直接致病因素,吞咽功能正常,仅表现为唾液的分泌量增多,显著增多的唾液常导致患者出现唾液不自主从口腔流出、说话时唾液飞溅、口臭等表现。继发性流涎症则有明确的病因,如脑瘫、智力发育障碍、重症肌无力、面瘫、帕金森病等原因,这些疾病导致口咽部、面部肌肉神经功能失调,不能正常完成吞咽反射,导致吞咽障碍,唾液不能及时咽下引起流涎。目前现代医学有保守治疗(口颌功能训练、口内矫治器等)、药物治疗(使用抗副交感神经抗胆碱能药物、肉毒杆菌等)及手术治疗等方法,多为针对脑瘫、智力发育障碍或帕金森症所导致的有严重流涎症状的继发性流涎症患者进行的治疗,不适合流涎症状相对较轻的原发性流涎症患者的治疗。

【诊断】

（一）诊断要点

涎液过多，下颌常湿。

（二）鉴别诊断

先天性痴呆患儿流涎不止，与生俱来。多为早产低体重，发育严重滞后，目无光彩，同时伴嗜睡、喂养困难等。随着年龄增长，智能与运动功能障碍才逐渐明显。

【治疗】

（一）治法

约束金津玉液为滞颐的基本治法。重视口颌局部操作，同时调理脾胃以治本，虚者佐以温补脾肾，实者清热利湿。

（二）基本方

揉承浆、廉泉（拇指置于承浆，食指置于廉泉。两指同时揉，约3分钟）

振按颊车（双掌相对，以手掌尺侧置于两颊车，同时用力振按，每振按3~5秒，放松，再振，操作1分钟）

横擦风府（一手置于前额，一手小鱼际横置于风府，来回擦令热）

摩腹（医者用四指或掌面在腹部摩约5分钟，实者顺时针方向，虚者逆时针方向）

补脾经、补肾经（各1~3分钟）

捏脊（3~6行）

方解：承浆、廉泉和颊车均为局部操作，能收束津液。横擦风府祛风祛邪；补脾经、补肾经固唾摄涎；捏脊调理阴阳、气血、脏腑功能。全方整体与局部穴位相结合，以调整脾胃为基础。

（三）操作指南

局部操作手法宜轻快，不宜太重，太重可能刺激加重流涎。

（四）辨证加减

1. 中焦蕴热

证候：流涎黏稠，口气臭秽，食欲不振，腹胀，大便干结或热臭，小便黄赤，舌质红，苔黄腻，脉滑数，指纹色紫。

治法：清热利湿。

处方：基本方加清胃经、清大肠、退六腑各2分钟，掐揉掌小横纹1分钟。

方义：加清胃经、清大肠以清利胃肠积热。退六腑以通腑泄热，并能加强清利胃肠积热。掐揉掌小横纹化积并清热。

2. 脾肾两虚

证候：流涎清稀，口淡无味，面色萎黄，形体消瘦，食欲差，易积食、消化不良，大便稀溏，舌质淡红，苔薄白，脉虚弱，指纹淡红。

治法：温补脾肾。

处方：基本方重点补脾经、补肾经，加揉板门1分钟，运丹田1~3分钟，点足三里1~3分钟，轻摩百会1分钟。

方义：重点补脾经、补肾经以温补脾肾两经。加揉板门以补益脾胃，运丹田以温补肾经，点足三里以健脾和胃、补气益血，轻摩百会以醒脑开窍、宁心安神。

【注意事项】

1. 保持患儿下颌及颈前、胸前干燥。涎液对患儿的脸颊、下颌皮肤长时间刺激，会引起口角湿疹等。

2. 不宜用手捏患儿腮部。捏压患儿面颊部容易造成腮腺的机械性损伤,导致唾液的分泌量增加,不利于恢复。

3. 忌食辛、咸、酸、冷、硬等刺激及难于消化食物。辛辣油腻食物刺激口腔,导致唾液分泌增加,亦不利于小儿脾胃功能的恢复。

【现代研究】

近年的临床报道表明单纯推拿在治疗小儿原发性流涎症时疗效满意,通过刺激相应的经络和穴位,可作用于中枢及周围器官,提高中枢神经细胞的兴奋性,加强面神经、舌下神经等的传导功能,激活休眠的脑细胞,降低口腔周围肌肉的肌张力,协调肌力与肌张力的不平衡状态,可协同改善患儿的流涎症状。推拿结合参苓白术散等健脾除湿中药治疗小儿原发性流涎可增强患儿口周肌肉力量,疗效满意。局部推拿结合针灸、康复训练和音乐疗法等在治疗脑瘫患儿继发性流涎症状效果较好,相关研究者表明,推拿能够刺激大脑皮质功能反射区,增加大脑皮质的兴奋性,并能解除血管痉挛,改善脑内血液循环,从而有利于促进脑细胞发育,修复神经组织,还能较好地改善面颊口周部的肌肉紧张度,有助于减少无意识吸吮、咀嚼、吞咽等行为。

小儿推拿常用方法:清脾经、清胃经、退六腑、补脾经、补大肠、推三关、捏脊。

（冯　跃）

第八节　脱　　肛

【概述】

脱肛是直肠黏膜、肛管、直肠全层,甚至部分乙状结肠向下移位,脱出肛外的一种疾病。其特点是直肠黏膜及直肠反复脱出肛门外,伴肛门松弛。其中,小儿脱肛以不完全性直肠脱垂为多见,主要表现为直肠黏膜脱出,好发于3岁以下的儿童。

小儿脱肛最早见于医书《五十二病方》中"人洲出"即脱肛的治疗记载。于西汉时期《神农本草经》确立了脱肛的病名并沿用至今。《诸病源候论》载"其气下冲,则肛门脱出,因谓之脱肛也"。

《黄帝明堂灸经》言"小儿脱肛泻血,灸百会一穴三壮,灸龟尾一壮"。《普济方·针灸》云:"龟尾,即脊端穷骨也,灸一壮,炷如小麦大,治小儿脱肛泻血。"因此,龟尾穴、百会穴也是推拿治疗本病的重点要穴。

本病相当于西医的肛管直肠脱垂,根据直肠壁部分或全层下移,可分为完全脱垂和不完全脱垂。

知识链接

直 肠 脱 垂

直肠脱垂是直肠黏膜、肛管、直肠和部分乙状结肠向下移位或脱出肛门外的一种疾病。发病原因多由于先天解剖因素(骶骨弯曲尚未形成、直肠前陷凹深等)及后天长期咳嗽、便秘等致腹压升高因素相互作用所导致。小儿直肠脱垂好发年龄为1~5岁,小于 1 岁及大于 8 岁者少见,近来发病率有所下降。目前认为该病是一种自限性疾病,可在 5 岁前后自愈。临床上一般分为三度,以 I 度最为常见,多数患儿通过保守治疗后可以痊愈,少数患儿保守治疗效果并不理想,则需外科手术治疗。因各型直肠脱垂均有可能通过保守治疗而痊愈,手术方式也较多,故治疗方案的选择目前尚无统一意见。因此,在制订治疗方案时,应根据患儿脱垂严重程度、脱垂后能否自行复位、有无嵌顿之风险、脱垂频次、保守治疗效果等具体情况进行综合判断,选择一个符合患儿个体的治疗方案。预防和调护也显得极为重要,主要包括养成良好排便习惯、注意饮食调理、做好便后肛部护理、避免负重远行、锻炼身体增强体质等。

【病因病机】

《疡科心得集》指出小儿脱肛皆因"气血未旺"。《景岳全书》载"肾为胃之关,开窍于二阴,所以二便之开闭,皆肾脏之所主,今肾中阳气不足,则命门火衰",认为小儿属"稚阳"之体,肾阳不足,升举乏力,致脱肛发生。

总之,小儿脱肛乃气血未旺,中气不足;或慢性泻痢、习惯性便秘、长期咳嗽引起中气下陷,固摄失司,导致肛管直肠向外脱出。

【诊断】

(一)诊断要点

1. 病史　有慢性泻痢、习惯性便秘或长期咳嗽等病史。

2. 临床表现　起病缓慢,无明显全身症状,早期大便时直肠或肛管脱出肛外,便后能自行回纳,以后逐渐不能自行回纳,需用手托回。日久失治,脱出物逐渐增长,甚至咳嗽远行时也可脱出。病情严重时可伴有大便不尽,或下腹坠胀感,因直肠黏膜反复脱出,常发生充血、水肿、糜烂、渗液,甚至渗血。

3. 直肠脱垂临床分为三度　I 度脱垂:为直肠黏膜脱出,脱出物色较红,长 3~5cm,触之柔软,无弹性,不易出血,便后可自行还纳。Ⅱ 度脱垂:为直肠全层脱出,长 5~10cm,呈圆锥状,色淡红,表面为环状而有层次的黏膜皱襞,触之较厚有弹性,肛门松弛,便后有时需用手托回。Ⅲ 度脱垂:直肠及部分乙状结肠脱出,长达 10cm 以上,色淡红,呈圆柱形,触之很厚,便后需用手托回。

4. 辅助检查　肛门镜检可看到直肠内黏膜折叠。

(二)鉴别诊断

本病当与内痔相鉴别。内痔可见痔核脱出,但无环状黏膜皱襞,呈暗红、青紫或灰白色,伴有疼痛、便血和肛门瘙痒感。患者如若长期便血,可伴随发生乏力、面色苍白等贫血的相关症状。

【治疗】

(一)治法

脱肛治疗,以益气托肛为基本法则。实证以清热利湿为主,虚证以扶正为主,治以健脾益气、升提固涩。

(二)基本方

按揉百会,拿肩井(先以食、中二指置于百会穴,按揉 2 分钟;后拇指与食、中二指相对,捏拿肩井 1 分钟)

摩腹揉脐(先以掌面于腹部行摩法,实者顺时针方向,虚者逆时针方向,3分钟;再以中指端揉脐1分钟)

揉大肠俞、胃俞、脾俞(以食、中二指揉背部大肠俞、胃俞、脾俞,每穴各1分钟)

按揉龟尾穴、推上七节骨(先以中指端按揉龟尾穴,再用食、中二指指面推上七节骨,各1~3分钟)

捏脊(10行)

方解:按揉百会、拿肩井可升提阳气;摩腹揉脐乃局部操作,可调节中焦气机;揉大肠俞、胃俞、脾俞有标本兼顾之功,既可固涩大肠,又能激发脾胃经气;按揉龟尾穴、推上七节骨直接起升提固涩之用;捏脊能提高小儿免疫力。全方整体与局部穴位相结合,虚实兼顾,适用于脱肛不同证型。

(三)操作指南

1. 升提阳气,按揉百会穴宜轻,拿肩井穴宜重。

2. 摩腹法要根据病情虚实决定手法方向,顺时针方向为泻法,适合湿热下注证,逆时针方向为补法,适合脾虚气陷证。

3. 揉大肠俞、胃俞、脾俞要按照自下而上的顺序来,如此可起收涩的作用。

4. 按揉龟尾穴和推上七节骨可以同时操作,患儿可趴在施术者大腿上,一手中指端按揉龟尾穴,另一手食、中二指指面推上七节骨,同时施术者大腿抖动,带动患儿腹部振动。

(四)辨证加减

1. 脾虚气陷

证候:大便或咳嗽、远行时肛内肿物脱出,轻重不一,色淡红,肛门坠胀,疲乏无力,食欲不振,舌淡苔白,脉弱,指纹淡红。

治法:补气升阳举陷。

处方:基本方加补脾经、补肾经、补大肠各1~3分钟,推上三关、按揉足三里、运丹田1~3分钟。

方义:加补脾经以健脾益气,补肾经以壮命门之火、固涩下元,补大肠以温中止泻、涩肠固脱。推上三关以培补元气、温阳散寒,按揉足三里以补脾健脾、补益气血,运丹田以温补肾经。

2. 湿热下注

证候:直肠脱出难纳,肿胀掀红灼热,渗液流滋,肛门胀痛,舌红,苔黄腻,脉滑数,指纹紫滞。

治法:清热利湿。

处方:基本方加清大肠、清小肠、退六腑各1~3分钟,掐揉掌小横纹1分钟。

方义:清大肠经、清小肠以清利肠道湿热。退六腑以通腑泄热,并能加强清利肠道湿热之功。掐揉掌小横纹以化痰理气。

【注意事项】

1. 推拿治疗脱肛具有较好的临床疗效,但要排除痢疾及其他疾病引起的脱肛。

2. 掌握辨证要点,准确辨证是保证疗效的关键,临床上应注意与内痔等相鉴别。

3. 患脱肛后,应及时治疗,防止发展到严重程度。

【现代研究】

近年的临床报道表明单纯小儿推拿在治疗小儿脱肛中的Ⅰ度脱垂和Ⅱ度脱垂效果满

意,通过刺激相应的经络和穴位,可增强患儿免疫力,促进骨骼和肌肉的发育,增加肛门周围肌肉韧带的力量,从而达到治疗的作用。膏摩疗法作为推拿结合中药的一种特殊外治疗法,在小儿脱肛的治疗中效果较好,可发挥药物和推拿手法的双重疗效,研究发现,推拿手法可使皮肤表面温度上升,通过加速血液循环以促进药效的利用,提高中药"收涩固脱"的治疗作用。

小儿推拿常用方法:按揉百会、揉龟尾、推上七节骨。

● (冯　跃)

复习思考题

1. 试述推拿治疗厌食的小儿推拿基本手法及方解。
2. 试述小儿便秘的辨证分型及推拿临床应用。

扫一扫
测一测

第九章

肝 系 疾 病

学习目标

通过学习,掌握肝系疾病(惊风、注意力障碍、小儿抽动症、癫痫、啮齿)的病因与病机、诊断要点,以及推拿治疗的基本方以及辨证加减。

第一节 惊 风

【概述】

惊风是古代儿科常见病,也是危急重症。传统文献称抽风、抽搐、发搐、天吊、内吊、鹰爪惊等,是一种以全身或局部肌肉抽搐、神志不清为特征的病症。古人以搐、搦、掣、颤、反、引、窜、视八候概括主症,以热、痰、惊、风归纳病机。并根据惊风发病缓急和证候虚实分为急惊风和慢惊风两大类。

本病5岁以内好发,年龄越小越多见。任何季节均有,夏日为多,高烧时为多。"小儿之病,最重惟惊"(《幼科释谜·惊风》)。过去惊风普遍存在,加之发病急骤,证情凶险,威胁生命,治疗很难,因此被称为四大儿科难症之一。

西医的小儿惊厥与之相似,责之为中枢神经系统功能紊乱。

小儿推拿因防治惊风而诞生,明代《秘传看惊掐惊口授手法论》为小儿推拿奠基著作,惊风的历史文献也最多。

【病因病机】

热、痰、惊、风为急惊风的四大病机;虚、痰(瘀)、惊、风为慢惊风的基本病机,区别在虚实。急惊风病在心、肝,抽搐有力;慢惊风病在肝、脾、肾,抽搐无力。

热可因外感,尤以风邪、暑邪和温疫常见,亦可内生。火热炽盛,深入营血,内陷心包,引动肝风,致高热惊厥。痰可因热灼炼液,也可因饮食失节,脾失健运。伏痰暴发,痰气交阻,经络不通,心窍蒙蔽,神志无主,昏厥抽搐。惊因小儿神气怯弱,元气未充,不耐刺激,复加目触异物,耳闻巨声,不慎跌仆等。猝受惊恐,心动神摇,不能自持,惊叫惊跳,抽搐神昏。

慢惊风多发于大病久病之后,如暴吐暴泻、久吐久泻、长期低热、颅脑外伤、急惊失治等。因五脏受损,气血不足,营阴暗耗,筋脉失养,水不涵木,虚而风动。

惊风无论急性或慢性,均以抽搐为特征,抽搐乃动,乃风之特征。

知识链接

惊　厥

　　惊厥是指大脑皮质运动区神经元异常放电所引起的暂时性脑功能障碍,表现为全身或局部骨骼肌的剧烈、不自主的收缩,可伴有不同程度意识障碍,可在许多疾病过程中出现。小儿常易发生惊厥,其原因主要是大脑皮质正处在不断发育完善的过程中,皮质神经细胞分化不全,兴奋性高,对皮质下的功能抑制作用较弱。临床中,导致小儿惊厥的病因较多,并且较为复杂,一般可根据患儿是否发热分为感染和非感染疾病。感染性病因包括颅内感染(细菌、病毒、真菌等病原体透过血脑屏障而出现的脑膜炎)和颅外感染。颅外感染又包括热性惊厥和中毒性脑病,其中热性惊厥是儿童惊厥最常见的原因,是指发热状态下(腋温≥38℃,肛温≥38.5℃)时出现的惊厥,没有中枢神经系统感染证据,也没有导致惊厥的其他原因,既往也没有无热惊厥的病史,并将其分为单纯型热性惊厥及复杂型热性惊厥两种。热性惊厥持续状态(热性惊厥发作时间≥30分钟)发作时间长,可能导致脑损伤,发生后遗症,故应当积极防治。非感染性病因包括颅内中枢神经功能异常、颅脑损伤、颅外全身性疾病(缺氧缺血性脑损害、代谢性疾病)等。

【诊断】

(一) 诊断要点

1. 多见于 3 岁内婴幼儿,5 岁以上逐渐减少。

2. 有接触时行疫疠,或猝受惊恐,或颅脑外伤与疾病,或高热,或反复呕吐、久泻、解颅、初生不啼等病史。

3. 急惊风以四肢抽搐、颈项强直、角弓反张、两目上视、神志昏迷为特征,多伴有高热。慢惊风起病缓慢,病程长,反复发作,以嗜睡无神、抽搐无力、筋惕肉瞤、时作时止为特征。

4. 血、尿、便常规检查,或脑脊液、脑电图等检查可协助诊断。

(二) 鉴别诊断

1. 癫痫　具有突然仆倒,不省人事,四肢抽搐,须臾自止,移时即醒等特点,与惊风相似。鉴别要点:①惊风 3 岁内多发,5 岁以上多考虑癫痫。②惊风常伴发热,痫证体温多正常。③惊风大多抽搐 1 次,很少 2 次以上;痫证反复多次发作。④惊风脑电图正常,痫证脑电图有棘波、尖波、棘慢波等异常放电表现。

2. 脐风　脐风以唇青口撮,牙关紧闭,苦笑面容,四肢抽搐,角弓反张为主症,多发于出生后 4~7 天,因断脐不慎感染邪毒所致。

3. 厥证　厥证以突然昏倒、不省人事、四肢逆冷为特征。厥证昏迷,多四肢厥冷,而无肢体抽搐或强直等惊风症状。

【治疗】

(一) 治法

　　无论急、慢惊风,发作时均应看惊掐惊,开窍醒神治其标。休止期应辨证论治图其本。急惊风病在心肝,属实证,应以平肝息风、清热泻火、宁心安神为治。慢惊风病在肝、脾、肾,属虚实夹杂,应以补益脾肾、平肝息风为治。

　　豁痰开窍,活血化瘀在惊风防治整个过程中有积极意义。

（二）基本方

方1 急惊风休止期

心肝同清（同时操作 2~3 分钟）

清天河水、推桥弓（清天河水 2~3 分钟；推左右桥弓各 10 次）

揉板门与分推膻中（揉板门 2~3 分钟；分推膻中 5~8 遍）

捣小天心与拿止惊（痉）穴（捣小天心至前臂麻木；拿曲池、委中、百虫和承山等，每穴拿 8~10 次）

方解：急惊风心肝火旺，因而心肝同清。清天河水与推桥弓清心火、透邪热、止痉挛、息肝风，针对"热"。揉板门与分推膻中，调畅气机，化痰消积，针对"痰"。捣小天心配拿曲池、委中、百虫和承山等开窍醒神，镇惊止痉，针对"惊"。全方清热泻火，化痰通络，镇惊息风，切中急惊风四大病机。

方2 慢惊风休止期

补脾经、补肾经、清肝经（各 2~3 分钟）

改良黄蜂出洞法（掐心经、内劳宫，捣小天心，掐总筋，分推手阴阳并按阳池、阴池为 1 遍。操作 3~6 遍）

运内八卦（2~3 分钟）

揉中脘与摩腹（揉中脘 1~2 分钟，顺时针、逆时针摩腹各 3 分钟）

捏脊（3~9 遍，重点刺激心俞、肝俞、脾俞等穴）

摩揉涌泉（分别摩、揉与搓擦约 1 分钟）

方解：慢惊风责之肝、脾、肾，补脾经以补脾胃，补肾经以补先天，清肝经平肝止搐。黄蜂出洞法协调阴阳、调和气血，针对惊和瘀。运内八卦，揉中脘与摩腹调补脾胃，化积化浊，行气消痰，针对虚和痰。捏脊攻补兼施，补在脾肾，攻则消积化痰，针对虚和痰。摩揉涌泉引火归原，针对虚和余热。全方健脾胃，培真元，化痰浊，止惊风，切中慢惊风四大病机。

无论急惊风或慢惊风，发作时均宜运用掐惊术（详见操作指南）。

（三）操作指南

1. 掐惊术

穴位：人中、承浆、攒竹、十王、老龙、左右端正、总筋、精宁、威灵、合谷、曲池、委中、阳陵泉、承山、昆仑、太溪。

方法：除昆仑与太溪用拿法外，其余均用掐法。每次选择 1~3 个穴位，每穴掐 3~10 次。亦可一手掐人中不动，另一手轮流、交替掐上下肢穴位。

要点：从重从快，以患儿痛楚、皱眉、啼哭为佳，以抽搐止、神苏醒为原则。

运用：惊风发作时抽搐、昏迷。急、慢惊风均应开窍醒神、息风止痉、急救。人中、承浆位于中轴为主穴，十王、老龙、左右端正、合谷位于上肢，昆仑、太溪、委中、阳陵泉、承山位于下肢。临床应根据主要抽动部位选穴。

2. 左右端正可同时掐，亦可分别掐。阳从左升，阴从右降。脱症宜重掐左端正以救脱，闭症宜重掐右端正以开闭。

3. 小天心为传统息风止痉要穴，捣的方向应与眼睛异常方向相反，即目上视下捣，下视上捣，左斜右捣，右斜左捣。

4. 高热惊厥宜推桥弓与冰敷囟门。《灵枢·刺节真邪》记载了桥弓的推法："大热遍身，

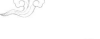

狂而妄见、妄闻、妄言。视足阳明及大络取之,虚者补之,血而实者泻之。因令偃卧,居其头前,以两手四指挟按颈动脉,久持之,卷而切推,下至缺盆中而复止如前,热去乃止。此所谓推而散之者也。"方法为:以湿毛巾裹冰块,沿胸锁乳突肌从上至下缓缓推进,左右各推 5~10 次。同时,可用湿毛巾裹冰块敷于囟门。

5. 手法虽有急、慢惊风之分,但均针对痰、瘀、惊、风、热、虚等基本病机,故临床多交相运用。

（四）辨证加减

1. 急惊风

（1）外感惊风

证候:急性高热病史,突然四肢抽搐,烦躁不安,神昏,面红目赤,皮肤灼热,舌红苔黄,脉数,指纹绛。

治法:清热、息风、镇惊。

处方:掐惊术与方 1,加按揉太阳穴 1~2 分钟,水底捞明月 1 分钟,清天柱骨局部潮红为度,掐揉太冲 1 分钟。

方义:加水底捞明月以清热;清天柱骨顺气降逆,并加强清热之效。按揉太阳穴、掐揉太冲以镇惊息风、清肝宁心。

（2）痰食惊风

证候:有伤食史,平素纳呆、呕吐,突然发热,神昏惊厥,喉中痰鸣,口中秽浊,便秘尿赤,苔厚腻,脉滑数。

治法:通络导滞,化痰定惊。

处方:掐惊术配合方 1、方 2,加掐揉小横纹 10 遍左右,清大肠 1~2 分钟,推下七节骨令局部潮红,按揉丰隆 1~2 分钟。

方义:加掐揉小横纹、按揉丰隆以化痰。清大肠以清利肠道,推下七节骨以泄热导滞,并加强通便之效。

（3）惊恐惊风

证候:平素胆小易惊,夜啼,近期有惊吓史,发作时惊惕战栗,恐惧不安,喜投母怀,惊厥尖叫,脉乍有乍无,指纹青。

治法:清心镇惊,益气安神。

处方:掐惊术配合方 1、方 2,加按揉心俞、肝俞、胆俞各 1 分钟,摩囟门 2~3 分钟,掐揉五指节 5~10 遍。

方义:加按揉心俞、肝俞、胆俞以补益肝胆、清心安神,摩囟门、掐揉五指节增强镇惊安神之效。

2. 慢惊风

（1）脾肾阳虚

证候:面色苍白或青灰,囟门凹陷,精神极度委顿,口鼻气冷,额汗涔涔,四肢厥冷,手足蠕动震颤,大便清冷,舌质淡,苔白,脉沉细无力,指纹色青。

治法:温补脾肾止惊。

处方:方 2 为主,配合方 1,加推上三关、揉外劳宫、掐揉一窝风各 1~3 分钟。

方义:推三关与揉外劳宫合用,温中散寒以助脾肾之阳。掐揉一窝风以温中散寒、行气通络。

（2）脾虚肝旺

证候：形神疲惫，面色萎黄，嗜睡露睛，四肢不温，阵阵抽搐，大便稀薄色青，时有肠鸣，舌淡苔白，脉细弱，指纹淡。

治法：健脾疏肝止痉。

处方：方2为主，兼方1，加按揉目上眶、运太阳各1~3分钟，搓摩胁肋5~10遍。

方义：加按揉目上眶、运太阳以调和气血、平肝息风，搓摩胁肋以疏肝解郁、行气化痰、消痞散结。

（3）阴虚风动

证候：虚烦疲惫，面色潮红，低热消瘦，震颤瘛疭，或肢体拘挛，手足心热，大便干结，舌光红少苔，脉细数，指纹鲜红。

治法：育阴潜阳，滋水涵木。

处方：方1、方2并重，加揉二人上马、搓擦三阴交各1~3分钟，推箕门潮红为度，掐揉耳后高骨10~20遍。

方义：加揉二人上马、搓擦三阴交以滋补肾阴，推箕门、掐揉耳后高骨以疏风清热。

【注意事项】

1. 重视惊风预防　小儿发热，应注意观察体温变化。当有惊风先兆时，应立即配合掐惊术，并保证体液充足。

2. 急惊发作时手法操作虽从重从快，但切勿强行牵拉，掐法不宜刺破皮肤。

3. 积极治疗原发性疾病　很多疾病均能引起小儿惊厥，推拿手法对解除惊厥发作具有很好效果。惊厥控制后，宜积极治疗原发疾病。

【现代研究】

近年的临床报道表明推拿疗法用于小儿急惊风的救治效果满意，对于闭厥不醒、牙关紧闭、两目上窜或者侧视、四肢抽搐不止等急惊风的患儿，取人中、百会、百虫窝等腧穴重掐，具有良好的开窍醒神镇惊的疗效。研究表明，推拿手法刺激可以间接调节中枢神经系统的兴奋和抑制作用，促进神经纤维的发育程度更加均衡，促进神经修复和再生，调节相关联神经递质的含量，帮助其恢复动态平衡，从而达到治疗效果。推拿联合艾灸、中药、针刺等治疗慢惊风和慢脾风疗效满意，且中医综合治疗优于单一疗法。

小儿推拿常用方法：掐人中、掐合谷、摩涌泉、补脾经、清肝经。

（冯　跃）

第二节　注意缺陷障碍

【概述】

本病又称注意缺陷多动障碍、儿童多动综合征、多动症，是儿童时期以注意力不集中、活动过度、情绪不稳、冲动任性、自控力差，并伴有学习障碍，但智力正常或基本正常的一种行为障碍性疾病。多见于学龄期儿童，男孩多于女孩。发病机制至今未明，可能与遗传、环境因素、颅脑病变、产伤等有关。

本病在古代医籍中未见专门记载，根据患儿神志涣散、多语多动、冲动不安的特征，可归入"脏躁""躁动"证中，又由于其智能正常或接近正常，因活动过多、思想不易集中而导致学习困难,故又与"健忘""失聪"证有关。

【病因病机】

心肝偏旺、神魂失守为多动症的基本病机。

肝属木,性条达,体阴用阳,如性情压抑、所求不遂,肝气不舒,营血暗耗,均可致肝旺生风而多动。心属火,火性升散,高热、急惊之后,余毒未清,心神受损。心主神明,心为神舍,神出于心则思维与活动,神舍于心则安宁与睡眠;心神有节,出入正常,自无多动;心旺神摇,难以自控而多动。

📖 **知识链接**

注意缺陷与多动障碍(ADHD)

　　本病是一种常见的神经系统发育障碍性疾病,全球大约有 5.29% 的学龄儿童受到影响,在儿童早期发病,这些儿童中有 66% 会将 ADHD 症状持续到成年期。ADHD 易对儿童和青少年的学习、认知、行为、情绪和社交等多方面造成不良影响,甚至导致安全事故、意外伤害和药物滥用的发生率增高。ADHD 的治疗首选药物是医用兴奋剂,如哌甲酯和硫酸右苯丙胺,其中哌甲酯的使用范围更广。令人担忧的是,兴奋性药物会增加儿童和青少年突然不明原因死亡的风险,案例报道中已经有过许多此类问题的记录。目前,ADHA 仍然是患病率较高的一类行为障碍,其症状并不是像既往认为的那样,会随着年龄增长而逐渐消失,而是一种可以持续到成年期并严重影响社会功能的慢性迁延性疾病,且多数患者预后不良,需要全社会提高认识,加强干预。

【诊断】

1. 发病多在 7 岁前,病程持续半年以上。

2. 注意力涣散,学习、做事注意力不集中,坐立不安,小动作,活动过度。

3. 情绪不稳,冲动任性,动作笨拙,学习成绩不稳定,但智力正常或接近正常。

4. 体格检查动作不协调,翻手试验、指鼻试验、对指试验阳性。

5. 排除其他精神发育障碍性疾病。

【治疗】

(一) 治法

宁心安神,平肝息风为本病的基本治法。临床常常根据患儿情况,辅以滋阴、调补气血、豁痰开窍、活血化瘀等治法。

(二) 基本方

心肝同清(2~3 分钟)

改良黄蜂出洞法(一手握患儿手腕,一手拇指掐心经、内劳宫各 9 次;按小天心数次,捣小天心令局部麻木;掐总筋 3~5 次,从总筋起分推手阴阳 3~5 次,最后一次推至两侧时,同时按阳池、阴池 1 次。操作 5~8 遍)

涌泉操作(两拇指分别摩、揉、点涌泉各 1 分钟,捣 10 次,搓擦令热)

掐太冲(10 次左右)

百会与四神聪(以拇指或食、中、无名三指并拢,于百会穴摩、揉、振、推 3~5 分钟,后以两拇指点四神聪穴,先点左右,再点前后,各 10~20 次)

轻叩头(十指呈爪状,快速叩击头部约 1 分钟;中指紧贴头部,食指指腹置于中指背,食指快速从中指背上滑下,击打头部,约 1 分钟)

扫散少阳经(双手十指呈爪状,置于头之两侧快速来回扫动约 1 分钟)

方解:清心经宁心除烦,清肝经清热平肝。黄蜂出洞刺激心包经,有较强的镇静安神之功。涌泉引火归原,太冲息风镇静。百会配合四神聪,既升提气机,使神有所主,又豁痰逐瘀开窍。轻叩头安神醒脑,扫散少阳疏肝胆、利头目。全方宁心平肝、调节脑神而治多动。

(三)操作指南

1. 推荐上下同时操作。分别在头和脚同时给予刺激,上下联动,利于调节气机和阴阳。一法为一手操作百会,一手操作涌泉,两手均轻柔,一上一下,调和阴阳。另一法为一手轻叩头或扫散少阳经,另一手掐太冲,上轻下重,上升散下镇惊,刚柔相济,疏肝平肝。

2. 百会与四神聪轻刺激开窍醒神,如摩法、揉法、弹法、轻搔法;重刺激镇静安神,如振按法。多动频繁时宜重刺激,多动缓解时宜轻刺激;早上宜轻刺激,晚上宜重刺激。

3. 在临床有偏于心和偏于肝之别。如偏于心神不宁,以清心经、黄蜂出洞为主;偏于肝旺,以清肝经、揉涌泉、掐太冲、轻叩头、扫散少阳经为主。

4. 本病的治疗宜与抽动症、惊风、癫痫等互参。

5. 本病患儿依从性差,操作有难度。应充分与患儿及其家长沟通,配合语言、儿歌、故事等形式以诱导其专注感受推拿。

(四)辨证论治

1. 肝肾阴虚

证候:患儿多消瘦。整日难静,躁扰不宁,面颊红赤,耳鸣,口燥咽干,潮热盗汗,舌红少苔,脉细数,指纹浮红。

治法:滋阴平肝。

处方:基本方重点清肝经、掐太冲、摩涌泉。加按揉目上眶 1 分钟,点三阴交 10 次,掐揉二人上马 1~2 分钟,补肾经 2~3 分钟,水底捞明月约 1 分钟。

方义:重点清肝经、掐太冲以清热平肝、宁心安神,摩涌泉以滋阴补肾。加点三阴交、掐揉二人上马、补肾经以补肾滋阴,按揉目上眶平肝息风,水底捞明月以清热。

2. 脾虚肝亢

证候:肢体胸动、麻木、转筋,手足躁扰,身躯扭动,坐卧不安,情绪紧张,难以入静,多疑,食少便溏,舌淡,苔薄白,脉弦细,指纹浮。

治法:平肝益脾。

处方:基本方重点清肝经、掐太冲、扫散少阳经。加掐精威、掐皮罢各 10 次,掐揉五指节 10 遍,振目上眶 1 分钟,振按头四方 10 次,补脾经、推上三关各 2~3 分钟。

方义:重点清肝经、掐太冲以清热平肝、宁心安神,扫散少阳经以疏肝经、利头目。加掐精威、掐皮罢、掐揉五指节以镇静安神、清心平肝,振目上眶、振按头四方以安神定志、平肝息风,补脾经、推上三关以温中散寒、补益脾经。

3. 痰火内扰

证候:患儿多肥胖。行为怪异,喜笑无常,流涎,口舌糜烂,舌红,苔黄腻,脉滑,指纹紫滞。

治法:清心化痰。

处方:基本方重点清心经,黄蜂出洞,百会配涌泉上下同时操作。加顺运内八卦、清天河水 2~3 分钟,揉膻中并乳旁、乳根 1~3 分钟,拿承山 10 次。

方义:重点清心经、黄蜂出洞以宁心除烦、镇静安神,百会配涌泉加顺运内八卦以宽胸理气、健脾化痰,揉膻中并乳旁、乳根以增强宽胸理气化痰之功。清天河水以清热宁心,拿承山以健脾利湿。

4. 清窍被蒙

证候:患儿多有产伤或颅脑外伤史。多动,胆怯,肢体无力,智力低下,注意力不集中,健忘,睡眠浅,多梦,睡中哭泣,舌淡,苔白腻,指纹滞;或头痛如针刺,部位固定,肌肤甲错,夜卧不安,舌质暗,或有瘀斑瘀点,脉涩,指纹色暗。

治法:开窍醒神,化痰活血。

处方:基本方重点操作清心经、黄蜂出洞、于百会与四神聪穴上的操作、轻叩头、扫散少阳经。加调五脏左右各 5~10 遍,双点门 2~3 分钟,振脑门 1 分钟(揉 3 振 1,并拳叩颈椎),拿血海 1 分钟,捏脊 3~20 遍。

方义:重点清心经、黄蜂出洞以宁心除烦、镇静安神,于百会与四神聪穴上的操作、轻叩头、扫散少阳经以醒脑开窍、升提气机、疏肝利胆。加调五脏、双点门、振脑门以补益五脏、开窍益智、宁心安神。拿血海以活血化瘀、补血养血,捏脊以补脾益肾。

【注意事项】

1. 推拿治疗该病确有疗效,能明显改善症状,甚至彻底治愈,但治疗时间长。学龄前儿童可每天坚持,学龄后宜每周推拿 2~3 次。

2. 儿童多动综合征是由遗传、环境、心理、社会诸多因素引起,应采用综合疗法。如药物、心理、行为、运动治疗等,并注重对小儿生存环境的调查及辅导家长,为小儿提供健康的生活与心理环境。

3. 要保证患儿营养,多食水果及新鲜蔬菜,补充蛋白质,避免食用有兴奋性和刺激性的饮料和食物。

【现代研究】

近年的临床报道表明中医疗法治疗小儿注意力障碍与中枢兴奋剂疗效大致相当,虽然起效慢,但疗效肯定,且未发现明显毒副反应,也无成瘾性形成,值得临床推广;其中单纯推拿治疗注意力缺陷多动患儿疗效满意。研究表明中医综合疗法优于单纯疗法,推拿结合方药如静宁方治疗小儿注意力障碍,可以显著降低注意缺陷评分、多动/冲动评分,且本病的治疗时间长,推拿联合中药疗法不良反应小,患儿及家长的依从性高,远期疗效和稳定性俱佳。推拿整脊手法结合针灸治疗小儿注意力障碍,可以有效降低注意缺陷多动障碍筛查量表评分,更好地改善患儿的核心症状,临床疗效显著。

相关机制研究:小儿注意缺陷多动障碍与多巴胺能系统失调有关,其病因涉及单胺类神经递质及相关基因如多巴胺转运体、多巴胺受体、去甲肾上腺素转运体、单胺氧化酶 A、蛋白激酶等。有研究表明,小儿推拿通过施术刺激机体局部的压力感受器,可调节中枢单胺类神经递质,帮助恢复神经递质如多巴胺、去甲肾上腺素等的生理平衡状态,从而缓解小儿注意力多动障碍的症状,达到治疗效果。

小儿推拿常用方法:揉按百会、揉按四神聪、清肝经、拿肩井。

(冯 跃)

笔记栏

第三节 抽动秽语综合征

【概述】

抽动秽语综合征又称多发性抽动症,是以不自主地、反复快速地一个或多个部位运动抽动和/或发声抽动为主的一种慢性神经精神障碍性疾病。男女之为(3~4)∶1,5~10岁儿童最多见,少数至青春期自行缓解,部分延至成人。

抽动秽语综合征的特征是不自主、突发、快速反复的肌肉抽动,在抽动的同时常伴有爆发性、不自主异常发声。抽动多从面、颈开始,逐渐发展到颈肩部,最后波及躯干及四肢。抽动部位和形式差异大,如眨眼、斜视、撅嘴、摇头、耸肩、缩颈、伸臂、甩臂、挺胸、弯腰、扭动肢体等。发声表现为喉鸣音、吼叫声,甚则逐渐转变为刻板咒骂和污秽词语。波动性为本病另一特征,表现为病程长,症状时轻时重。抽动部位、频率及强度也随时变化。在紧张、焦虑、疲劳、不寐时加重,放松、愉悦时减轻。患儿智力一般正常,也有注意力不集中、学习困难等。

西医对其发病原因和机制尚不清楚。认为其与遗传、中枢神经结构功能异常和疾病(如癫痫),以及精神、代谢紊乱等有关。

中医抽动记载为"抽搐""瘛疭"和"筋惕肉瞤""秽语",责之于心神异常,该病与中医"慢惊风""慢脾风""札眼"等病症有关。

【病因病机】

现代中医对于本病治疗多,总结少,处于不断探索中。

1. 抽动与风　该病以长期反复发作的局部抽动为特征。风性主动,抽动为风。《小儿药证直诀》曰:"凡病或新或久,皆引肝风,风动而止于头目。"《素问·至真要大论》曰:"诸风掉眩皆属于肝。"掉眩就符合头摇、肢摆、旋转、振颤等抽动症表现。本病类似慢惊风,却以局部抽动为特征。

2. 抽动与肝肾　肝肾同居下焦,精血同源。肝为刚脏,体阴用阳,其性主动。若先天不足,或后天失养,或性情乖戾、急躁,肝郁化火,暗耗营阴,均可致精血不足,筋脉失养而"筋惕肉瞤"(各种类似抽动症的局部表现)。本病因情绪激动而诱发或加重,也提示其与肝木偏旺有关。

3. 抽动与心脾　本病抽动具有不自主性,且无力,与慢惊风类似。"心者,君主之官,神明出焉",人体各脏腑、部位和动作的协调由心主宰,神无所主是各种无意识动作产生的根源。脾主静,又主四肢肌肉,本病肉瞤,动而无力,当为脾病。《幼科证治准绳·慢惊》谓"瘛疭渐生,其瘛疭症状,两肩微耸,两手下垂,时复动摇不已",就与本病类似。中医从心脾论治慢惊风。

4. 抽动与痰　喉间发出奇异声音为本病特征,喉间声响当为痰浊。痰浊上蒙清窍(脑),或痰迷心窍致神机运转失灵为本病又一关键病机。

综上所述,本病为本虚标实之证,标实为阳亢、风动、痰浊,本虚为肝肾不足、髓海不满、脾虚失运。

知识链接

抽动秽语综合征概述

本病是一种慢性神经精神障碍性疾病,该病病因尚未完全明确。西医学对本病的治疗,多是多巴胺受体阻滞剂,以氟哌啶醇、盐酸硫必利为代表,其敏感性高,用药后可很快控制症状,但停药后极易复发,同时研究发现该药副作用大,约半数左右患儿出现锥体外系反应如嗜睡、抑郁、厌学等不良情绪反应,不易被患儿及家长接受,临床依从性较差。针对可能的自身免疫病机,采用神经免疫干预治疗,例如静注免疫球蛋白G或血浆置换。此外,还有神经外科治疗、行为治疗等,但行为治疗的长期效果尚待评估。

【诊断】

(一)诊断要点

1. 中国精神疾病分类方案及诊断标准(第3版)。

(1)起病年龄为2~21岁,以5~10岁最多见,10~12岁最严重。

(2)表现为多种抽动动作和一种或多种不自主发声,两者出现于病程某些时候,但不一定同时存在。

(3)抽动形式不固定,可以从一种形式转变为另一种形式,或者出现新的抽动形式;非持久性存在,且症状可短暂自我控制。

(4)与其他运动障碍不同,抽动是在运动功能正常的情况下发生,抽动症状时轻时重,可暂时或长期自然缓解,也可因某些诱因而加重或减轻。

(5)不自主抽动和发声,不能用其他疾病解释。

2. 实验室检查 磁共振(MRI)、脑血流显像(SPECT)和脑电图可协助诊断。

(二)鉴别诊断

儿童多动综合征与本病名称相近,可合并发生。抽动秽语综合征以局部(某组及多组肌群)不自主抽动及喉部发声为特点,抽动具有多样性、波动性和长期性。儿童多动综合征无抽搐,一般也无喉间异常发声,表现为整体入静难,多动、好动、冲动。

【治疗】

(一)治法

止抽搐、止秽语以治标;通过镇肝息风、宁心安神、看惊掐惊、豁痰开窍而实现。健脑益智、调整阴阳以治本;通过健脾补肾、温阳益气以达充养髓海,从而达到正向调节大脑、心神的目的。

(二)基本方

方1

头面四大手法(共操作3~5分钟)

心肝同清(2~3分钟)

改良黄蜂出洞(1~2分钟)

调五脏(左右手各5遍)

头部三振按(两拇指重叠,以指腹振按百会;两手食、中、无名三指并拢分别振按两目上眶;两掌相对,先振按头之两颞侧,后振按头之前后,即振按头之四方。三振按均要求用力方

向指向头部中央,三法各操作 1~2 分钟)

三阴交(先点、振、揉 1 分钟,后上下搓擦令热)

方解:头面四大手法调和阴阳,缓解面、目、鼻、耳抽动;心肝同清,平肝木,清心火,止抽动;改良黄蜂出洞宁心安神;调五脏十指连心,协调五脏;头部三振按镇肝息风,安神定志;三阴交滋养肝肾,导热下行。全方镇肝息风,滋阴潜阳,标本兼治,以治标为主。

方 2

补脾经、补肾经(各 1~2 分钟)

揉二马(1~2 分钟)

掐揉内劳宫(揉 3 掐 1,1 分钟)

捏脊(3~9 遍)

温熨丹田(分别摩运、揉、振小腹各 1~3 分钟,横擦令热)

方解:补脾经健脾化痰,补肾经温助元气;揉二马配合揉内劳宫清虚火、除烦热;捏脊增益补脾经和补肾经功能;温熨丹田引火归原,收敛浮阳。全方调补肝肾心脾,以治本为主。

(三)操作指南

1. 方 1、方 2 不宜截然分开,多配合运用。实证、热证、阳亢,或抽动频繁以方 1 为主,方 2 为辅。虚证、寒证、陷证,或相对缓解以方 2 为主,方 1 为辅。或早晨操作方 2 助阳以升,晚上操作方 1 助阳以降,使天人阴阳合一。

2. 头面四大手法传统多为开天门、推坎宫、揉太阳各 24 次,掐揉耳背高骨数次,是为起式,每病必用,固定程序。因头面四大手法邻近五官,此为抽动好发部位,故本病头面四大手法为操作重点。常常开天门、推坎宫 1~2 分钟,运太阳 2~3 分钟,掐揉耳背高骨 1 分钟。对于局部抽动有一定安抚作用。

3. 调五脏要求手到、气到、语言到。每天操作,左右手都操作,甚至操作双脚趾。持之以恒,有利于患儿建立对手指和脚趾的认知与反射弧,从而达到健脑益智作用。

4. 振按百会、目上眶和头四方俗称头部三振按。振按百会可双拇指重叠,也可用手掌,振按目上眶可拇指横置,或食、中、无名三指并拢,于目上眶内上缘 3 揉 1 振按。振按头四方先掌振两颞侧,后振按头之前后(一掌置于前额,一掌置于后枕部,对称挤按)。要求振按方向直指脑部中央;稍大小儿建议三法配合呼吸,即呼气时振按,吸气时放开。三法镇静安神有良效。

5. 除了运用方 1、方 2 治本外,还应针对主要抽动部位配合局部推拿操作。

如眨眼频繁,加按揉眼周睛明、攒竹、鱼腰、丝竹空、瞳子髎、太阳、承泣、四白穴各 10~30 秒,轻柔轮刮眼眶反复 24 次。

如耸鼻撅嘴,加按揉鼻周的迎香、上迎香、印堂、口周的地仓、承浆、颊车穴各 10~30 秒,推鼻翼 24 次,环推抹口周 24 次。

如挠耳不止,加猿猴摘果 6 遍,按揉完骨、翳风、耳门、下关穴各 10~30 秒。

如喉间发声,加按揉天突、咳穴、廉泉、扶突各 10~30 秒,推擦天柱骨透热。

如甩手耸肩,加拿揉肩部至腕(运用拿揉结合的手法,循手三阴三阳经,从肩井穴经上臂至肘关节,再到前臂至腕部止),搓捻十手指各 2~3 遍。

(四)辨证论治

1. 阴虚风动

证候:局部抽动,咽喉不利,清嗓频频,消瘦,潮热,盗汗,听力下降,舌红少苔,脉细数。

治法:养阴潜阳。

处方:方1配合方2,重点掐揉内劳宫,点揉三阴交,揉二马。加水底捞明月1分钟,点攒竹10~20次,推桥弓左右各5~8次,下推天柱骨令局部潮红,拿太溪、摩涌泉各1分钟。

方义:重点掐揉内劳宫、揉二马以清虚火、除烦热,点揉三阴交以调补肝、脾、肾三经气血。加水底捞明月、清天柱骨以增强清热之功,推下七节骨以顺气降逆,点攒竹以清热祛风,拿太溪、摩涌泉以滋阴补肾。

2. 心肝火旺

证候:瞬目不止,睡中磨牙,面红目赤,心烦易怒,口吃频作,口舌生疮,舌红绛,脉弦数。

治法:清泄肝火,清心宁神。

处方:方1为主,方2为辅,重点头部三振按,黄蜂出洞,心肝同清。加清天河水1~2分钟、横擦心俞令局部发热,掐精威、扫散头侧各1~2分钟,掐太冲10次。

方义:重点头部三振按以清心宁神,黄蜂出洞以镇静安神,心肝同清以宁心除烦、清热平肝。加清天河水以清热,横擦心俞以清心平肝,掐精威、扫散头侧、掐太冲以镇静息风、疏肝利胆。

3. 心脾两虚

证候:肢体𥆧动、抽搐无力,时时惊惕,健忘,学习成绩差,注意力不集中,面色无华,食少,便溏,舌淡,苔薄白,脉细无力。

治法:补益心脾。

处方:方2为主,配合方1,重点捏脊、温熨丹田。加揉外劳宫1分钟,双掐内关、拿风池、拿肩井各1分钟,揉足三里2~3分钟,点心俞、振揉膻中各1分钟。

方义:重点捏脊以增益补脾经和补肾经功能,温熨丹田以引火归原,收敛浮阳。加揉外劳宫以健脾和胃、温中祛寒,双掐内关、拿风池、拿肩井以安神息风、补气益血,揉足三里、点心俞以健脾宁心,振揉膻中以调理气机。

4. 痰迷心窍

证候:神情恍惚,喉间奇异叫声,流涎,胸闷,恶心,时时干呕,苔腻,脉滑,指纹滞。

治法:豁痰开窍。

处方:方1配合方2,加运内八卦2~3分钟,揉掌小横纹1分钟,掐揉小横纹10遍。

方义:加运内八卦以理气化痰、升清降逆,揉掌小横纹、掐揉小横纹以祛痰豁痰。

【注意事项】

1. 本病为小儿推拿优势病种,但治疗时间长,常常数月或经年,可教会家长,用于家庭保健。

2. 对于秽语或口吃小儿,可采用变换语言环境的方法进行调理,如让其学习另一种方言或外语,坚持每天高声朗读等。

3. 坚持综合防治。如饮食清淡,多食蔬菜及粗粮,忌煎炸、辛辣食品。对患儿进行心理诱导,解除其精神负担,使之不恐惧、不自卑。

【现代研究】

近年的临床报道表明推拿手法结合热敏灸、整脊手法治疗小儿抽动症,可以有效减少眼部、颈部、面部、肩部等局部肌肉抽动的频率,改善瞬目、抽搐、秽语等症状,有效降低综合抽动严重程度量表评分的积分,疗效确切;推拿联合耳穴疗法治疗多发性抽动症患儿,方法简单易行,易被患儿接受能够有效提升患儿依从性,从而提高治疗效果,也值得临床推广;推拿配合刮痧治疗小儿抽动症,在长期疗效上优于单纯的西医氟哌啶醇为代表的多巴胺受体阻滞剂治疗方法,能有效降低复发率,同时多巴胺受体阻滞剂存在一定的副作用,推拿配合刮痧疗法副作用相对较小;推拿手法治疗联合中药方剂如强志散、逍遥散、调神铁落饮、白术芍药散等治疗小儿抽动症,可以有效改善抽动症状,使患者能够逐渐自己控制,尤其对于较为严重的抽搐患者,长期疗效较好,且副反应较少,内外合治,使疗效更佳。

相关机制研究:小儿抽动症与中枢神经递质失衡有着密切关系,其中5-羟色胺(5-HT)、多巴胺(DA)等单胺类递质的失衡,在小儿抽动症发病过程中扮演着重要的角色。动物实验证明抑制中枢神经5-HT、DA等单胺类递质释放,降低突触前神经元的兴奋度,能减少肢体肌肉抽动的频率。有研究表明,推拿可影响和调节此类神经递质的生成、传输、代谢、分解等多个环节,降低其含量,最终改善抽动等症状。

小儿推拿常用方法:头面四大手法、清肝经、捣小天心、拿肩井。

(冯　跃)

第四节　癫　痫

【概述】

癫痫在中医学里最早记载于《黄帝内经》,称为"癫疾"。民间俗称抽风、羊癫疯、羊角风。是一种表现为猝然昏仆,口吐涎沫,两目上视,抽搐,喉中发出猪羊般叫声,片刻即醒,醒后如常的发作性疾病。

西医学认为该病以脑部神经元异常放电为特征,导致中枢神经系统功能间歇中断。目前我国癫痫的发病率为0.4%~0.7%,任何年龄均可发生,但以4岁以上年长儿较为多见,男多于女,是目前我国神经科仅次于头痛的第二大常见疾病,每年6月28日为"中国癫痫日"。

小儿癫痫具有多样性、易变性、不典型性、短时性、易诱发性和周期性等特点。研究表明,推拿治疗小儿癫痫可控制癫痫的发作且不良反应较小,对于控制症状和改善体质有意义。

【病因病机】

痰气交阻,神机不运为癫痫发作的基本病机。《丹溪心法》载"无非痰涎壅塞,迷闷孔窍"。癫痫发作时突然倒仆,昏不知人,属心脑被蒙,神机暂时停滞。喉间痰鸣,呕吐涎沫,口中猪羊般叫声,属痰涎无疑。移时苏醒,醒后一如常人,说明痰气相离,心脑神机恢复。

痰浊可因胎禀、外伤、脾虚失运等而生。痰浊胶固难化宿为病根。气机逆乱多因情绪激动、忧思太过、外感、饮食、运动失调等所致。气机走窜,聚合无常,成为发作诱因。发作时,痰裹气,气夹痰,痰气交阻,蒙蔽心脑,神机不运,发为癫痫。

【诊断】

(一)诊断要点

1. 症状表现各异　①小发作:以突然短暂意识丧失为特征。表现为突然意识不清,语言中断,活动停止,固定于某一体位。持续时间不超过30秒,很快恢复正常。②大发作:全身肌肉突然强直,意识丧失,两眼上翻,口吐白沫,喉间发出猪羊般叫声,二便失禁。持续1~10分钟始醒,醒后如常人,既往有类似发作。③精神性发作:精神失常,激怒狂笑,妄哭,夜游或呈一时性痴呆状态。④局限性发作:常见身体局部阵发性痉挛。

2. 有家族史、产伤缺氧史、颅脑外伤史等。

3. 脑电图检查有典型癫痫波,头颅 CT 可排除脑部其他病症。

（二）鉴别诊断

1. 晕厥 多发生于较大儿童,可有家族史,发作前常有精神刺激。几乎都发生于站立位,突然跌倒前常有面色苍白、四肢厥冷、冷汗等先兆。一般无四肢抽动和口中怪叫,数秒钟或数分钟后恢复。脑电图多无异常波形。

2. 屏气发作（愤怒惊厥） 因不遂意或疼痛引发,由于大声哭闹或愤懑不已,导致过度换气后出现屏气,呼吸暂停,哭不出声,并唇甲青紫,四肢强直。严重者意识丧失,伴四肢抽动,全过程数秒至 1 分钟。多发于 2 岁以下,5 岁后常自愈。

【治疗】

（一）治法

发作时开窍醒神,分解痰气以治标。缓解期治痰治气,调理体质以治本。

（二）基本方

掐惊法（掐人中、十宣、四关等穴,每穴掐 10 次）

干洗头（十指屈曲,指尖轻快叩击头部;十指分开成爪状,逐一按揉头部;五指并拢成梅花形,啄击头皮运动区和感觉区;头部轻快扫散。共 3~5 分钟）

振按四方（以两掌相对分别从头之两颞侧和前后四个方向向中央挤按,名"振按四方",各方振按 1 分钟）

双点门（同时点囟门和风府 1~3 分钟）

揉膻中并分推胸八道（各 1 分钟）

搓摩胁肋（8~10 遍）

清肝经、补脾经、顺运内八卦（各 2~3 分钟）

方解：人中、十宣和四关穴为急救要穴,掐之促醒定痫。清肝经抑木,补脾经培土。揉膻中、分推胸八道、搓摩胁肋、顺运内八卦为调理气机,顺气化痰而设。干洗头轻快柔和,刺激反射区。振按头四方重镇安神定志。双点囟门和风府改善大脑供血,祛风、开窍。全方抑木扶土,理气化痰,镇静安神而定痫。

（三）操作指南

1. 人中、十宣和四关穴为治痫要穴。发作时,从重从快,立即掐之。缓解期轻快掐法,或每穴揉 3 掐 1 操作 1 分钟。亦可一手掐于人中固定（在患儿最大忍受范围）,另一手交替掐十宣和四关。人中中轴,他穴旁应,同时掐揉,中枢四旁兼顾,醒脑防痫有效。

2. 四关为阳明经合谷与厥阴经太冲,左右各一,共四穴。是防治癫痫的民间验方。两者一属气一属血、一为阳一为阴、一发散一潜降,相互依赖、相互为用,长于调阴阳,和气血,平肝风,止抽搐。癫痫发作之时可急救促醒（配合掐人中尤妙）,缓解时亦可每天掐揉。

3. 干洗头轻快柔和,振按头四方重镇潜降;干洗头刺激作用于头皮反射区,振按四方长于安神定志、镇静息风。二法配合,一阴一阳,开合有度,升降相因,相得益彰,防治癫痫有效。干洗头掐揉与扫散的反射区主要有：①百会至前发际的直线,相当于额中带。②百会至后发际的直线,相当于顶枕带。③百会与前发际中点连线所作垂线,左右各 1~2cm。

（四）辨证加减

1. 惊痫

证候：猝受惊恐而发,时时惊叫、惊惕、惊恐,舌淡,苔白,脉乍大乍小,指纹青紫。

治法：宁心安神定惊。

处方:重点掐四关,搓摩胁肋。加按揉印堂、点揉四神聪各 1~2 分钟,掐皮罢与老龙各 10 次。

方义:重点掐四关以镇惊安神、平肝定痫,搓摩胁肋以调理气机、疏肝平肝。加按揉印堂以宁心安神,点揉四神聪以平肝潜阳、安神益智,掐皮罢与老龙以镇惊定惊。

2. 痰痫

证候:发作时昏不知人,痰涎壅盛,喉间痰鸣,猪羊般叫声,瞪目直视,苔白腻,脉滑指纹滞。

治法:豁痰开窍。

处方:重点掐四关,揉膻中,分推胸八道,运内八卦。加振脑门 5~8 次,摩揉中脘 1~3 分钟,揉丰隆 1 分钟。

方义:重点掐四关、揉膻中以定痫化痰,分推胸八道、运内八卦以通调气机、理气化痰。加振脑门以安神定志,摩揉中脘以调节气机,揉丰隆以祛痰。

3. 风痫

证候:突然仆倒,神志不清,颈项及全身强直,四肢抽搐有力,口唇及面部色青,苔白,脉弦,指纹青。

治法:息风定痫。

处方:重点掐人中和四关,点揉风府,清肝经。加拿肩井、揉太阳、拿风池各 2 分钟。

方义:重点掐人中和四关以重镇安神,点揉风府、清肝经以清肝疏风。加拿肩井、揉太阳以宣通气血、疏肝利胆,拿风池以疏风息风、平肝定痫。

4. 瘀痫

证候:病程长,有颅脑外伤或产伤史,时时头痛,部位固定,面青紫,舌有瘀斑,脉涩,指纹滞。

治法:通窍活血。

处方:重点干洗头,振按头四方,点揉风府。加拿五经 10 遍,拿血海 1 分钟,调五脏 5 遍,放气冲(两拇指置于腹股沟动脉搏动处,下压至搏动消失,停留 2 分钟左右,突然放开,当有热感或放电感下传)1~3 次。

方义:重点干洗头,振按头四方以重镇定痫、安神定志,点揉风府以平肝息风。加拿五经以疏经活络、通窍止痛,调五脏以补益五脏,拿血海增强补肝补血之功。放气冲以理气疏肝。

5. 虚痫

证候:反复发作,经年不愈,抽动无力,神疲,面少华,厌食,便溏,舌淡,脉细。

治法:补益脾肾。

处方:重点补脾经,揉膻中。加补肾经、摩揉中脘、点揉阳陵泉各 2 分钟。

方义:重点补脾经以健脾胃、补气血,揉膻中以调理气机。加补肾经以补肾益脑、安神定惊、滋补肾髓,摩揉中脘以健脾理气,点揉阳陵泉以清肝利胆、疏肝理气。

知识链接

现代医学对于癫痫的治疗方案

1. 抗癫痫药物治疗 如苯妥英钠、卡马西平、丙戊酸钠、乙琥胺、氯硝西泮、加巴喷丁、奥卡西平等,大多数癫痫不能治愈,以控制症状为主。抗癫痫药物治疗有较显著的

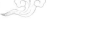

副作用,患者在治疗 1~2 个月后应及时复查脑电图、肝肾功能等,目前研究以联合用药加强疗效同时减少毒副作用为主要方向。

2. 手术治疗 难治性癫痫服用药物无效,且患者有需求时,可考虑选择手术治疗。常用的方法有迷走神经刺激术、慢性小脑电刺激术等电刺激治疗,以及前颞叶切除术、大脑半球切除术、胼胝体切除术、癫痫病灶切除术等脑组织切除治疗,理论上对于各种难治性癫痫都有一定疗效,但目前手术治疗癫痫研究较少。小儿推拿作为安全、无副作用的治疗方法,围绕小儿推拿的研究也日益增多。

【注意事项】

1. 早发现、早诊断、早治疗 应重视对小儿反复无意识动作的判断和分析,对可疑病例尽早进行相关检查,以明确诊断。

2. 避免诱发因素 给小儿营造良好环境,多心理沟通。推拿环境宜安静,平常推拿手法不宜太重,小儿哭闹不宜强行推拿。

3. 坚持治疗 目前本病根治较难,即使治疗,周期很长。但坚持推拿,对于增强体质、减少发作、控制症状有积极意义。

【现代研究】

近年的临床报道表明推拿结合定痫丸治疗特发性癫痫,有助于减少发作频率与发作时间,改善临床症状,且可明显减少血清中白细胞介素 -1β(IL-1β)含量、增加胰岛素样生长因子 -1(IGF-1)含量,辅助抑制脑内的异常放电,临床效果较好,且不良反应少;推拿结合丙戊酸钠治疗,能够减少丙戊酸钠的用药剂量,增加治疗效果,提高患者依从性,值得临床推广应用;推拿结合针灸治疗,有助于改善患儿脑部的异常放电,降低脑电图异常放电计分指数,明显减少癫痫波次数。

相关机制研究:推拿手法刺激施术部位的周围神经,通过反射传导调节中枢神经的兴奋性,抑制神经元的异常放电,同时调节神经递质,改善血液循环,调控天冬氨酸蛋白水解酶和细胞因子如白细胞介素 -1β(IL-1β)。白细胞介素 -1(IL-1)按其结构分为 IL-1α、IL-1β 两种,均可以作用于脑,但以 IL-1β 的作用为主,脑内 IL-1α 和 IL-1β 之间达到平衡状态是一个控制惊厥重要机制。大脑神经元过度异常放电的主要机制之一是 Ca^{2+} 内流,钙离子内流的减少对痫性发作具有重要作用,IGF-1 受体在皮层含量最多,分布于中枢神经系统的神经元细胞和胶质细胞中,研究发现 IGF-1 可以减少 Ca^{2+} 内流,是通过阻止 L 型钙离子通道开放,进而阻止钙通道的电流得以实现的,阻止癫痫的发生。推拿配合药物组可明显减少血清中白细胞介素 1-β(IL-1β)含量、增加胰岛素样生长因子 -1(IGF-1)含量,从而达到抑制患儿癫痫发作的目的。

小儿推拿常用方法:头面四大手法、推五经、掐总筋、分阴阳、点按百会、点按四神聪。

（冯 跃）

第五节 啮 齿

【概述】

啮齿,指上下牙齿相互磨切、格格有声,也称"磨牙""咬牙""切牙"。是患者出现习惯性、非功能性的上下牙齿咬合面产生磨动或紧咬症状的刻板性运动,多发于夜间,是一种强迫性的口面部运动障碍性疾病。古名"龄齿""齿龄""嘎齿"。《诸病源候论》首列其名,曰:"龄齿者,是睡眠而相磨切也。此由血气虚,风邪客于牙车筋脉之间,故因睡眠气息喘而邪动,引其筋脉,故上下齿相磨切有声,谓之龄齿。"《幼幼集成》认为该病"由手足阳明二经积热生风,故令相击而有声也"。该病特征是白天不磨夜晚磨,梦游梦魇常相伴。其发病年龄集中在 6~13 岁,男多于女。

西医学认为磨牙症与精神性、牙源性、遗传等多种因素有关。常见的病因有肠道寄生虫、咬合障碍、紧张、长期饮食不当造成的胃肠功能紊乱、血糖血钙浓度异常等。长期磨牙能造成牙齿严重磨损、牙本质过敏或牙髓损伤,颞下颌关节紊乱等。

【病因病机】

啮齿的基本病机是颊车失灵。《医宗金鉴》言:"颊车者,下牙床骨也。总载诸齿,能咀食物,故名颊车。"古人认为上下颌骨的运动枢纽在颊车穴,颊车穴属足阳明胃经穴,阳明经多气多血,多动。车者,载物之器,运转之机,颊车定而牙床静,颊车失灵,上下牙床夜晚不当动而动是为啮齿,导致颊车失灵的因素主要为心肝火旺和阳明积热。

【诊断】

小儿睡眠时上下牙齿不自主咬合、磨动,格格有声,醒后自然停止且常不自知。

【治疗】

（一）治法

定颊车、镇静安神是啮齿的基本治法,定颊车以清阳明经热和腑浊为主,镇静安神重在清心平肝,提高大脑的自控能力。

（二）基本方

心肝同清（同时操作 2~3 分钟）

定颊车（振按颊车 1~3 分钟,推坎宫 1 分钟,点太阳、承浆、下关 3~5 次）

双点门（一手置于风府,一手置于囟门,两手同时点揉 3~5 分钟）

振颤腹（3~5 分钟）

方解:心肝同清宁心平肝,镇静息风;定颊车,稳固牙关;双点门利于大脑发育,增强自控能力;振颤腹化腐化浊,改善睡眠。全方切中颊车失灵病机,以定颊车为其特色,治啮齿有效。

（三）操作指南

1. 颊车是治疗重点穴位。应久推多推,但手法不宜太重,以局部舒适或略有酸胀感为佳。颊车的基本治法为振揉法,振按颊车前还宜遵循一定套路,其法为:分头阴阳 24 次;最后一次分至两旁时,就势按揉太阳穴 24 次;双拇指自然下滑至下关穴（颧骨下缘中央与下颌切迹之间的凹陷中）点按 3~6 次;下滑至颊车处以双掌小鱼际着力,交替揉 3 振 1 操作 3~5 分钟;掐承浆 3~6 次。

2. 双点门操作时,患儿俯卧位,医者一腿支撑患儿肚脐处,两拇指分别置于囟门和风府,同时用力,方向均指向大脑中央,力度以患儿能忍受为度,同时支撑腿不断抖动。该法将刺激大脑和腹部振动融为一体,对腹部病变所致啮齿有良效。

3. 操作时间以睡前半小时为佳,有利于镇静安神而止痉。

（四）辨证加减

1. 胃肠积热

证候:形体壮实,磨牙声音响亮,睡卧不安,烦躁,消谷善饥,渴喜饮冷,口干、口臭,牙龈

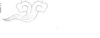

肿痛,大便秘结,舌红苔黄,脉滑数。

治法:治宜清热泻火。

处方:加清胃经、清大肠、清小肠各1~3分钟,分地仓20次。

方义:基本方加清胃经、清大肠以清泄胃肠积热,清小肠以清利小肠。分地仓以祛风清热、通络止痛。

2. 脾虚肝旺

证候:形体消瘦,磨牙声音时高时低,每于紧张、激动后加重,口燥咽干,心烦,面红,食少,大便溏薄,舌淡苔白腻。

治法:培土抑木。

处方:基本方加补脾经、点揉三阴交各1~2分钟,抄腹法(见穴位腹)20次。

方义:加补脾经以健脾胃、补气血,点揉三阴交以调补肝、脾、肾三经气血,抄腹法以降逆平肝。

🔍 知识链接

现代医学对于磨牙症的治疗方法

1. 生物反馈疗法 较为新颖,将"电子设备"安装在患者身上,当出现磨牙症状时,"电子设备"发出声音等电信号来惊醒患者,实现治疗效果。缺点在于有较高"惊悚性"。

2. 咬合板疗法 最为常见,使患者在睡前佩戴量身定制的咬合板来人为建立牙齿、肌肉、颌骨、颞下颌关节的平衡关系,进而缓解肌肉紧张、避免牙齿磨耗。

3. 行为医学疗法 个体差异大,采取消除患者紧张、抑郁情绪,做到睡前放松,改善睡眠环境等手段,调动患者的自我意识和自控能力,能够在一定程度上减轻磨牙的发生。

4. 药物疗法 咀嚼肌内注射肉毒杆菌、服用中枢神经系统药物等,目前已有多项研究证实,两种方法对于磨牙症的治疗是有效的,但均有较显著的副作用。

【注意事项】

1. 心理辅导 磨牙表明夜间大脑皮质功能部分活跃,为一种不健全或不良状态,研究表明磨牙也见于焦虑、愤恨、悲观的小儿,临证应认真观察小儿的日常生活,找到心理原因,积极进行心理疏导。

2. 咬合板的使用 为保护牙齿及治疗啮齿,可用热凝塑料制成牙垫,于睡前置于牙床之上,可防止牙齿磨损。

【现代研究】

近年的临床报道表明小儿推拿在治疗厌食症、疳积证和反复上呼吸道感染时可有效改善患儿伴随的磨牙症状。小儿推拿可以改善患儿的中焦脾胃积热的情况,从而减少反复上呼吸道感染患儿的磨牙症状。推拿可促进脾胃、大肠、肝等脏器的经气循环,具有疏经通络、通畅气机、增强胃肠蠕动功能的作用,从而可改善厌食症、疳积证中的磨牙症状。

相关机制研究:未查见相关机制研究。

小儿推拿常用方法:按揉颊车,补脾经、掐四横纹。

扫一扫
测一测

（冯　跃）

复习思考题

1. 试述小儿推拿治疗儿童多动症的基本方及其方解。
2. 试述小儿抽动症的辨证分型及其表现特征。

第十章

心 系 疾 病

📎 **学习目标**

　　掌握小儿常见心系疾病(夜啼、汗证、鹅口疮、口腔溃疡)的病因病机、诊断、基本方以及辨证加减与推拿治疗方法,为临床治疗心系疾病奠定理论基础。

第一节　夜　　啼

【概述】

　　啼哭是小儿生来就有的非条件反射,为表达自身需求的一种方式,正常小儿啼哭有时、有度、有原因。夜啼是指小儿入夜啼哭不眠,时哭时止,每夜定时啼哭,甚至通宵达旦,白天如常的一种病证。本病多见于新生儿及 6 个月以内的小婴儿。

　　中医认为"阳入于阴则寐",正常睡眠是阳归阴、阴藏阳的体现,与觉醒互为因果。小儿夜啼是"睡眠 - 觉醒"障碍的表现形式。

　　西医无相关病名,认为婴儿夜间啼哭与神经功能发育不良,昼夜节律未能建立,以及小儿体内外有不安宁因素。推拿治疗夜啼有很好疗效。

【病因病机】

　　夜啼的基本病机是心肝偏旺,心神不宁。

　　传统中医认为夜啼的原因有脾寒、心火、惊恐和食积。其中,心火与惊恐扰乱心神,使心神不宁。脾寒最早见于《诸病源候论·夜啼候》:"小儿夜啼者,脏冷故也。夜阴气盛,与冷相搏则冷动,冷动与脏气相并,或烦或痛,故令小儿夜啼也。"可见,脾寒导致夜啼的根本原因为"或烦或痛"与"脏气相并",使心神受到干扰而不宁。而"胃不和则卧不安",腑气不从其道,亦可上扰心神使小儿不得安卧。

【诊断】

(一) 诊断要点

　1. 入夜(多在子时左右)啼哭不止,轻重不一,但白天安静。

　2. 持续多个晚上。

　3. 排除引起小儿生理性啼哭的因素,如冷暖、饥饱、大小便等。排除病理性啼哭的因素,如疼痛、胀套叠、发热等。

（二）鉴别诊断

1. 生理性啼哭多发生于 6 个月内。哭声平缓、洪亮,持续时间不超过半个小时。一般情况好,饮食二便正常,体温不高,神清,每因家长哄逗或抱抚,或喂奶等而停止哭闹。其中,平坦而断续的哭声常为饥饿;轻微哭声,伴身体扭曲翻转多为大小便刺激;黑暗啼哭,开灯即停,多为白天睡眠过久,或不良习惯的养成。

2. 病理性啼哭多短促、尖叫,或嘶哑,或时高时低,持续时间长,逗哄抱抚及喂奶不能平息,且常伴相应症状。啼哭平淡而持续,或烦躁而持久多为炎症感染;啼哭暴发、高而尖多为意外或剧烈疼痛;嚎叫多为急腹症征兆;啼哭声调高尖而无回声,哭声骤起骤止常提示颅内出血或脑水肿,也叫"脑性尖叫"。

【治疗】

（一）治法

平肝潜阳、宁心安神为夜啼的基本治法。在治疗夜啼的同时,要尽可能帮助小儿建立天人合一的昼夜节律,使小儿终生受益。

（二）基本方

四大手法（共操作 3~8 分钟）

摩囟门（摩 1~2 分钟）

清心平肝（1~3 分钟）

掐揉五指节（掐揉五指节 3~9 遍）

腹部操作（摩、振、揉各 1~3 分钟）

擦涌泉（分别摩、揉、捣、搓擦,透热为度）

捏脊（捏脊 3~5 遍）

方义:开天门、推坎宫、运太阳、揉耳后高骨定惊安神;摩囟门作用于大脑,增强其调控能力;清心平肝可平肝、宁心、镇惊、清热;掐揉五指节镇惊安神;腹部振揉能化积行滞;擦涌泉引火归原;捏脊可调阴阳、理气血、和脏腑。全方以调节阴阳立法,针对夜啼阴阳失调病机,具有平肝、宁心、安神之功,是各种夜啼的基础方。

（三）操作指南

1. 正常小儿前囟在出生后 12~18 个月闭合,故摩囟门手法操作宜轻柔,不可用力按压。

2. 若兼有腹胀、食积、便秘时,腹部操作宜顺时针摩揉;若兼有脾虚腹泻、腹痛、食欲不振、面黄肌瘦、乏力懒言时,腹部操作宜逆时针摩揉。腹部操作时要迎合患儿的呼吸。

3. 捏脊前可先在背部轻轻按摩几遍,使肌肉放松,捏脊时可在心俞、肝俞及脾胃俞部位重提,以加强疗效。

（四）辨证加减

1. 心火

证候:哭声洪亮,见光哭甚,面赤,烦躁,胸腹灼热,小便短赤,口腔赤烂,舌红苔黄,脉数,指纹绛。

治法:清心除烦。

处方:基本方重点清心平肝。加清小肠、清天河水各 3~5 分钟,推箕门潮红为度。

方义:清心、清天河水以清心经火热,清小肠、推箕门引热从小便而出,平肝可镇静安神。

2. 惊恐

证候:哭声尖锐,骤然发作,惊惕不安,紧偎母怀,面青,山根青,苔薄,脉促,指纹色青。

治法:平肝定惊。

处方:基本方重点掐揉五指节。加掐皮罢、老龙、人中、承浆、合谷、曲池、委中、承山等穴,每穴掐 10 次左右,按揉内关 1~2 分钟。

方义:掐揉五指节、掐皮罢、老龙、人中、承浆、合谷、曲池、委中、承山等穴镇惊安神,按揉内关以养心安神。

3. 脾寒

证候:哭声低沉,时哭时止,或突然啼哭,身体蜷曲,腹痛喜热熨,厌食,面青白,便溏,舌淡,脉细,指纹淡。

治法:温脾散寒。

处方:基本方重点为腹部操作。加补脾经、推上三关、揉一窝风各 1~3 分钟,捏脊 3~6 遍。

方义:补脾经、推上三关以温阳补脾,揉一窝风以散寒止痛。

4. 积食

证候:夜卧不安,翻来覆去,伏卧睡,口臭,腹胀,露睛,或低热,苔腻,脉濡,指纹滞。

治法:消食化积。

处方:基本方重点摩揉腹、捏脊。加捏挤板门 10 次,掐揉小横纹、掐揉四横纹各 5 遍,推下七节骨去热。

方义:捏挤板门、掐揉小横纹、掐揉四横纹以消食化积,揉腹、推下七节骨清泄积滞,捏脊以健脾化积。

【注意事项】

1. 认真寻找与分析诱发夜啼的外界原因,如饥饿、过饱、闷热、寒冷、虫咬、尿布浸渍、衣被刺激等去除之。如果为疾病所致,要及时治疗,以免贻误病情。

2. 适当减少白天睡眠时间,晚饭后可适当活动。可试着通过改变作息规律,尤其是觉醒规律来防治夜啼。

3. 孕妇及乳母不可过食寒凉、辛辣、燥热食物。勿受惊吓。

4. 不宜养成怀抱婴儿睡觉的习惯,不宜通宵开灯。要培养小儿良好的睡眠习惯。

【现代研究】

近年的临床报道表明小儿推拿与中药内服联合应用治疗小儿夜啼可加强药物的治疗作用,能有效调节中枢神经系统,具有镇静安神作用。而小儿推拿联合口服维生素 D 与钙剂治疗夜啼,亦能有效提高睡眠质量,减少夜啼的发生。此外,小儿推拿联合穴位贴敷用于治疗夜啼,能通过中药对体表腧穴的刺激,发挥经络系统整体调节作用而调和阴阳、疏通经络,对相应脏腑产生药理反应,增强安神宁心、助睡眠的作用,达到治疗疾病的目的。相较于西医综合治疗,小儿推拿辅助治疗夜啼可进一步提高临床疗效。

相关机制研究:小儿推拿能使大脑皮质自主神经活动过程得到改善,轻手法能镇静安神,可减少神经兴奋的效应。此外,小儿推拿通过刺激穴位,促进气血流通,并能调节机体酶活力,可改善小儿胃肠消化吸收功能,提高身体对钙的吸收,改善缺钙症状,提高睡眠质量,从而减轻和消除夜啼现象。

小儿推拿常用方法:分手阴阳、捣揉小天心、清心经、清肝经、补脾经、捏脊等。

(李　静)

笔记栏

第二节 汗 证

【概述】

小儿汗证是指在日常生活环境中,安静状态下,全身或局部汗出过多的一种病症。多见于2~6岁的小儿。

汗乃阴液,由阳气蒸腾而成。心主血,亦主汗,血汗同源,血与汗互为补充。人体通过出汗,可使皮肤滋润,体温调节,废物排出。小儿生长快,代谢旺,较之成人更易出汗。小儿变蒸、发育、运动等均伴汗出。骆如龙谓:"无疾自汗,乃小儿常事,不可过疑。"《幼科发挥·诸汗》谓:"头汗者,乃清阳发越之象,不必治。"只有出汗太多,津气耗伤,才称汗证。小儿汗证春夏常见,5岁前尤多。传统分自汗和盗汗,但小儿多同时兼有,不必划分过细。

小儿汗证多见于西医感染性疾病、自主神经功能紊乱、佝偻病等。

【病因病机】

汗证为阴阳失调。《素问·阴阳别论》云:"阳加于阴,谓之汗。"出汗太多表明阳热太盛,这是实证的基本病机。脏腑热盛,邪热蕴蒸,阳气闭郁等均属此列。阴虚生内热,内热亦阳盛,只要出汗,表明津液仍存,如阴津亏虚,无液蒸发,将无汗可出。

正常人因腠理固护而汗出有度,阳气不足、卫表不固是虚证汗出的基本病机,多见于先天禀赋不足,心肾阳衰,或久咳久喘,肺气虚弱,或营卫不和,腠理不密的患儿;阴液不足,虚火内生,亦可迫汗外泄,多见于病后失调、阴液耗伤或阴血受损的患儿。

【诊断】

诊断要点

1. 正常环境或者安静状态时,全身或局部无故汗出过多。

2. 实证有内热征象,虚证有虚象。

3. 每因天热,衣被厚,吮吸过急,哭闹,运动,急躁等出汗,并无疾苦者,均不属于病态。

【治疗】

(一) 治法

汗证因阴阳失调而致,治疗总宜调和阴阳,实证当清热、潜阳、养阴,虚证当补益阳气、固表止汗、调和营卫。

(二) 基本方

揉太阳(1~3分钟)

清补肺经(1~3分钟)

补肾经与掐揉肾顶(补肾经1~3分钟,掐揉肾顶1分钟)

清心平肝(1~3分钟)

清天河水(3~5分钟)

揉二人上马(1~3分钟)

揉肺经(沿手太阴肺经上肢体表循行部位,用揉法)。

方解:太阳穴疏风解表,调和营卫;补肺经补肺气,实卫表;清肺经透达邪热;揉肺经体表循行部位清肃肺脏,与清补肺经相须为用;补肾经和揉二人上马根据"肾为阴阳之根"和"卫气出于下焦"而设,配合掐揉肾顶能益肾气、固卫表、退虚火、敛汗出;清心平肝,清天河水为清法代表,泄热止汗。全方切中汗证虚实病机,重在清泄和固表,为各种汗证基本方。

（三）操作指南

1.《幼科推拿秘书》云:"额角左为太阳、右为太阴。"《小儿推拿广意》言:"医用两大指运儿太阳,往耳转为泻,眼转为补是也。"太阳、太阴同时揉运,可调和阴阳而止汗。

2. 清肺经重在发散祛邪,补肺经重在在实卫固表。感邪出汗为机体自我祛邪,不宜收敛,以清肺经助之,邪去汗止。若纯虚无邪、久汗、动则汗出、或喘喝,则宜补肺经。亦可根据邪实和表虚程度来确定补肺经和清肺经的比例。

3. 掐揉肾顶为止汗要穴,不论虚实均可运用,但推前应清补肾经。

（四）辨证加减

1. 邪热迫蒸

证候:以头汗和手心汗为主。身热,口臭,小便黄少,大便臭秽,或热结旁流,舌质红,苔黄,脉滑数。

治法:清热泻火。

处方:基本方重点清天河水,清补肺经,补肾经。加退六腑 1~3 分钟,推天柱骨至局部潮红,推箕门 1~3 分钟。

方义:清天河水、清补肺经、补肾经、退六腑清热泻火而不伤阴,推箕门引热从小便而出。

2. 肺卫不固

证候:自汗为主,常伴盗汗。上半身汗出,动则尤甚,反复感冒,神疲乏力,面色少华,舌淡,苔薄,脉浮。

治法:实卫固表止汗。

处方:基本方重点补肺经、补肾经、揉肺经循行部位。加揉肺俞、补脾经各 1~3 分钟。

方义:补肺经、揉肺经以益气实卫,补脾经培土生金,补肾经金水相生,共同起到培补肺气以实卫止汗的作用。

3. 气阴两虚

证候:盗汗为主,常伴自汗。汗出较多,形体消瘦,夜啼,或低热,口干,手足心热,哭声无力,舌淡,苔少,脉细数。

治法:益气滋阴清热。

处方:基本方重点补肾经、掐揉肾顶、揉二人上马。加水底捞明月 1~3 分钟,横擦八髎透热为度,纵向轻抚脊柱 1 分钟。

方义:补肾经、掐揉肾顶、揉二人上马滋阴止汗,水底捞明月滋阴清热,横擦八髎滋肾阴,纵向轻抚脊柱以清热。

【注意事项】

1. 避风寒,防感冒,汗出之后及时擦干,加强锻炼,少食肥甘。

2. 汗出太多,应即时饮水补液,注意补充维生素。

【现代研究】

近年的临床报道表明小儿推拿与口服中药联合应用治疗小儿汗证可增强患儿体质,提高免疫功能,从而提高机体抗病能力;配合药浴可推动药力渗透作用,促进局部及周身的血液循环和淋巴循环,促进新陈代谢,使局部组织和周身营养功能得以改善,从而达到调整阴阳的作用,使腠理固密而汗止。而小儿推拿联合中药外敷,可加强整体效应,以促进神经、体液的调节,改善各组织器官的功能活动,提高治疗效果,减少不良反应。相较于西医综合治疗,小儿推拿辅助治疗小儿汗证可进一步提高临床疗效。

相关机制研究:小儿推拿能改善其交感神经的兴奋与抑制过程,调整汗腺分泌功能,同时也能提高机体免疫力,对疾病起到治疗及预防作用。此外,小儿推拿可以使胃酸及胃蛋白酶分泌增加,促进胃蠕动,增进食欲,提高患儿消化吸收能力,可有效调节脏腑功能,从而纠正自主神经功能紊乱,使汗腺分泌恢复正常。

小儿推拿常用方法:推肺经、补脾经、补肾经、清板门、揉肾顶、揉小天心、揉二马、捏脊等。

（李　静）

第三节　鹅　口　疮

【概述】

鹅口疮是以口舌黏膜上有散在白屑,或白膜满布,状如鹅口为特征的一种小儿常见病。因苔状物色白如雪,状如鹅口,故以"鹅口疮""雪口"命名。白屑可发生于口腔内任何部位,以舌、颊、软腭、口底等处多见。本病一年四季均可发病,1岁内好发,常见于禀赋不足、早产、体虚、营养不良、久病、久泻,以及过度运用抗生素的小儿。一般预后良好。

西医在白膜中检出白念珠菌,认为该病是白念珠菌所致的口腔感染。

推拿治疗该病有一定疗效。

知识链接

白 念 珠 菌

该菌种群繁多。主要致病菌属为白假丝酵母菌,卵圆形,直径 $3\sim6\mu m$,适宜弱酸环境(pH 值 5.5 左右),不耐热(60℃ 1 小时即死亡),耐干燥、日光、紫外线及化学制剂。

该菌是一种真菌,存在于正常人口腔、上呼吸道、肠道及阴道中,对人体的意义目前不清楚。一般情况下与人共生,但在人体免疫功能低下,或局部损伤,或菌群失调等,致该菌大量繁殖或改变生长方式时而致病。

【病因病机】

心脾积热、胃浊上犯为本病的基本病机。

《诸病源候论·鹅口候》曰:"小儿初生口里白屑起,乃至舌上生疮,如鹅口里,世谓之鹅口。此由在胎时受谷气盛,心脾热气熏发于口故也。"《外科正宗·鹅口疮》说:"鹅口疮皆心脾二经胎热上攻,致满口皆生白斑雪片,甚则咽间叠叠肿起,致难乳哺多生啼叫。"

此病由胎毒内蕴,心脾积热,向上熏蒸于口舌而成。心开窍于舌,心火上冲于口,脾气通于口,胃直接与口腔相连。心脾积热,热气熏蒸,胃中腐浊上犯,蕴结于口,形成白膜。亦有肾阴亏,虚火炎,熏灼口舌,发为鹅口。

【诊断】

(一)诊断要点

1. 舌、颊、龈、唇、上腭散在或融合成片的白屑,重者蔓延至咽喉,影响吮奶及呼吸,小儿多哭闹及拒食。

2. 多见于新生儿、久病体弱,或长期使用抗生素者。

3. 白屑涂片镜检见真菌菌丝及孢子。

（二）鉴别诊断

滞留奶块:喂食后口腔内残留奶块,外形与鹅口疮相似,但可用水冲掉,或以棉签拭去,且无任何症状。本病白屑不易擦去,强力擦洗,患儿将疼痛哭闹,局部出血。

【治疗】

（一）治法

清热泻火、泻腐排浊为本病基本治法。火热在心以清心为主,火热在脾宜清泄中焦,后期虚火又宜滋肾清热。

（二）基本方

清补脾经（清脾经 2~3 分钟,少佐补脾经）

清胃经（1~3 分钟）

清心与小肠经（各 1~3 分钟）

掐揉四横纹（逐指揉 3 掐 1 为 1 遍,操作 5~10 遍）

揉板门（1~3 分钟）

掐揉承浆与廉泉（以拇、食二指分别置于承浆与廉泉,揉 3 掐 1,1~3 分钟）。

方义:清脾经清热化湿,清洁口腔,少佐补脾经,使清不寒凉,泻不伤正;清胃经直泻中焦湿热,化腐浊,降腑气;清心与小肠清心火,利小水;掐揉四横纹与揉板门清热、化积、消疮;掐揉承浆与廉泉清热、生津、止痛、敛疮。全方直清心脾积热,具有化腐浊、消积滞、去白屑之功。

（三）操作指南

1. 鹅口疮为心脾有热,故宜清脾经直泄中焦蕴热。若小儿体壮,病初起,邪实,可只清脾经。但小儿脾常不足,本病又多见于体弱与长期运用抗生素患儿,为防清泄太过,损伤正气,故常于清脾经之后佐以补脾经。有清有补,以清为主,清补次序以清为先。

2. 心与小肠相表里,清心经配合清小肠,既能清心泻火,又引热从小便排出,化腐泻浊。二穴相须为用,如鹅口疼痛、低热以清心经为主;鹅口白膜厚以清小肠为主。

3. 化腐泻浊贯穿治疗始终。掐揉四横纹和揉板门二穴同时操作疗效更佳。其法为:一手捏儿左手,拇指掐于板门。在掐揉板门的同时,另一手拇指与食指相对,逐指掐揉患儿四横纹。

（四）辨证加减

1. 心脾积热

证候:口腔黏膜布满白屑,白屑周围红晕较甚,伴心烦口渴,面赤,烦躁不宁,口臭,便秘,尿赤,舌质红,苔黄,脉滑,指纹紫滞。

治法:清泄心脾积热。

处方:基本方重点清心经、清脾经、清胃经、掐揉四横纹、板门宜捏挤。加清天河水、退六腑、清肝经各 1~3 分钟,捏挤大椎 10 次。

方义:清心经、清天河水清心经火热,清脾经、清胃经、掐揉四横纹、捏挤板门清脾胃积热,退六腑、捏挤大椎以退全身之热。

2. 虚火上浮

证候:病程日久,口腔、舌上白屑稀散,周围红晕不著,形体怯弱,面白颧红,手足心热,口干不渴;或大便溏,舌嫩红,苔少或花剥,脉细数,指纹淡或紫。

治法:滋肾养阴降火。

处方:基本方重点清心经、清小肠、补脾经、掐廉泉与承浆。加掐揉肾纹、揉内劳宫、天河引水、揉二马各1~3分钟,搓摩涌泉令热。

方义:清心经、揉内劳宫、天河引水以清心经热,揉二马、掐廉泉与承浆养阴降火。

【注意事项】

1. 嘱家长保持患儿口腔清洁,注意饮食卫生,餐具经常消毒。食物以新鲜水果、蔬菜为主,多饮水,忌辛辣刺激,粗硬及过咸食物,忌饮食过烫。避免长期使用抗生素,发现菌群失调应立即停止用药,或换用其他药物。

2. 孕妇不宜过食辛辣刺激之品,妇女阴道真菌病变应及早治疗。

【现代研究】

近年的临床报道表明小儿推拿疗法治疗鹅口疮能提高疗效、缩短病程。认为推拿治疗婴幼儿鹅口疮一方面可清解心脾积热,滋补肾阴、退虚热;另一方面可扶助正气、祛除病邪,从而达到治疗效果。且操作简单,痛苦小,无毒副作用,效果可靠。有学者认为小儿推拿具有和药物类似的作用,同时组方亦分君臣佐使,可起到清热解毒、泻火利小便的作用。而小儿推拿联合外用鹅口散能促进白腐屑脱落,加速鹅口疮痊愈,具有经济、简便、效果显著等特点,对于许多西医药治疗效果不明显者,尤显卓越性。

相关机制研究:小儿推拿可调节胃肠蠕动,泻大便使热有出路。同时小儿推拿捏脊手法能直接刺激神经根,使交感和副交感神经功能协调,改善机体生理功能,提高机体免疫功能。

小儿推拿常用方法:清心经、清补脾经、清天河水、清小肠。

(李　静)

第四节　口　腔　溃　疡

【概述】

口腔溃疡指口腔内黏膜、舌、唇、齿龈、上腭等处发生溃疡。以黏膜破损为主称"口腔溃疡",以糜烂、色红为主称"口糜",发于唇周俗称"疱疹"。本病2~4岁小儿多见,一年四季均有。可单独发生,也常伴于其他疾病中,本病预后良好,推拿有效。小儿口疮与成人最大的不同是实证多,易恢复,而成人多反复发作,迁延难愈。

本病的最早记载见于《素问·气交变大论》"岁金不及,炎火乃行,民病口疮",《诸病源候论·口疮候》认为"小儿口疮,由血气盛,兼将养过温,心有客热熏上焦,令口生疮"。

西医称本病为"口炎"。

【病因病机】

心脾积热为本病的基本病机。在《圣济总录》中就有记载:"疮者,心脾有热,气冲上焦,薰发口舌,故作疮也。"

心脾积热,可因风热直中心经、脾经;可因恣食肥甘厚腻煎炒之品郁而发之;可因高热、久泻等病致津液亏耗,虚火内生;更多可能来自胎毒,如《保婴撮要》中曰:"诸疳口疮,因乳哺失节,或母食膏粱积热,或乳母七情郁火所致。"

外感六淫尤其是风热之邪是本病的主要致病因素之一。如龚廷贤《寿世保元》中曰:"口疮者,脾气凝滞,加之风热而然也。"

【诊断】

(一)诊断要点

1. 齿龈、舌、颊、上腭等处溃疡,创面大小不等,多圆形,中心黄白或略灰,周边红赤,少数满口糜烂。发于口角或上唇者多水疱、疹子,或融合成片,2~3 天后水疱破裂,开始结痂。

2. 局部疼痛、灼热。小儿常哭闹,拒绝进食,心烦不安,口干欲饮,流涎,部分小儿可有低热。

3. 血象可正常,或白细胞总数及中性粒细胞轻度增高。

(二)鉴别诊断

鹅口疮:多发生于新生儿或体弱儿,为口腔黏膜乳凝块样白屑(苔),多融合成片,略凸,周围红晕,少或无疼痛。本病患儿形体偏盛,无白色苔状物,溃疡形圆,疼痛剧烈。

【治疗】

(一)治法

清泄心脾、托毒生肌为本病的基本治法。

风热者,治以疏风清热;热蕴者,治以清热泻火。如病程已久,反复发作者,宜滋阴降火,托毒生肌,防其迁延至成人。

(二)基本方

掐揉总筋与分推手阴阳(掐揉总筋,揉 3 掐 1 为 1 遍,操作 10~20 遍;两拇指从总筋向两旁分推,每分推 3~5 次至两旁,就势挤按阴池与阳池 1 次,反复操作 1~3 分钟)

清心经与清天河水(清心经 1~5 分钟,清天河水至局部潮红)

清胃经与清小肠(各 1~3 分钟)

掐揉小横纹(掐食、中、无名、小指掌指关节纹路,揉 3 掐 1,操作 1 分钟)

掐揉内劳宫、涌泉(同时掐揉二穴 1~3 分钟)

捏脊(3~10 遍)

掐揉地仓(1~3 分钟)

方义:掐揉总筋、分阴阳调和阴阳,发散邪热,清心宁心;清心经与清天河水清热凉血,透热出表;清胃经与清小肠清泄中焦,导热从二便排出;掐揉小横纹清心脾而疗疮;掐揉内劳宫与涌泉清心除烦,引热下行;掐揉地仓为局部取穴,祛风疗疮;捏脊升提气机,托毒外出,有助生肌。全方清泄力强,标本同治,既清泄心脾以治本,又疗疮生肌以治标,适用于各种口疮。

(三)操作指南

1. 明代和民间多以清天河水代替清心经。天河水穴线长、面积大,清泄力强,兼能透达,适用于全身热盛,尤其是气分热盛。心经穴面积小,专一清心宁心。全身热退心火亦降,心火退全身热而无根。两穴相得益彰,直清心火,退热除烦,解毒疗疮。清天河水宜从重从快,推时短,凉水为介质,以局部潮红为度;清心经宜轻快柔和,推时略长,以舒适为佳。

2. 《小儿按摩经》记载:"掐总筋,过天河水,能清心经,口内生疮,遍身潮热,夜间啼哭。"《小儿推拿广意》有:"掐小横纹,治口唇破烂,能退热除烦。"可见总筋、天河水和小横纹都能清心泻火,防治口疮。故临床可作为固定搭配,久推多推。

3. 地仓位于口角旁开 0.4 寸,可治口疮。其法为:以两拇指或中指分置于两侧地仓,同时轻揉之,每揉 3~5 圈,向外推按 1 次,使口角皮肤绷紧,共操作 1 分钟,后掐 10 次。

4. 内劳宫与涌泉可同时掐揉双内劳宫或双涌泉,也可以一手掐揉一侧内劳宫,一手掐揉同侧涌泉。

（四）辨证加减

1. 风热侵袭

证候:口舌糜烂,可伴有咳嗽,痰黄,啼哭不休,口舌干燥,大便干,小便黄,指纹紫,脉浮数。

治法:疏风清热解毒。

处方:基本方重点掐揉总筋、分推手阴阳、清天河水。加推天柱骨 1~3 分钟,捏挤大椎 10 次,按揉曲池 1 分钟,天门入虎口 10 次。

方义:掐揉总筋、清天河水以清心经热解毒,推天柱骨、捏挤大椎、按揉曲池、天门入虎口疏风清热。

2. 心脾积热

证候:口舌糜烂,溃烂面大小不等,周围有红晕,口臭,啼哭不休,拒乳,小便黄赤,大便腐臭,指纹紫暗,脉滑。

治法:清心泻火。

处方:基本方重点清心经、清天河水、清胃经、清小肠。加清脾经、退下六腑各 1~3 分钟,推下七节骨潮红为度。

方义:清心经、清天河水清心经火热,清胃、清脾经清脾胃积热,清小肠、退下六腑、推下七节骨引热从二便而出。

3. 虚火上炎

证候:口舌糜烂、盗汗明显,伴体瘦疲倦,腹胀便干,不思饮食,啼哭声微,指纹暗滞,脉细数。

治法:滋阴降火,托毒生肌。

处方:基本方重点点揉内劳宫与涌泉、捏脊与掐揉地仓。加揉二人上马、揉三阴交、掐揉太溪各 1~3 分钟,推上三关和退下六腑各 1~2 分钟。

方义:推上三关和退下六腑以平衡阴阳,点揉内劳宫与涌泉、揉二人上马、揉三阴交、掐揉太溪以滋阴降火。

【注意事项】

1. 保持口腔清洁。可用淡盐水漱口,或用冰硼散、西瓜霜喷剂等涂搽患处;可用玄参、麦冬、金银花、薄荷、连翘等泡水作茶饮。民间有用黄连、生大黄、淡竹叶等煎水拭婴儿口腔,以去胎毒记载,对防止口疮有作用。

2. 忌食辛辣肥甘厚腻之品,饮食宜清淡,给予半流饮食,避免粗硬食品。

3. 对急性热病、久病、久泻患儿,应经常检查口腔,做好口腔护理,防止发生口疮。体质虚的小儿注意营养及护理并加强身体锻炼,适当晒太阳。培养小儿良好生活习惯,保持大便通畅。

【现代研究】

近年的临床报道表明小儿推拿联合冰硼散外敷能促进口疮愈合,缓解局部不适感,降低复发率,且不良反应少。而小儿推拿联合清胃散有利于提高治疗效果,改善小儿口腔溃疡,其中推拿能起到疏通经络、贯通气血、止痛清热、平衡阴阳的作用。此外小儿推拿能缓解疼痛,促使患儿吮乳或饮食趋于正常。

笔记栏

相关机制研究:小儿推拿是通过刺激穴位,激起身体的应激反应,使得大脑皮质的失衡状态得以调整,恢复其正常的兴奋与抑制过程。捏脊能刺激督脉诸穴,有调节脏腑、增强免疫力的作用,还有良好的心理调节作用。脊柱是身体的主干骨,大量的自主神经节、神经干分布在两侧,在生理或病理状态下有兴奋与抑制的双向调节作用。小儿推拿捏脊能直接刺激神经根,促进胃肠血液、淋巴循环,进一步改善脾胃功能,从而治疗口疮。另外,还有学者认为其作用机制可能是由于推拿提高了机体的防御功能,活跃吞噬细胞,促进抗体的形成等。

小儿推拿常用方法:清心经、清补脾经、清天河水、清小肠、捣揉小天心。

（李　静）

复习思考题

1. 如何鉴别鹅口疮和口疮?
2. 夜啼推拿治疗的基本方是什么?

扫一扫
测一测

PPT 课件

◈◈◈ 第十一章 ◈◈◈

肾 系 疾 病

> **学习目标**
>
> 掌握小儿常见肾系疾病(尿频、遗尿、癃闭、尿失禁、脑瘫、水肿)的概述、病因病机、临床诊断、基本方以及推拿辨治治疗,为临床治疗肾系疾病奠定理论基础。

第一节 尿 频

【概述】

尿频是以小便次数增多为特征的病症。本病好发于学龄前儿童,尤以婴幼儿期发病率最高,女孩多于男孩,治疗得当则预后良好。因小儿气化功能不健全,小便次数偶有增多,无尿急及其他不适则不属病态。

本病属于中医学"淋证"范畴,但淋证以尿痛为特征。而小儿尿频则以小便频数为主症,疼痛可有可无。西医学尿路感染、白天尿频综合征(神经性尿频)可参考本病治疗。

【病因病机】

尿频的基本病机有虚实之分。实证为湿热阻滞和下注,虚证为膀胱失约,主要病位在肾和膀胱。

实证多因感染、过食辛辣、憋尿过久等酿成湿热,湿阻气机,热迫津液而致气化不利,小便点滴不畅。虚证多因素体虚弱、久病、重病等损伤肾气,关门不固,小便随时而下。

【临床诊断】

(一)诊断要点

1. 尿路感染

(1)病史:多有外阴不洁、坐地嬉戏等湿热外侵病史。

(2)症状:起病急,以小便频数,淋沥涩痛,或伴发热、腰痛等症状为特征。

(3)实验室检查:①尿常规示白细胞增多或见脓细胞、白细胞管型;②中段尿细菌培养阳性。

2. 白天尿频综合征

(1)年龄:多发生于婴幼儿。

(2)症状:醒时尿频,甚至数分钟一次,点滴淋沥,入睡消失,反复发作,无其他明显不适。

(3)实验室检查:尿常规、尿培养无异常变化。

（二）鉴别诊断

1. 泌尿系结石和肿瘤　可通过 B 超、CT 或泌尿系造影等影像学检查鉴别。

2. 遗尿　发病年龄在 3 岁以上，睡中小便自出，醒后方觉，白天不发作。而尿频则以清醒时小便频数为特征，入睡自止。

【治疗】

（一）治法

实证治以清利湿热；虚证治以温固下元。

（二）基本方

方 1

清心经与清小肠　各 100~300 次

清天河水　100~300 次

推下七节骨　令热

推箕门　3~5 分钟

揉三阴交　100~300 次

方解：清心经与清小肠表里同治，引湿热浊邪从小便出。清天河水长于透热和清利，推下七节骨为清为降为泻，推箕门、揉三阴交为利尿通淋常法。全方清泄力强，清热利湿、利尿通淋而止尿频。

方 2

补脾经与补肾经　各 100~300 次

揉外劳宫　100~300 次

运土入水与运水入土　各 1~2 分钟

温运丹田（先点按关元或气海 1~3 分钟，后由轻至重，依次摩小腹、运小腹、掌揉小腹、振小腹和横擦小腹，5~10 分钟）

七节骨（依次揉、振、叩击和擦七节骨，上行操作，5~10 分钟）

摩揉百会与涌泉（一手中指置于百会，另一手拇指置于一涌泉；两手同时摩之、揉之；百会手不移，换另一涌泉操作；每侧操作 1 分钟）

方解：补脾经培土制水，补肾经固摄下元，揉外劳宫温里散寒。运土入水与运水入土合用调补脾肾、升清降浊。温运丹田和推上七节骨可温命门、培元气、固根本。百会升阳举陷，涌泉引火归原。全方长于温补固摄，以调节脾肾和阴阳为特点，切中虚证尿频病机。

（三）操作指南

1. 本病虽分虚实，分别治之，但临床多见虚实兼杂之证。因小儿肾病多虚，且推拿手法与穴位具有双向性调节和安全等特点，故方 1、方 2 可混合运用。或早晨操作方 2，温补升提；晚上操作方 1，清泄潜阳宁神。

2. 调节阴阳贯穿始终，阴阳调和，小便自利。阴阳者，上下也，水火也。小儿推拿调节上下和阴阳有其特色，方法为：①取仰卧位，一手置于百会，另一手置于关元或气海，两手同时摩运 1~2 分钟。后一手置于关元或气海，另一手置于涌泉，又同时摩运 1~2 分钟。②取俯卧位，一手置于百会摩运，一手推揉七节骨 1~2 分钟。后一手推揉七节骨，一手掐揉三阴交 1~2 分钟。要求动作连贯，柔和。

3. 丹田和七节骨操作务必令小腹和腰骶透热。小腹热，腹热透腰；腰骶热，腰热透腹。二热透内，下焦温矣。温热上升蒸腾，则五脏六腑皆得推拿温助，气化得行，尿频乃止。

笔记栏

（四）辨证论治

1. 湿热下注

证候：起病急，尿频、尿急、尿痛，尿液短赤浑浊，伴腹胀腰酸，发热烦渴，或见呕吐。舌质红，苔黄腻，脉滑数，指纹紫。

治法：清热利湿。

处方：方1为主，方2为辅，重点操作推箕门、揉关元、揉三阴交。加水底捞明月30~50次，退六腑100~300次。

方义：加水底捞明月以清心除烦，利尿泄热。退六腑通降腑气，并加强清利湿热之功。

2. 脾肾亏虚

证候：起病缓，尿液清冷，淋漓不尽，神疲乏力，手足不温，大便溏薄，或见眼睑浮肿。舌质淡，苔薄腻，脉细弱，指纹淡。

治法：温补脾肾，固本缩泉。

处方：方2为主，方1为辅，重点操作小腹、七节骨和外劳宫。加推上三关100~300次，捏脊3~6遍。

方义：加推上三关以温补升提。捏脊温阳、通阳、助阳，既能补益脾肾，又能升阳举陷。

3. 阴虚内热

证候：病程较长，反复发作，尿频且短赤，伴低热盗汗，颧红咽干。舌质红，苔少，脉细数，指纹淡紫。

治法：养阴清热。

处方：方1、方2并重。加揉二马100~300次，拿太溪与昆仑1~2分钟。

方义：加揉二马以养阴清热，利水通淋。拿太溪与昆仑滋补肾阴，宁心开窍。

【注意事项】

1. 针对病因进行防治。如控制感染、治疗泌尿系统病变、切除过长的包皮等。

2. 适当控制饮水，注意局部清洁卫生，勤换内衣内裤。引导小儿参加趣味性体育锻炼和游戏，分散其注意力，解除其紧张情绪和自卑感。

3. 对小儿进行膀胱功能训练，延长排尿间隔时间。

【现代研究】

近年的临床报道表明小儿神经性尿频多认为因肾气不足、膀胱失约所致，五脏病变都会导致排尿功能紊乱而出现尿频，肺的宣发与肃降、脾运化水液、肝疏泄功能的紊乱皆可导致尿频。本病治疗以补益肾气为原则，采用中医内治、外治方法都能取得明显的疗效。中医外治根据中医经络学理论，刺激体表穴位通过经络沟通表里，从而达到调理脏腑、调节阴阳的作用，现代研究表明刺激穴位可宣发肺气，温肾阳、助肾气，通调水道，恢复膀胱气化功能。临床采用推拿疗法治疗小儿尿频，运用手法在小儿体表的穴位部位进行操作，产生物理性刺激从而激发小儿机体自身的调节作用，固肾益气、疏通经络、调和气血，使得肾之气化功能正常，膀胱开合有度，尿液能够正常排出。推拿结合心理治疗、生活调护，可以提高治愈率，缩短疗程。

相关机制研究：小儿神经性尿频无器质性异常，认为与大脑皮质未发育完善相关，对排尿中枢抑制能力较弱，焦虑、紧张或受到惊吓等精神引起功能失调，致膀胱逼尿肌收缩和膀胱内括约肌松弛，出现尿频的症状。推拿治疗可以宁心安神，补益肾气，调理膀胱，通调水道而治疗小儿神经性尿频，配合超短波治疗，改善膀胱逼尿肌血流供应，抑制膀胱逼尿肌的兴奋作用。

小儿推拿常用方法:揉百会,补脾经,揉肾顶,揉二马,按揉气海、足三里、三阴交、膀胱俞,擦八髎。

(陶　琦)

第二节　遗　尿

【概述】

遗尿是指 3 周岁以上小儿睡中小便自遗,醒后方觉的一种病症。本病多见于 3~10 岁的儿童,其中男孩多于女孩,多有家族史。3 岁以下的婴幼儿,形体发育未全,排尿自控能力未形成;学龄儿童白天兴奋过度,夜晚熟睡不醒,偶发遗尿,均不属病态。

本病病程较长,往往影响小儿的精神生活、身心健康和生长发育,因此必须及早诊治。本病与西医学的中枢神经发育障碍、尿路感染和脊柱疾病等有关。

【病因病机】

遗尿以水(津)液不自主从尿道遗出为主要特征。膀胱与肾互为表里,肾主水,开窍于前后二阴,肾之温煦不足,影响膀胱贮存排尿功能,致使膀胱失约,小便遗出。故中医认为其基本病机为:肾气不固,膀胱失约。本病具有白天不遗夜晚遗,清醒不遗睡眠遗的发作规律,显系天人阴阳关系,即"脑‐脊‐膀胱"轴功能异常,大脑缺乏对低级中枢和膀胱的控制。

知识链接

排 尿 过 程

排尿是脑(中枢)‐脊(骶髓段低级中枢)‐膀胱轴协调作用的结果。

尿液充盈时,膀胱扩张,内压增加,膀胱壁上的牵张感受器兴奋,发出冲动沿盆神经传给骶髓,并同时上传至大脑,产生尿意。大脑发出指令,并通过脊(骶髓)作用于效应器官膀胱,表现为逼尿肌收缩,内外括约肌舒张,尿液排出。随着尿液排出,膀胱缩小,内压下降,牵张感受器兴奋减弱,冲动减小直至消失,骶髓和大脑静息,排尿停止。

小儿中枢脑对骶髓和膀胱的控制力弱,说尿就尿和常有遗尿。随年龄增长,脑‐脊‐膀胱轴逐渐完善与稳定,排尿才规律,遗尿多自愈。

【临床诊断】

(一)诊断要点

1. 年龄　发病年龄在 3 周岁以上。

2. 症状　寐中遗尿,醒后方觉。一周尿床 >3 次,且至少发作 6 个月以上。

3. 实验室检查　尿常规、尿培养无异常变化。

(二)鉴别诊断

1. 尿失禁　尿液自遗,不分昼夜,不分寐寤,常伴有全身疾病。

2. 白天尿频综合征　白天尿意频繁,入厕则淋沥不爽,尿时无痛感,但入睡后多无异常。

此外,还需与尿路感染、糖尿病等疾病鉴别。

【治疗】

（一）治法

温补下元,固摄膀胱,协调天人阴阳为遗尿的基本治法,在此基础上,虚证配合温肾阳、益脾气、补肺气,实证配合清泄下焦湿热。

（二）基本方

调五脏（逐一捻揉五经穴并牵拔之,后逐一掐五指十宣,左右手各 10 遍）

百会（摩、揉、指推、振,共 8 分钟）

振脑门（一手扶小儿前额,另一手握拳轻叩风府数次,后以掌根斜向上方击风府,并就势拔伸颈部,并振风府。反复操作 2~3 分钟）

清补肾经　各 300~500 次

揉外劳宫　100~300 次

腰骶与督脉（揉腰骶部 1~2 分钟,推上七节骨 1 分钟、掌振 1~2 分钟、叩击 20~30 秒,横擦令热。拳背从上至下叩击脊 3~5 遍,小鱼际纵向擦脊令热）

温运丹田（5~10 分钟,令小腹透热）

方解:调五脏十指连心,协调脏腑阴阳气血。百会和振脑门善于醒神开窍。补肾经调补肾气,清肾经清利下焦。揉外劳宫温里散寒,升提阳气;腰骶、督脉、小腹相配,温运丹田,益元固本。全方分别作用与影响脑 - 脊 - 膀胱轴的不同层次,协调该轴功能,并具有催醒、固摄、温运功效,有助于觉醒机制的建立,实现天人合一。

（三）操作指南

1. 协调脑脊　同时给予脑部和脊髓骶段刺激,让两种刺激形成耦联,从而调节 "脑 - 脊" 通路。方法为:患儿俯卧于医者双腿,医者右臂压于骶部（揉动）,右手拇指置于风府（振点）,左手食、中、无名三指置于百会（轻弹）,形成 "百会 - 风府 - 七节骨" 同时操作定式,共操作 3~5 分钟。

2. 协调脑与膀胱　同时给予脑部和膀胱刺激并形成耦联,调节 "脑 - 膀胱" 通路。方法为:患儿仰卧,医者一手置于百会,另一手置于小腹,两手同时行摩、揉、振等手法,共操作 3~5 分钟。

3. 关尿门　为民间特色手法。方法为:先温运丹田,包括点气海或关元 9 次,揉运小腹 3~5 分钟,掌振小腹 30~40 秒,横擦令热。然后一手拇指置于肚脐,其余四指握拳,以手背指间关节置于肚脐平面,在拇指点按肚脐的同时,以拇指为圆心,四指指间关节为半径逐渐从外上向内下方推按直到正中线止,左右两侧各操作 9 遍。

4. 本病推拿治疗宜在晚上入睡前施术。

（四）辨证论治

1. 气虚不固

证候:睡中遗尿,小便清长,神疲乏力,面色少华,畏寒肢冷,智力稍差,平素易感,大便溏薄。舌质淡,苔白滑,脉沉细无力,指纹淡。

治法:益气固摄。

处方:基本方重点补肾经、温运丹田、于腰骶与督脉操作。加补脾经、补肺经、推上三关各 100~300 次,拿肩井、轻揉会阴各 1 分钟。

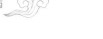

方义:加补脾经、补肺经以补益肺脾,益气摄敛;推上三关、拿肩井温阳升提。轻揉会阴既能调和阴阳,又能固涩止遗。

2. 心肾不交

证候:梦中遗尿,烦躁不宁,白天多动少静,伴五心烦热,形体消瘦,潮热盗汗。舌质红,苔少,脉细数,指纹淡紫。

治法:滋肾清心。

处方:基本方重点在百会和风府操作。加揉二马、清天河水各 100~300 次,摩涌泉 1 分钟。

方义:加清天河水以清心泄热,与揉二马合用一清心火,一补肾水,可交通心肾之阴阳,二穴临床常相须配伍。摩涌泉滋养肾阴,引火归原,与百会合用可交通上下之阴阳。

3. 肝经湿热

证候:睡中遗尿,尿少而黄,急躁不安,目睛红赤,或见梦中龂齿。舌质红,苔黄腻,脉弦滑数,指纹紫。

治法:清肝泄热。

处方:基本方重点清肾经。加清心经、清肝经各 100~300 次,水底捞明月 30~50 次,揉二马、揉三阴交各 100~300 次。

方义:加清肝经以泻肝清热,条达肝气;清心经清心以平肝,取实则泻其子之意。水底捞明月、揉二马壮水制火,引热下行;揉三阴交养阴清热,通调水道。

【注意事项】

1. 睡前措施　睡觉前控制饮水,嘱孩子排尿。

2. 定时叫醒,培养习惯　认真观察和记录小儿尿床时间,人工提前叫醒或利用尿床警报器。可考虑改变小儿生活节律,如适当早起、晚睡,坚持某种体育运动等,但不可过度疲劳。

3. 心理调护　多与小儿沟通,消除恐惧心理,少批评,多鼓励。

4. 膀胱功能训练　让孩子白天逐渐延长两次排尿之间时间。当其欲小便时,让其适当忍耐,撑大膀胱以延长时间,但应避免意外。

【现代研究】

近年的临床报道表明推拿治疗小儿遗尿症疗效显著,复发率低,安全性较高,经推拿治疗后的患儿遗尿病情可达到痊愈或者明显好转,同时,全身的发育状况皆有良好的改善,如身高、食欲、性格等。推拿联合醋酸去氨加压素具有协同作用,与单独应用醋酸去氨加压素比较,可提高近期疗效并可维持远期疗效,降低复发率。

相关机制研究:小儿遗尿发生机制可能包括肥胖、睡眠觉醒障碍、夜间多尿和膀胱功能障碍、家族遗传等,同时,阻塞性睡眠呼吸暂停综合征和精神 - 行为因素常常与继发性遗尿症密切相关。另有研究显示,正常生理情况下,垂体后叶夜间分泌血管升压素(ADH)增加,发挥抗利尿作用减少夜间尿量,原发性遗尿患儿存在夜间抗利尿激素分泌不足,导致夜间抗利尿作用降低,尿量增加,膀胱张力过大发生遗尿。研究显示,推拿疗法可通过患儿机体多个靶点产生生物学效应。一方面,通过相应手法和穴位刺激可增强大脑皮质、脊神经对膀胱的控制力、促进 ADH 的释放,对中枢与靶器官功能均有调节作用,近期与远期效果理想;另一方面,推拿通过各种手法可调节脏腑功能,提高大脑皮质对排尿反射的敏感点,提高唤醒阈,加强其与自主神经和周围神经的联系,协调两者功能,进一步调节膀胱功能。

小儿推拿常用方法:补脾经,补肾经,清小肠,推三关,运水入土,按揉百会、关元、肾俞。

（陶　琦）

第三节 癃 闭

【概述】

癃闭是指膀胱蓄有大量尿液,但排尿困难,甚则小便闭塞不通的一种病症,又称"尿潴留"。其中以小便不利,点滴而短少,病势较缓者称为"癃";以小便闭塞,点滴全无,病势较急者称为"闭"。癃和闭都是指排尿困难,只是轻重程度的不同,因此多合称为癃闭。本病四季均可发生,若能得到及时而有效的治疗,预后较好。

西医学中由于各种原因引起的尿潴留、无尿和少尿症均可列入"癃闭"范畴,参考本病治疗。

【病因病机】

中医学认为排尿需赖小肠、三焦、膀胱三腑功能正常为前提。本病多由湿热下注,水道闭阻,或肾阳不足,命门火衰,致使三腑热结,气机闭阻,气化不利。亦可因调护失宜、结石、外伤等引起。其基本病机可概括为湿热互结,膀胱气化不利。

湿热下注膀胱,气化不利则小腹胀痛,排尿困难;湿热毒邪侵袭脉络、阻塞尿道则茎中涩痛,小便滴沥;脾失健运,内湿自生,则腹满纳差;排尿不畅,心神烦乱则坐卧不安。癃闭日久,脏腑功能失调,湿浊蕴结成毒,全身气机紊乱,可变生尿毒,应加以重视。

【临床诊断】

(一)诊断要点

1. 症状 起病急或逐渐加重,可有手术、外邪侵袭、湿热内生等诱发因素,主症为小便不利,点滴而短少,甚则闭塞,每日尿量明显减少。

2. 查体 可见膀胱部位明显膨隆,叩诊浊音;或见膀胱内少尿、无尿等肾功能衰竭征象。

3. 实验室检查 结合肾功能、腹部 X 线、膀胱 B 超、尿流动力学等辅检结果,以确定疾病部位和发病原因。

(二)鉴别诊断

1. 淋证 以小便频数短涩、滴沥刺痛、欲出未尽为特征。其小便量少,排尿困难,与癃闭相似,但淋证尿频而疼痛,且每天小便的总量正常。

2. 关格 关格与癃闭都有小便不通的症状,但关格是一个独立的疾病,临床症状除了小便不通外,还伴随有呕吐的表现。

【治疗】

(一)治法

本病的治疗除通利小便外,须结合证候虚实而施治。实证治宜清湿热,散瘀结,利气机而通利水道;虚证治宜补脾肾,助气化,气化得行则小便自通。

(二)基本方

补脾经与补肾经 各 100~300 次

清心经与清小肠 各 100~300 次

推箕门 3~5 分钟

揉小天心 100~300 次

揉运膀胱点（用食指或中指指端揉运膀胱点左揉 300 次,右揉 300 次）

温运丹田（5~10 分钟,令小腹透热）

推运三阴交（先以右手拇指由此穴或上或下推之,推 20~30 次,然后运 50~100 次）

方解:补脾经、补肾经调补先后天脾肾功能,脾肾气充以固摄下元;清心经、清小肠合用促进体内湿热之邪从小便排出。温运丹田益元固本。推箕门、揉运膀胱点、推运三阴交、揉小天心均是通调水道、利尿通淋的常用配伍,可开通闭塞,使膀胱开合有度。全方寓通于补,标本兼治,从清利、温化、健脾三方面祛除湿热之邪,增强小肠、三焦、膀胱三腑的气化功能,发挥清热利湿、通利小便的作用。

（三）操作指南

1. 膀胱点为经外奇穴,部位在尿闭时,小腹高起处。具体操作方法:患儿仰卧,下肢伸直,医者左手扶患儿膝部,右手食、中、无名指末端按于穴上并向左、向右揉之运之。揉运时手法宜轻、宜缓,以患儿能忍受为度。

2. 推箕门具有利尿通淋的作用,治疗水泻、尿潴留等症效果显著,古今文献均有记载。方法为:以食、中二指指腹自髌骨上缘推至腹股沟 3~5 分钟,然后以食、中、无名、小指并拢,蘸凉水从下至上拍箕门,至局部潮红为度。与膀胱点合用体现了清热利湿、通利小便的治则治法,不仅可以用于小儿,在外科、妇科术后发生尿潴留时,也可以作为重要的辅助方法加以应用。

（四）辨证论治

1. 膀胱湿热

证候:小便急而不得排出,或量少而短赤灼热,伴小腹胀满,口苦口黏,口渴不欲饮,大便不畅。舌质红,苔黄腻,脉滑数,指纹紫。

治法:清热利湿,利尿通淋。

处方:基本方重点操作清小肠、推箕门。加清大肠、退六腑各 100~300 次,推下七节骨令热。

方义:加清大肠以清泄下焦湿热,与退六腑合用通腑泄热利水。七节骨下行操作为清为泻为降,配合推箕门可加强利水解毒之功。

2. 肺热壅盛

证候:小便不畅或点滴不通,呼吸急促或咳嗽,咽干烦渴。舌质红,苔薄黄,脉数,指纹紫。

治法:清化肺热,通利水道。

处方:基本方重点推箕门。加清肺经、清天河水各 100~300 次,下推天柱骨令潮红为度。

方义:加清肺经、下推天柱骨以清泄肺热,止咳化痰。清天河水为清法代表,功擅透热清利,导热邪从小便出。

3. 肝郁气滞

证候:小便不通或通而不爽,伴胁肋胀满,烦躁易怒。舌质红,苔薄黄,脉弦,指纹郁滞。

治法:疏肝行气,通利小便。

处方:基本方重点清心经、揉小天心。加清肝经 100~300 次,搓摩胁肋 5~8 遍,揉膻中 100~300 次,运内八卦 1~3 分钟。

方义:加清肝经以疏肝行气,解郁除烦。揉膻中、搓摩胁肋、顺运内八卦合用是临床小儿推拿调理气机的常用配伍,具有宽胸理气、疏肝散结的功效。

4. 脾气不升

证候:时欲小便而不得出,或量少而不爽,神疲肢倦,语声低微,纳差腹胀。舌质淡,苔薄白,脉细弱,指纹淡。

治法:升清降浊,益气利尿。

处方:基本方重点补脾经、温运丹田。加推上三关、揉脾俞各 100~300 次,摩中脘 1~3 分钟,捏脊 3~6 遍。

方义:加推上三关以助阳化气,扶正补虚。摩中脘、揉脾俞健脾和胃,消积化浊,与捏脊合用可培补脾肾,加强化气行水。

5. 肾阳衰微

证候:小便不通或点滴不爽,排出无力,面白无华,畏寒肢冷,腰膝酸软。舌质淡,苔白,脉沉细弱,指纹淡。

治法:温肾助阳,化气利尿。

处方:基本方重点补肾经、补脾经、温运丹田。加推上三关、揉外劳宫、揉肾俞各 100~300 次,揉二马 50~100 次,擦八髎透热为度。

方义:加推上三关、揉外劳、揉肾俞以温里散寒,助阳化气;擦八髎补益气血,温通下元。揉二马为利水要穴,亦有阴中求阳之意。

【注意事项】

1. 积极治疗原发病,避免各种外邪入侵及湿热内生因素。

2. 锻炼身体,增强免疫力,保持心情舒畅,避免紧张情绪和自卑感。

3. 养成良好的生活习惯,避免久坐少动。

【现代研究】

近年的临床报道表明推拿与艾灸联合应用,可有效降低尿潴留患儿平均及首次排尿时间。推拿八髎穴治疗可加强患儿逼尿肌收缩力,松弛内括约肌,从而促进尿液排出;腹部推拿可明显改善脊髓损伤后尿潴留患者膀胱自主排尿功能,减少膀胱残余尿量;亦有结果显示,通过穴位刺激和按摩有助于预防肛肠术后患儿癃闭的发生。有研究表明,刺激膀胱点能促进膀胱以下尿道周围组织急性炎症的消散,使尿道畅通;并可促使支配膀胱的交感与副交感神经相互协调,促进膀胱平滑肌的收缩和抑制膀胱括约肌的痉挛。此外,有研究报道推拿联合针刺、艾灸及口服五苓散等方法对于小儿癃闭的预防、治疗均具有明显改善作用。

相关机制研究:现代医学认为,脑桥是重要的调节排尿和储尿的神经结构,协调着膀胱和尿道外括约肌位于骶脊髓的运动神经元。推拿对排尿障碍的改善,可能是通过能量信号和神经反射传导而改变了脑桥排尿中枢(PMC)和脑桥储尿中枢(PSC)的兴奋状态,从而对其产生广泛性的影响,进而起到调节膀胱功能的作用。研究表明,推拿可调节大脑皮质和皮层下中枢自主神经功能紊乱,有利于促进膀胱和尿道炎性水肿的吸收,并有松弛尿道括约肌的作用。还有研究表明,推拿可以通过对腹部生物力学刺激,调控 NGF-TrkA、PI3-K/Akt 通路,增强膀胱传入神经纤维通过盆神经进入骶髓,激活逼尿肌,引发逼尿肌收缩,促进膀胱排尿功能恢复。

小儿推拿常用方法:补肾经、揉运膀胱点、推三阴交、推箕门,擦八髎。

(陶 琦)

第四节 尿 失 禁

【概述】

尿失禁是指由于膀胱括约肌损伤或神经功能障碍而丧失排尿自控能力,使尿液不自主流出的病症,又称小便不禁。本病病因复杂,可由于生长发育迟缓、尿液产生过度和膀胱过度活动症等功能性因素引起,也可因输尿管开口异位、尿生殖窦畸形和膀胱外翻等泌尿生殖系结构异常所致。根据发生时间,可分为日间尿失禁和夜间尿失禁。

本病属于中医学"遗溺"范畴。西医学功能性尿失禁可参照本病治疗,结构异常所致的尿失禁应针对病因实施手术矫治后方能取得良好疗效。

【病因病机】

本病病因有内伤、外感两类。内伤多见,多由脏腑虚损,三焦气化不利所致;外感方面常因湿热过盛或邪热内迫引起。病位虽在膀胱,但与肺、脾、肾、肝、三焦相关。肺失宣肃,通调水道失司,致膀胱失约;脾失健运,中气下陷,则尿液自出;肾虚失于温煦固摄而开阖不利;肝肾阴虚,相火妄动、湿热下注均可壅滞膀胱引起膀胱气化失常,小便不禁。

遗溺基本病机为膀胱失约,气化无权。其中联系最为紧密的乃化气行水之根——肾。膀胱与肾互为表里,肾主水,司二便,肾之蒸腾气化不足,影响膀胱,致使膀胱失约,小便自溢。肾藏精,主骨生髓,与脑髓、脊髓构成的中枢神经系统联系密切,肾与膀胱病变可通过影响"脑-脊-膀胱"轴功能,使大脑对低级中枢和膀胱失去控制,排尿不受意识影响。

📖 **知识链接**

儿童功能性尿失禁的分类

国际儿童尿控协会(ICCS)将儿童功能性尿失禁定义为无神经和解剖原因出现的失禁情况,分为2种:充盈期功能障碍所导致,被称为急迫性尿失禁或急迫综合征;排尿期功能障碍所造成,称为功能性排尿障碍。儿童功能性尿失禁以急迫性失禁多见。

急迫性失禁以充盈期逼尿肌功能障碍为主要原因,由于逼尿肌活动过度而产生急迫排尿欲望,初期表现为尿频和盆底肌收缩时的耻骨上和会阴部疼痛,后期由于疲劳及注意力不集中出现漏尿情况。尿动力学结果显示膀胱内压上升和膀胱容量小于正常年龄组,但排尿过程基本正常。

功能性排尿障碍主要包括 Staccato 排尿、Fractionated 排尿和 Lazy 膀胱综合征三种形式,其原因很难用单一原因解释。Staccato 排尿和 Fractionated 排尿与排尿期盆底肌异常活动相关,由于逼尿肌括约肌活动失调,造成尿流率下降和排尿时间延长或排尿中断,最终导致排空不完全,反复尿路感染机会上升。Lazy 膀胱综合征是一种特殊类型的排尿异常类型,ICCS 也将其归入功能性排尿障碍。可能由于长期的片段排尿所造成,膀胱容量增大但顺应性正常。排尿期无逼尿肌收缩,腹压是排尿的主要压力源。剩余尿量增多,尿失禁和反复尿路感染是其相关症状。

【临床诊断】

（一）诊断要点

1. 症状　有功能性或泌尿生殖系结构异常病因及外邪侵袭、湿热内生等诱因，主症为尿液自遗，不分昼夜，不分寐寤，常伴有全身疾病。

2. 实验室检查　结合尿液、CT、尿路造影、尿流动力学、内镜及肌电图等辅检结果，以确定疾病部位和发病原因。

（二）鉴别诊断

1. 遗尿　指 3 周岁以上小儿睡中小便自遗，醒后方觉的一种病症，男孩发病率高于女孩。尿失禁白天和夜间均可发病，白天不自主尿液流出可鉴别。

2. 尿频　以清醒时小便次数增多为主症，好发于学龄前儿童，尤以婴幼儿期发病率最高，女孩多于男孩。尿失禁也可表现为小便次数增多，但其排便不受意识控制，且夜间也可发病。

【治疗】

（一）治法

温补下元以治本，佐以固涩治其标。在此基础上，虚证配合温肾阳、益脾气、补肺气，实证配合清肝热、除湿热。

（二）基本方

补脾经与补肾经　各 100~500 次

揉外劳宫　300~500 次

百会（摩、揉、指推、振共 8 分钟）

振脑门（一手扶小儿前额，另一手握拳轻叩风府数次，后以掌根斜向上方击风府，并就势拔伸颈部，并振风府。反复操作 2~3 分钟）

温运丹田（5~10 分钟，令小腹透热）

腰骶与督脉（揉腰骶部 1~2 分钟，推上七节骨 1 分钟、掌振 1~2 分钟、叩击 20~30 秒，横擦令热。拳背从上至下叩击脊 3~5 遍，小鱼际纵向擦脊令热）

方解：补脾经、补肾经调补先后天脾肾功能，固摄下元以制水；揉外劳宫温里散寒，升提阳气。百会和振脑门既可开窍醒神，又能升阳举陷。腰骶、督脉、丹田相配，温补肾阳，兼以扶正固元，固涩止遗。全方从多方面作用与影响"脑-脊-膀胱"轴的功能，标本兼治，以温补下元为本，佐以固涩之法，最终达到调节膀胱气化功能，使其开阖有序的目的。

（三）操作指南

1. 百会归属于督脉，临近大脑旁中央小叶的高级排尿中枢，于百会穴施以摩、揉、指推、振法可醒脑开窍，促进排尿中枢发放冲动下行至膀胱面完成排尿反射，动作宜轻快柔和。与腹部、脊柱穴位同时操作，可调节脑-脊-膀胱轴的功能。

2. 本病以温补肾阳为本，推拿之温在于脊柱、丹田和腰骶。脊为督脉总督诸阳，丹田为元阳所居，腰骶为命门所在。施术时不宜重擦重推，应长时间缓慢操作，令其温热深透则温助肾阳疗效更佳。

3. 关尿门为民间治疗遗溺的特色手法，具有温固下元、涩尿止遗的作用。具体操作可参遗尿。

（四）辨证论治

1. 气虚不固

证候：小便失禁，次数频多，睡眠和清醒时都可发生，伴面色少华，神疲乏力，咳喘气怯，纳少便溏,平素易感。舌质淡,苔白滑,脉弱,指纹淡。

治法:益气固摄。

处方:基本方重点补脾经、补肾经。加补肺经 100~500 次,推上三关 300~500 次,拿肩井、轻揉会阴各 1~2 分钟,捏脊 3~6 遍。

方义:加补肺经以益气摄敛,推上三关、拿肩井温阳升提。轻揉会阴调补肾气,固涩止遗。捏脊既可扶正补虚,又能升阳举陷。

2. 湿热下注

证候:遗溺时作,尿黄而热,滴沥不爽,尿意急迫,不约自遗,伴身热烦渴,小腹胀满。舌质红,苔黄腻,脉滑数,指纹紫。

治法:清热利湿。

处方:基本方重点补脾经、摩丹田。加双清肠、退六腑各 100~300 次,水底捞明月 30~50 次。

方义:加双清肠配合退六腑以通腑泄热利水,水底捞明月利湿退热,使湿热浊邪从小便排出。

3. 肝郁化火

证候:遗溺时作,溲赤而臭,伴眩晕耳鸣,心烦口苦,胸胁胀闷,烦躁易怒,手足拘紧,大便干结。舌绛干裂,苔黄,脉弦数,指纹紫。

治法:清肝泻火。

处方:基本方重点补肾经。加清心经、清肝经、清天河水、揉太冲各 100~300 次,搓摩胁肋 5~8 遍。

方义:加清肝经、清心经、清天河水以清泄肝热,配合搓摩胁肋疏理肝气。太冲穴为肝之原穴,具备补虚泻实的双向调节作用,可调节肝疏泄功能的正常运行。

4. 脾肾阳虚

证候:小便不能自禁,溲频而清长,日夜频作,伴面色㿠白,畏寒肢冷,腰膝酸软。舌淡胖有齿痕,苔白,脉沉迟无力,指纹淡。

治法:温肾暖脾。

处方:基本方重点温运丹田、腰骶及督脉。加推上三关、揉脾俞、揉肾俞各 100~500 次,揉二马 50~100 次。

方义:加推上三关以温阳升提,与补脾经、外劳宫合用为临床阳虚证的常用配伍。揉脾俞、肾俞以补益脾肾,温固下元;少揉二马以阴中求阳,温肾固本。

【注意事项】

1. 多与小儿沟通,消除恐惧等消极心理,少批评,多鼓励。

2. 因泌尿生殖系结构异常所致的尿失禁应以针对病因实施手术矫治为主,恢复期可配合小儿推拿治疗。

3. 本病病程较长,影响患儿的日常行为和生活,对患儿自身和家庭易产生不同程度的危害,需长期耐心治疗。

【现代研究】

近年的临床报道表明推拿结合温针治疗尿失禁,在漏尿发生次数、漏尿量和尿失禁对患儿的影响程度等方面均有明显改善。以腰骶部、腹部震颤手法为主的推拿结合温热效应,不但可以减少上述症状的发生,而且对患儿盆底肌的收缩功能具有改善作用。研究表明,通过改变尿失禁患儿的异常排尿模式,纠正盆底肌或逼尿肌的过度活动,可减少尿失禁发生,控制感染和便秘。国内外报道,通过合理有效的行为和认知训练等综合治疗,1年内成功率可达 79%。抗胆碱能药物对急迫性尿失禁有效,可以减少逼尿肌无抑制收缩,扩大膀胱容量,进而减少膀胱输尿管反流的发生,适用于行为治疗效果欠佳的患儿。电刺激生物反馈治疗可改善储尿、排尿功能,是治疗尿失禁的有效方法之一。

相关机制研究:研究表明,电刺激可直接诱导治疗性反应和调节下尿路功能异常。其机制主要是抑制逼尿肌不稳定的收缩,通过电刺激阴部神经,重建神经肌肉兴奋性,增加肛提肌及其他盆底肌、尿道周围横纹肌功能,使尿道周围的横纹肌收缩,从而尿道关闭压升高,增强尿道的关闭能力。动物实验研究表明:推拿可明显减少尿失禁大鼠尿道组织神经肽 Y(NPY)及蛋白基因产物 9.5(PGP9.5)的表达,促进相应神经恢复;推拿治疗组可使尿失禁大鼠耻尾肌肌肉纤维增粗,从而使控尿能力有所提高。

小儿推拿常用方法:揉百会,补脾经,补肾经,按揉气海、足三里、三阴交、膀胱俞,推上七节骨,擦八髎。

（陶　琦）

第五节　脑瘫（五迟、五软、五硬）

【概述】

脑瘫是指发育中的胎儿或婴幼儿因脑部非进行性损伤而致的大脑中枢功能障碍或丧失,以运动障碍和姿势异常为主要特征的综合征。本病病位在脑,表现为瘫。瘫多指肢体,也指语言、感觉、认知、交流和行为方式。考察其病理特征,与中医学"五迟""五软""五硬"相关。

五迟、五软、五硬是小儿生长发育障碍的病症。五迟代表小儿发育迟缓,即本该在一定年龄出现的立、行、语言、头发和出牙等生理现象没有出现或明显低于同龄者。五软和五硬是对肢体乃至全身状态的描述,五软即头项、口、手、足、肌肉软弱无力,五硬即头项、手、足、腰和肌肉拘急僵直。

【病因病机】

脑瘫的病因可分为先天不足和后天失调两大类。其主要病机为髓海不满,脑发育障碍。

中医认为脑为清阳之府,为髓海,为任督之汇。脑主灵机记性,是阴阳与天人合一的枢机。各种原因特别是在胎元发育过程中母亲受热毒、外邪、外伤、惊吓、药物等不良因素刺激,影响胎儿致其髓海失充,脑发育障碍;或胎儿出生时遭受意外、热毒、邪气、痰瘀等侵袭,蒙蔽清窍、阻滞经络而发为本病。具体脏腑归属表现可概括为五迟与肾虚、五软与脾虚、五硬与肝旺关系密切。

知识链接

肌 力 判 断

检查时令患者做肢体伸缩动作,检查者从相反方向给予阻力,测试患者对阻力的克服力量,并注意两侧比较。根据具体情况,一般将肌力分为以下六个级别:

0 级:肌肉完全瘫痪,触诊无肌肉收缩。

1 级：仅见肌肉轻微收缩，不能带动关节活动。

2 级：肢体能在床上平行移动，但不能做抗重力运动。

3 级：肢体可以抬离床面做抗重力运动，但不能抵抗阻力。

4 级：肢体能做抗阻力运动，但弱于正常。

5 级：正常肌力，活动自如。

肌张力判断

检查时嘱患者全身肌肉放松，触摸肌肉的硬度并左右对比。给予被动运动并感知运动时的阻力。根据具体情况，一般将肌张力分为四个等级，具体分级标准如下：

0 级：正常肌张力。

1 级：肌张力轻度升高，被动屈伸时，在关节活动范围之末呈现最小阻力，或突然卡住和突然释放。

2 级：肌张力明显增高，大部分关节活动范围均感肌张力强，但受累部分仍易被移动。

3 级：肌张力极度增高，被动活动困难。

4 级：肌肉完全僵直，受累部分被动屈伸时呈僵直状态，不能活动。

【临床诊断】

（一）诊断要点

1. 病史　从母亲受孕开始至婴儿期有导致小儿脑损伤的病史，且这种损伤已经停止。

2. 症状体征　①持续存在中枢性运动障碍，包括运动、智力、语言、视听觉、动作姿势及出牙障碍等；②存在运动和姿势发育异常，即姿势异常、反射异常、肌张力及肌力异常等。

3. 实验室检查　可结合头颅影像（MRI、CT）、脑电图、脑干听觉诱发电位等辅检结果，但其并不能作为诊断的主要依据。

4. 除外进行性疾病所致的中枢性运动障碍及正常小儿暂时性发育迟缓。

（二）鉴别诊断

精神发育迟滞：精神发育迟滞是指个体在发育时期内，一般智力功能明显低于同龄正常水平，同时伴有适应行为的缺陷，又称"弱智"。早期运动、语言等发育障碍与脑瘫相似，但本病没有异常姿势和病理反射。

【治疗】

（一）治法

健脑益智、醒脑开窍为脑瘫的基本治法。脑瘫属于生长发育障碍，髓海不满，气血多虚，故治疗应以补益肾气，填精益髓为主，同时需兼顾后天脾胃。因外伤、久病入络或痰浊内生致病还应辅以化痰、逐瘀、清热解毒之法。

（二）基本方

方 1

头面四大手法　3~8 分钟

囟门推拿法（摩、揉、推、振、弹囟门，共 3~8 分钟。囟门已闭，百会代之）

揉风池、**风府**（以拇指和食指分别置于两风池穴拿揉 1~5 分钟，以拇指或中指置于风府

点揉 1~3 分钟）

鸣天鼓与双凤灌耳（先用两掌将患儿耳郭折叠并按压住,食指快速从中指背滑下并击打头颅,发出声响,反复操作 1 分钟。后以两掌快速从两侧挤压并密闭耳窍,又突然放开,反复操作 1 分钟）

上月球与垂杨柳（提儿头,使之悬空名上月球,提儿脚使之倒立名垂杨柳。每上提与倒立 10~20 秒,放下,再提,共 1~3 分钟）

调五脏　左右手各 10 遍

黄蜂出洞法（详见复式操作手法。操作 5~8 遍）

方解:头面四大手法调和阴阳,醒脑开窍。囟门推拿法直接影响并作用于大脑,健脑益智,升阳举陷。风池、风府祛风开窍,升提气机,并能改善头部血供。鸣天鼓通过弹击头颅产生声响,双凤灌耳振动耳膜,两者合用可促进中枢发育,尤其在改善患儿语言发育方面常有奇效。上月球和垂杨柳倒行逆施,反向刺激,改善大脑血供。调五脏十指连心,调和阴阳气血;黄蜂出洞刺激心包,宁心安神,两法合用能使心君明,脑神醒。全方升举阳气,提神醒脑,有益于大脑发育,促进觉醒。

方 2

两补两清法（补脾经、补肾经,清心经、清肝经,各 100~500 次）

外劳宫配涌泉　300~500 次

拿肩井　10~20 秒

脊柱与腰骶（先捋、揉、点按、振、捏、啄、推脊,后于腰骶叩、振、揉、擦,令热。共操作 10 分钟）

按揉足三里与阳陵泉　各 300~500 次

疏理上下肢（分别对上下肢进行揉、拿、按、推及运动,5~10 分钟）

方解:补脾经、补肾经温补脾肾,清心经、清肝经镇肝息风,宁心安神。外劳宫助阳升提,涌泉引火归原,两者合用调理气机,交通上下之阴阳。拿肩井配合脊柱、腰骶培补元气,强壮身体;按揉足三里与阳陵泉调补气血,强筋壮骨。疏理上下肢可行气活血,疏经通络。全方有升有降,温清并用,攻补兼施,重点作用于脊柱和肢体,对运动与姿势障碍有明显调节作用。

（三）操作指南

1. 方 1 直指病变部位大脑,为治本之策,方 2 以中轴脊为重点,兼顾四旁。方 1、方 2 宜同时操作,使中枢和肢体相得益彰。

2. 囟门和百会操作常同时配合肢体互动。方法为:取仰卧位,医者立于患儿右侧,一手始终置于囟门或百会,另一手置于外劳宫、涌泉、足三里、阳陵泉,两手同时操作,上下协调,以和阴阳。

3. 风池多拿法,风府宜振按。两法的用力方向尤为关键,必须指向大脑中央,力度在患儿最大忍受范围内,操作时间宜长。

4. 上月球与垂杨柳为反常刺激法。脑瘫均有异常的动作与姿势,现代康复理论认为这种固化的异常动作与姿势不纠正,健康正确的动作与姿势就不能建立,而异常动作与姿势的根基是中枢固化了的病理性信号与反射。不破不立,上月球与垂杨柳就是通过反常刺激以打断并纠正这种固化了的病理机制。临床操作时间宜逐步延长,并且在操作过程中需配合前后摇摆和旋转等动作,不断增加难度和时间,但须注意安全。

（四）辨证论治

1. 肝肾亏损

证候：筋骨痿弱，发育迟缓，立迟、行迟、发迟，五硬明显，紧张时加重，伴惊惕夜啼，烦躁不安，肢体强直，关节屈伸不利。舌质淡，苔薄白，脉沉细软，指纹淡。

治法：滋补肝肾。

处方：基本方重点清肝经、清心经，按揉外劳宫配合按揉涌泉。加揉肝俞、肾俞、悬钟、太溪各 100~500 次，揉二马 100~300 次。

方义：加揉肝俞、肾俞以滋补肝肾，养血填精。悬钟为髓会，主疏肝益肾，补髓壮骨。揉二马以滋阴养血，清热除烦。

2. 心脾两虚

证候：肌肉松弛，五软明显，智力低下，神情倦怠，咀嚼无力，伴唾液量多，头发稀疏，面白无华，纳差便溏。舌质淡，苔薄白，脉沉迟无力，指纹淡红。

治法：益气养血。

处方：基本方重点补脾经、揉足三里、调五脏、黄蜂出洞、推摩囟门配合按揉外劳宫。加推三关、揉神门、揉脾俞各 100~300 次、捏脊 3~6 遍。

方义：加推三关为温为升为补，配合揉脾俞以扶正补虚，益气养血。神门为心经原穴，具有补益心气、养心安神的功效。

3. 痰瘀阻滞

证候：肌肉筋腱松软或拘挛，关节强硬，或有癫痫发作，智力低下，伴肌肤甲错，毛发枯槁，口角流涎，吞咽困难，喉间痰鸣。舌质紫暗，苔厚腻，脉沉涩，指纹暗滞。

治法：豁痰开窍，逐瘀通络。

处方：基本方重点按揉外劳宫配合按揉涌泉、脊柱与腰骶的操作、调五脏、拿肩井。加揉阴陵泉 100~300 次，拿血海 1 分钟，膈俞横擦令热，掐揉五指节 3~5 遍。

方义：加揉阴陵泉以健脾化痰；拿血海、擦膈俞活血化瘀，行气通络。掐揉五指节镇惊豁痰，散结化瘀。

4. 脾虚肝旺

证候：手足震颤或痿软无力，肢体扭转，表情怪异，四肢抽动，时作时止，伴面色萎黄，食少纳呆，多卧少动，烦躁易怒，大便稀溏。舌质胖大或瘦薄，苔少或白腻，脉沉弱或细，指纹淡红。

治法：扶土抑木。

处方：基本方重点补脾经、清肝经、揉风池风府配合揉外劳宫。加揉太冲、揉脾俞、揉肝俞各 100~300 次，搓摩胁肋 5~8 遍。

方义：加揉太冲、搓摩胁肋以疏肝理气，解郁除烦。揉脾俞、肝俞扶土抑木，调和肝脾。

【注意事项】

1. 早发现，早治疗，不放弃。

2. 推拿时宜配合语言交流，有利于患儿开启心智，特别是调五脏、囟门操作法等。

3. 本病治疗应配合现代康复疗法，鼓励患儿进行力所能及的活动及功能锻炼，避免因伤残而产生自卑、孤独的异常心理状态。

4. 本病病程很长，医生和家长均要有耐心，长期坚持，可指导家长掌握相关推拿康复知识和训练手段，在日常生活中纠正孩子的异常姿势。

【现代研究】

近年的临床报道表明推拿治疗对于脑瘫患儿的运动功能、学习记忆、生长发育等多方面功能均具有积极意义。推拿调理督脉以及背俞穴,可以达到调节脏腑气血、疏通经气的目的。运用西医学理论根据体表条索状反应物与脊背的解剖位置关系找到与患儿肢体痉挛相对应的脊神经的体表投影并重点刺激该部位,可以间接地刺激下丘脑-垂体系统,达到降低肌张力、缓解肌痉挛,改善患儿的肢体运动功能等目的,对患儿的粗大运动、精细运动有提高作用。同时,研究表明脊背推拿能刺激、改善脊髓的血液循环,提高血供和营养;头面部推拿能够促进患儿视觉功能的康复;肢体、腹部推拿对体重增长、精神状态等均有良好的疗效。因此,综合各部位推拿配合针刺、体重负荷、抵抗训练、关节挤压术、股四头肌力量训练等康复疗法,能在改善小儿遗尿、食欲不振等症状的同时,促进认知学习能力的提升。

相关机制研究:推拿手法刺激体表的特定部位或穴位,能直接刺激肌肉和神经组织,恢复肌肉弹性,改善骨和关节的稳定性和活动性,降低肌张力,恢复肢体肌力平衡。临床研究表明,推拿可有效改善肌肉循环代谢、解除痉挛、促进损伤修复、松解粘连,调节中枢神经系统及神经介质释放,促进神经再生和修复,有助于提高患儿智力,改善患儿的行为障碍。动物研究结果表明,推拿治疗可以有效降低脑瘫大鼠大脑皮质促炎因子 IL-6、TNF-α 的表达,同时提高抗炎因子 IL-10 的表达,从而重建炎症稳态促进脑损伤修复。此外,推拿还可以升高幼鼠去甲肾上腺素和 5-羟色胺的含量,有助于提高其学习记忆能力。

小儿推拿常用方法:补脾经、补肾经、揉小天心、揉二马、推三关、摩百会。

(陶　琦)

第六节　水　　肿

【概述】

水肿是指人体内水液潴留泛溢肌肤,引起面目、四肢甚至全身浮肿,小便短少的病症。本病有阳水、阴水之分。一般来说,阳水病程短,预后较好;阴水病程长且反复发作,预后较差。

小儿水肿好发于 2~7 岁,夏秋季多见,阳水为多。推拿对于本病有一定的治疗作用。西医学急性肾小球肾炎、肾病综合征等多种疾病均可出现水肿症状,可参考本病治疗。

【病因病机】

水肿为机体内水液代谢紊乱,属于津液疾病。中医学认为津液代谢主要由肺、脾、肾共同完成。肺为水之上源,主宣发、通调水道;脾属土制水,具有运化水湿的功能;肾主水,负责温煦、蒸化水液。一旦肺、脾、肾功能受损,水液失于常道,泛溢皮肤则形成水肿。

本病病因不外乎内因和外因,内因主要是禀赋不足,或胎毒内蕴,或饮食失调,或久病劳倦。外因主要包括感受风邪、水湿或疮毒入侵,外邪诱发肺、脾、肾功能失调,气化失常,水液内停,泛溢肌肤形成水肿。故本病病机可概括为:水液潴留,泛溢肌肤,且其标在肺,制在脾,本在肾。

【临床诊断】

(一)诊断要点

1. 症状体征　眼睑、面部、下肢或全身皮肤光亮肿胀,按之凹陷,随手而起。多伴血压增高及尿量减少,甚至无尿,部分患儿出现血尿。

2. 实验室检查　尿常规可有红细胞、白细胞、尿蛋白和管型等。

（二）鉴别诊断

1. 急性肾小球肾炎　简称急性肾炎,是一组急性发生的感染后免疫异常的弥漫性肾小球炎性病变,起病急,水肿明显,常伴血尿、少尿和高血压。

2. 肾病综合征　是由于肾小球滤过膜通透性增高,导致大量血浆白蛋白丢失而引起的临床综合征,临床易反复发作,以大量蛋白尿、低蛋白血症、高脂血症和明显水肿为特征。

【治疗】

（一）治法

发汗和利小便为水肿的基本治法。阳水属实,治宜配合发汗解表,清热解毒;阴水属虚,治宜配合健脾益肺,温肾利水。

（二）基本方

头面四大手法　1~3 分钟

分阴阳与运土入水　各 1~2 分钟

清补肺、脾、肾经（根据虚实确定补泻,每穴 100~300 次）

推上三关与掐揉二扇门　各 100~300 次

清小肠或清膀胱　100~300 次

清天河水　300~500 次

揉小天心　100~300 次

推七节骨与两肾区（七节骨分别运用揉、推、振按、叩击、擦等手法,并根据虚实确定上行或下行,令局部透热。两肾区揉擦令热）

点关元与三阴交　令热

方解:头面四大手法疏风解表,长于消目胞浮肿。分阴阳调和寒热,清化水气;运土入水泻水排浊。肺、脾、肾为制水之脏,或清或补,促津液代谢功能恢复。推上三关与二扇门发汗逐水;清小肠或清膀胱通利小便;清天河水长于透热和清利;推上七节骨、点关元温阳化气行水;推下七节骨、揉肾区利水泻浊;三阴交、小天心也为利水效穴。全方以清泄见长,从多途径给予水湿以去路,适用于各种水肿。

（三）操作指南

1. 偏于上半身肿,以发汗为主。宜分阳重阴轻,或只分阳,配伍推上三关、掐揉二扇门和推上七节骨。偏于下半身肿,以利尿为主,宜分阴重阳轻,或只分阴,配伍清小肠、推下七节骨。

2. 水肿又称"水毒",发病前常伴有感染和发热,故肺、脾、肾三脏清法运用较多。清肺散水气,清脾化水湿,清肾泄湿浊,配合清小肠或清膀胱构成小儿推拿利水经典处方。小肠与膀胱部位相近,小肠位于小指尺侧缘,膀胱位于小指尺侧与小鱼际尺侧缘。

3. 关元配合三阴交为温阳化气行水常规操作。关元温助阳气,又能利水,三阴交清热下行,引水从小便排出,二穴相须为用,无论虚实,用之均效。操作时,一手拇指置于关元,定点揉、摩、振颤,以局部透热为度,另一手拇指交替按揉三阴交,一上一下,以和阴阳。

4. 明清文献记载水肿方"分阴阳二百,推三关二百,退六腑二百,推脾土三百,运土入水一百。上用姜葱汤推之。忌盐并生冷,乳食亦少用"（《小儿推拿妙诀》）。其方可用,姜葱汤为介质可作参考。

（四）辨证论治

1. 风水相搏

证候：水肿多从眼睑始，继而四肢，甚则全身浮肿，起病急，来势速，颜面肿甚，皮肤光亮，按之即起，伴尿少或血尿，发热无汗，恶风，咽痛。舌质红，苔薄白，脉浮，指纹浮。

治法：疏风利水。

处方：基本方重点操作头面四大手法、清肺经、推上三关、掐揉二扇门。加拿肩井、拿风池各 1~2 分钟。

方义：加拿肩井以疏风通络；拿风池疏风解表，宣肺利水，两者合用发散风邪，使水汽从汗而出。

2. 湿热浸淫

证候：稍有浮肿，或水肿不显，小便黄赤短少，伴低热烦渴，口苦口黏，大便干结，或近期有疮毒史。舌质红，苔黄腻，脉滑数，指纹紫。

治法：清热利湿。

处方：基本方重点清小肠（或清膀胱）、清天河水、推下七节骨。加清心经、退六腑各 100~300 次。

方义：加清心经以清热利尿，除烦止渴。退六腑通腑泄热利水，兼以清热解毒。

3. 肺脾气虚

证候：浮肿明显或者不著，面色少华，倦怠乏力，少气懒言，纳差便溏，易出汗，易感冒。舌质淡，苔薄白，脉缓，指纹淡。

治法：益气消肿。

处方：基本方重点推上三关、掐揉二扇门、推上七节骨。加揉足三里、阴陵泉各 100~300 次，横擦肺俞、脾俞，透热为度。

方义：加揉足三里、阴陵泉以健脾和胃，利湿泄浊。擦肺俞、脾俞性温热，功擅补益肺脾，益气养血。

4. 脾肾阳虚

证候：全身浮肿，以腰腹下肢为甚，按之深陷难起，病程长，伴畏寒肢冷，面白无华，脘腹胀满，尿淡而频，夜间尤甚，大便稀溏。舌质淡胖，苔白滑，脉沉细，指纹淡。

治法：温肾健脾，化气利水。

处方：基本方重点补脾经、补肾经、推上七节骨、点关元与三阴交。加揉脾俞、揉肾俞各 100~300 次，摩涌泉 1 分钟。

方义：加揉脾俞、肾俞以温肾健脾，助阳化气利水。摩涌泉引火归原，加强温肾行水、调和阴阳之功。

【注意事项】

1. 早期应卧床休息，预防感冒。后期逐渐增加活动，增强体质，提高抗病力。

2. 应限制钠盐和水的摄入，少尿及高度水肿者更应忌盐。

3. 本病疗效指标为小便和水肿消退情况，治疗期间应每天记录小便次数及尿量。

【现代研究】

近年的临床报道表明推拿配合加味胃苓汤治疗原发性肾病综合征水肿，在改善患者血肌酐水平、血清白蛋白及 24h 尿蛋白定量的同时，可加快水肿消退时间；按揉提捏腰背部脊柱两侧如肺俞、脾俞、肾俞等穴位及腹部推摩，在改善慢性肾炎的临床症状和免疫方面均具有一定作用。多项临床报道表明,推拿干预小儿水肿具有稳定的治疗作用。急性肾炎出现水肿、尿闭危重证候,推脾经和推三关45分钟,在手太阴肺经和足太阳膀胱经上施行手法,可迅速缓解水肿和尿闭,控制病情的发展。

相关机制研究:慢性肾炎病因与发病机制尚不明确,急性肾炎迁延不愈可转为慢性肾炎,但是大部分并非由急性转化而来,更多的被认为是免疫反应介导的肾小球损伤。大量研究表明,免疫机制紊乱是疾病的始发原因,在此基础上非免疫介导的肾脏损害也占有重要的地位。推拿腰背部通过刺激足太阳膀胱经的背俞穴,调整脏腑气血,增强脏腑功能,对机体免疫功能的改善有促进作用。腹部推拿不仅可起到局部治疗作用,还对全身各组织器官的功能起调整作用。

小儿推拿常用方法:分阴阳、清肺经、清脾经、清小肠、补肾经、运土入水、点关元、揉三阴交。

（陶　琦）

复习思考题

1. 试论述小儿遗尿的病因与病机。
2. 小儿脑瘫的推拿治疗原则是什么? 如何辨证论治?

扫一扫
测一测

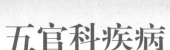

第十二章

五官科疾病

学习目标

掌握小儿常见五官科疾病(鼻衄、鼻渊、鼻窒、鼻鼽、乳蛾、中耳炎、近视、斜视弱视、慢性结膜炎、耳鸣耳聋)的病因病机、诊断、基本方以及辨证加减与推拿治疗方法。

第一节　鼻　衄

【概述】

鼻衄俗称鼻出血。是由鼻部疾病引起,或由全身疾病所致。鼻出血多为单侧,少数情况下可出现双侧鼻出血。出血量多少不一,轻者仅为涕中带血,重者可引起失血性休克,反复鼻出血可导致贫血。

西医称本病为鼻出血,认为多与全身性疾病如急性传染病、血液病等和局部疾患如鼻部炎症、外伤、肿瘤及鼻中隔偏曲等有关。

引起鼻衄的原因很多,可因鼻腔本身疾病引起,也可因鼻腔周围或全身性疾病诱发。

【病因病机】

火热邪毒迫血上行,气不摄血为本病的基本病机。无论是外感六淫化火,或五脏功能失调,五志郁而化火,皆导致肺胃火热之毒内炽,火热之邪循经上犯鼻窍,灼伤脉络,致血外溢而成鼻衄。可见火热邪毒为鼻衄发生的基本病理因素。若火热炽盛,上循肺窍,损伤络脉,血溢络脉之外则为实证;若久病大病之后,损伤正气,正气虚弱,脾虚不能摄血,致血从络脉溢出则为虚证。

知识链接

鼻衄好发部位

鼻腔的动脉主要来自颈内动脉的眼动脉和颈外动脉的上颌动脉,眼动脉在鼻腔的主要分支为筛前动脉和筛后动脉;上颌动脉在翼腭窝相继分出蝶腭动脉、眶下动脉和腭大动脉供应鼻腔。蝶腭动脉的分支、筛前动脉、筛后动脉、上唇动脉的分支与腭大动脉在鼻中隔前下吻合形成网状动脉丛,称为 Little's 区,是鼻出血最常见的部位。

鼻腔静脉在鼻腔吻合形成网状静脉丛,位于鼻中隔前下方的克氏静脉丛和位于下鼻道外侧壁后方临近鼻咽部的吴氏静脉丛均为鼻出血的好发部位。

【临床诊断】

（一）诊断要点

1. 以鼻腔出血为主要症状。一般发病较急,出血严重者可致休克。

2. 气候干燥、恼怒、鼻部外伤等所致或诱发。

3. 检查鼻腔有出血病灶。

4. 完善相关检查明确引起鼻衄的相关疾病。

（二）鉴别诊断

咯血:为喉、气管、支气管及肺部出血后,血液经口腔咯出,常见于肺结核、支气管扩张、肺癌及心脏病导致的肺淤血等。可根据患者既往病史、体征及辅助检查鉴别。

呕血:呕血是上消化道出血的主要表现之一,当大量呕血时,血液可从口腔及鼻腔涌出,常常伴有消化道疾病的其他症状,全身查体可有阳性体征,可予以鉴别。

【治疗】

（一）治法

止血、清热、补气为本病基本治法。

鼻衄属于急症,出血不止者,首先应迅速局部止血,止血后再行推拿治疗。鼻衄实证多为肺胃火盛,血热妄行所致,应予泻火清热,疏其内燔之火。虚证多为阴血亏虚、虚火妄动或气虚不能摄血致血液离经妄行,故当滋阴清火或补气摄血。虚实夹杂时,还应标本兼治。

鼻衄的治疗,在辨证治疗的同时,尤应重视局部治疗。

（二）基本方

清肺经、补脾经（各 3~5 分钟）

退下六腑与清天河水（各 3~5 分钟）

按揉上星穴（1~2 分钟）

点揉商阳穴、孔最穴（揉 3 点 1,各 1 分钟）

按揉太冲穴（1~2 分钟）

摩、横擦涌泉（摩 3~5 分钟,横擦涌泉发热）。

鼻部止血操作（见操作指南）

方解:燥热之邪犯肺,肺经热盛,热邪上壅鼻窍,伤及脉络,血溢脉外而鼻衄,清肺经可清肺经邪热,配合退下六腑和清天河水以治火热邪毒迫血妄行;补脾经可补益脾气,对正气虚弱,脾虚不能摄血,致血从络脉溢出之鼻衄效佳;按揉上星穴可通鼻窍,止鼻血;商阳穴清泄阳明经热,配合孔最清肺热、调肺气;按揉太冲能泄热理气、清火除烦;摩、横擦涌泉以引火下行,滋阴养血;鼻部局部操作止血,防止血流太过而致其他危证。

（三）操作指南

1. 鼻部止血操作 ①可用手指捏紧患者双侧鼻翼或将出血侧鼻翼压向鼻中隔约 10~15 分钟,也可用手指横行按压上唇部位,同时冷敷前额和后颈部。此方法适用于出血少量且出血在鼻腔前部的患者。②掐揉对侧少商穴,如右鼻孔出血,掐患儿左手少商穴,左出血,掐右手,两侧出血,掐两手。③掐对侧端正穴,如右鼻孔出血,掐患儿左手端正,左出血,掐右手,两侧出血,掐两手。

2. 清天河水属扬汤止沸,退六腑为釜底抽薪,两穴常配合运用。同时清天河水和退六腑时,可推手不变,但从下向上推,却通过握腕之手变换与旋转前臂决定推天河水还是推六腑穴,必要时取一定比例。

3. 上星穴和太冲穴推荐上下同时操作。分别在头和脚同时给予刺激,上下联动,利于调节气机和阴阳。一法为一手按揉上星,一手按揉太冲,两手均轻柔,一上一下,调和阴阳,理气止血。

(四)辨证论治

1. 肺经热盛

证候:鼻衄点滴渗出,血色鲜红,伴鼻塞、咳嗽,或鼻甲干枯,鼻腔灼热,或有发热,便秘,舌质偏红,脉数,指纹紫滞。

治法:清热降火,润肺,止血。

处方:基本方重点清肺经、退六腑、清天河水、掐商阳。加拿风池、拿血海各 1~3 分钟,推脊 1 分钟,点揉曲池、合谷各 1~2 分钟。

方义:加拿风池和推脊以增强清热之功;拿血海能清血分热而止血,配合揉曲池、合谷清肃肺经,通利鼻窍。

2. 胃火炽盛

证候:鼻中出血量多,血色深红。身热,口渴,便秘,鼻腔黏膜充血,舌红苔黄,脉洪数或滑数,指纹紫。

治法:清胃泻火止血。

处方:基本方重点清肺经、退六腑、清天河水、摩涌泉。加清胃经、清大肠、清小肠各 3~5 分钟,挤捏板门 1 分钟,推下七节骨和揉龟尾各 2 分钟。

方义:加清胃经以清胃经内热,配合清大肠、清小肠、推下七节骨和揉龟尾以通利二便、除郁热,使热从二便清泄;挤捏板门可健脾胃、清积热。

3. 阴虚火旺

证候:鼻衄量少,口干咽燥,兼有头昏耳鸣,腰酸痛,手足心发热,盗汗,舌红苔少,脉细数,指纹淡。

治法:滋阴降火止血。

处方:基本方重点补脾经、摩涌泉、清天河水。加掐揉二人上马 1~3 分钟,横擦腰部令热,摩运、振揉丹田透热为度。

方义:加掐揉二人上马滋补肾阴,配合横擦腰骶部发热,能补肾滋阴除烦;摩运、振揉丹田透热为度可温补阳气,扶正固表。

4. 脾不统血

证候:鼻衄量少,渗渗而出,血色淡红,鼻黏膜色淡,面色不华,口淡不渴,神疲懒言,饮食量少,大便溏薄,舌淡,苔白,脉细数,常反复发作,指纹淡。

治法:补脾摄血。

处方:基本方重点补肺经、补脾经。加推上三关、运内八卦各 1~3 分钟,开璇玑 3~5 遍,捏脊 6 遍。

方义:加推上三关温补阳气,助脾摄血;运内八卦通调气机,配合开璇玑以调气摄血;捏脊可掐补益正气,预防鼻血反复发生。

【注意事项】

1. 纠正小儿挖鼻的不良习惯,防止损伤鼻腔的黏膜。

2. 气候干燥季节,应常戴口罩,以保持鼻腔的湿润,或在小儿鼻中隔黏膜常涂少量黄连油膏,以滋润黏膜。

3. 安慰病儿,防止情绪紧张。用口呼吸,以免将流入口中的血液咽下,引起呕吐。

4. 对于出血量较多的患儿,应测量血压,并做血常规检查,必要时给予补液、输血,防止休克。也可酌情用止血药物。

【现代研究】

近年的临床报道表明小儿推拿加针刺治疗小儿鼻衄,推按穴位具有清泄督脉、清热平阳之效。小儿推拿推迎香穴能治疗心火、肺火、胃火等所引起的鼻衄。此外,点按上星穴可清泄督脉以解亢盛之热邪,使患儿鼻衄速止。

相关机制研究:小儿推拿治疗鼻出血,可清除体内自由甚,改变病变组织局部血液循环,调整机体自主神经功能,刺激末梢神经,并通过中枢神经系统整体调节血流速度,改善脊髓传导功能,从而达到治疗作用。

小儿推拿常用方法:清肺经、补脾经、退下六腑、按揉上星穴、摩涌泉。

（李　雪）

第二节　鼻　渊

【概述】

鼻渊,又名"脑漏""脑渊",是以鼻流浊涕,量多不止为主要特征的鼻病。并常伴有头痛、鼻塞、嗅觉减退、鼻窦区疼痛、或眩晕等症状。

西医称鼻窦炎,有急性、慢性之分。急性化脓性鼻窦炎与反复感冒有关,起病急,脓涕多,症状重,但多数能自愈,仅约5%转为慢性鼻窦炎,表现为长期流涕,头昏、头痛和健忘等,可对小儿语言、学习、智力、性格等产生不良影响。

鼻窦是颅骨内的含气空腔,人体较大的鼻窦有额窦、筛窦和上颌窦。

【病因病机】

热毒蒸腾,化腐化浊为本病的基本病机。初期,或外感邪毒,或湿热内生,热毒上蒸,化腐化浊而成本病。如《杂病源流犀烛·鼻病》谓:"由风寒凝入脑户,与太阳湿热交蒸而成。"《素问·气厥论》言:"胆移热于脑,则辛颏鼻渊。鼻渊者,浊涕下不止也。"如急性期失治误治,病邪未除;正气先衰,肺脾两虚,无力托毒,邪气、痰浊、瘀血日久,化腐化浊亦成本病。

📖 **知识链接**

鼻　窦

鼻窦为鼻腔周围颅骨(额骨、蝶骨、上颌骨、筛骨)内的含气空腔的总称,均有窦口与鼻腔相通。对发音起共鸣作用。鼻窦左右成对,共四对,分别称为额窦、上颌窦、蝶窦和筛窦。额窦位于额骨骨弓深部,开口于中鼻道筛漏斗处。上颌窦位于上颌骨体内,开口于中鼻道半月裂孔处。蝶窦位于蝶骨体内,开口于蝶筛隐窝。筛窦位于上筛骨迷路内,又分前、中、后筛窦。前、中筛窦开口于中鼻道,后筛窦开口于上鼻道。鼻窦内衬有黏膜,与鼻腔黏膜相延续,均为纤毛柱状呼吸上皮,内含杯状细胞和腺体。鼻窦黏膜纤毛的运动方向朝向自然窦口,有利于窦内分泌物排出。鼻腔黏膜的炎症常可蔓延至鼻窦引起鼻窦炎。如果炎症波及上颌窦,由于上颌窦容积大,开口位置高而小,自然引流不通畅,易成慢性炎症,迁延不愈。

【临床诊断】

(一)诊断要点

1. 鼻塞,鼻有大量黏性或脓性涕。

2. 有伤风鼻塞病史,或有发热、恶寒、头痛、咳嗽、嗅觉减退等症状。

3. 患儿面颊、额头、鼻根等处有明显触压痛。

4. 专科检查见中鼻甲或中鼻道肿胀,鼻道内存在稠涕。

5. X 线、CT 检查示鼻窦部窦内黏膜增厚,窦腔密度增高,或有液平面。

(二)鉴别诊断

感冒:也有鼻塞、流涕,但感冒病程短,涕量少而清稀(后期可转黄),全身症状重;鼻渊浊涕、脓涕量多,鼻部症状重,全身症状轻。

【治疗】

(一)治法

通鼻窍,排脓毒为本病基本治法。

肺开窍于鼻,故鼻渊治疗关键在于肺。因于外邪,宜疏风宣肺;因于痰热,宜清肃肺金,化痰排脓;因于气虚,宜补益肺气,托毒外出;因于阴虚,宜滋养肺阴。

阳明和少阳经循行于鼻窦区域,对于运用外治法防治鼻渊提供了思路,临床可采用近取和远端循经取穴,通过调理阳明和少阳经脉而通鼻窍,排脓毒。

(二)基本方

清补肺经、清补脾经(各 3~5 分钟)

捏挤板门与掐揉四横纹(捏挤板门 10 次,掐揉四横纹 10 遍)

退下六腑与清天河水(各 3~5 分钟)

运内外八卦(顺运与逆运内外八卦各 1~2 分钟)

点揉肝俞、胆俞(以两拇指或一手食、中指分开,分别点肝俞和胆俞,揉 3 点 1,各 1 分钟;后以小鱼际以 T_9~T_{10} 为中心,纵向擦之令热)

振脑门与双点门(振脑门 3~5 次,双点门 3~5 分钟)。

鼻窦局部操作(见操作指南)

方解:清肺经清肃肺,疏风通窍,针对外感邪毒;清脾经、退六腑清泄中焦腐浊,揉肝俞、胆俞清泄肝胆,清天河水泄热透表,共同针对内热;捏挤板门、掐揉四横纹针对腐浊;运内、外八卦顺气、化痰、泻浊;振脑门开窍醒脑,振动鼻窦,通利鼻窍。又补肺经实卫固表,增强适应季节变化能力;补脾经,既助运化,生气血,又补土生金,配合双点门升举清阳,醒脑神,通鼻窍,托毒排脓。全方温清并用,以清化见长。清其热,化其腐浊,适用于各种鼻渊。

(三)操作指南

1. 局部操作 ①起式:开天门、推坎宫各 1~2 分钟,揉攒竹 1~2 分钟。②按揉迎香 2~3

分钟。③按揉鼻通穴(鼻软骨与鼻翼交界处)1~3分钟。④以拇指或中指指腹置于相应鼻窦体表投影处,先揉1分钟,后振按1分钟,再以指端轻叩至局部麻木或潮红。⑤勾抹法:双手拇指屈曲,以桡侧缘,来回刮前额、眉弓、下眼眶、颧骨下缘等处,令局部发热。⑥擦鼻旁:以双手食指指腹快速擦两鼻翼旁,透热为度。局部操作近治作用明显,通鼻窍,排脓毒,是推拿特色,无论急性、慢性鼻渊均宜配合运用,临床应充分重视。

2. 内、外八卦功效相近,一般病症但取其一。本病以腐浊为病机,病程长,为增强清化腐浊之力,宜同时运内八卦和外八卦,运八卦有顺运逆运之分,一般认为顺运内八卦引气下行,消积消胀;逆运内八卦以止吐见长。鼻渊宜顺运内八卦,当内八卦顺运时,多以逆运外八卦配合。反之,当逆运内八卦时,多以顺运外八卦相配合,以增强疗效,即保证掌心与掌背始终朝一个方向旋转。

3. 振脑门为内功推拿手法,对鼻渊有特殊作用,值得推荐。其法为:患儿坐位,一手扶其前额,使头略后仰,一手小鱼际先尺偏,然后桡偏,桡偏时以小鱼际根部叩击风府,连续轻叩10余次;末次轻叩后,强力叩击1次;强力叩击后就势以掌根向上托起后枕部,并与扶额之手将颈椎拔伸并振颤之。此为1遍,操作1~3遍,此法令脑髓、鼻窦振动,排脓有效。

(四) 辨证论治

1. 肺经风热

证候:继发于感冒之后。感冒症状减轻,热退,但鼻涕由清转黄,量增多,质变黏稠,兼嗅觉减退,或伴头昏、头痛,身热,恶寒,咳嗽,痰黄稠,舌红,苔薄黄,脉浮数,指纹浮。

治法:祛风散热通窍。

处方:基本方重点清肺经、清脾经、退六腑、清天河水、双点门。加拿风池、拿肩井各1~3分钟,揉按大椎1分钟,点揉曲池、合谷各1~2分钟,掐少商、商阳各10次。

方义:加拿风池和拿肩井以增强疏风通窍之功;揉按大椎解表散寒,配合揉曲池、合谷、少商和商阳能清肃肺经,通利鼻窍。

2. 胆经郁热

证候:长期反复鼻流浊涕,色黄或绿色,质稠、脓性,嗅觉差,头痛,头昏,口苦咽干,耳鸣如潮,烦躁不安,舌红,苔黄腻,脉滑数,指纹紫。

治法:清泄胆热,化浊通窍。

处方:基本方重点清脾经、揉肝俞、胆俞、振脑门、双点门。加清大肠、清小肠各3~5分钟,扫散头侧少阳经脉1分钟,搓摩胁肋10遍,点揉阳陵泉1~3分钟。

方义:加清大肠和清小肠通利二便除郁热;扫散头侧少阳经脉疏肝解郁,配合搓摩胁肋清泄肝胆热邪;点揉阳陵泉共奏疏肝解郁、通络止痛之功。

3. 肺脾气虚

证候:鼻涕黏稠、白浊,时多时少,遇冷尤甚,鼻塞,嗅觉减退,反复感冒,经常咳嗽,头昏,面色白,气短乏力,肢倦纳呆,健忘,注意力不集中,舌质淡,苔薄白,寸脉无力,指纹淡。

治法:补土生金,固卫表,通鼻窍。

处方:基本方重点补肺经、补脾经、双点门、运内外八卦。加掐揉二扇门、推上三关各1~3分钟,横擦肺俞令热,开璇玑3~5遍,摩运、振揉丹田和神阙透热为度。

方义:加掐揉二扇门配合横擦肺俞令热及开璇玑宣发肺气,疏风通窍;推上三关配合丹田和神阙以温补阳气,强卫固表。

【注意事项】

1. 积极预防感冒、鼻炎,平素坚持锻炼,增强体质。

2. 积极进行呼吸锻炼。较小儿童可让其学习游泳,通过换气练习改善呼吸。较大儿童,可嘱其练习屏气,或猛吸进一口气后,捏紧鼻孔,闭口,尽力鼓气,使气流对鼻窦、眼、耳、咽喉等产生压力,该法有助于排脓与活血化瘀。

【现代研究】

近年的临床报道表明小儿推拿治疗儿童急性鼻渊可有效缓解鼻黏膜急性期水肿,刺激鼻黏膜纤毛活性,增加鼻腔分泌物清除速率,改善鼻腔通气和引流,缩小鼻甲,增强免疫功能,疗效显著,从而减少鼻渊的复发。小儿推拿联合针灸治疗慢性鼻渊,可改善流浊涕、鼻塞、嗅觉减退、记忆力下降等临床症状,提高机体免疫功能和抗病能力。此外小儿推拿配合鼻渊舒治疗儿童慢性上颌窦炎,可以促进局部血液循环、淋巴循环,从而促进炎症的吸收,改善鼻通气,抗过敏,减轻上颌窦口周围黏膜水肿,以利分泌物的排除。

相关机制研究:小儿推拿鼻通、迎香等穴位可以促进局部血液循环、淋巴循环,从而促进炎症的吸收。另有研究表明,推拿鼻部可改善急性鼻渊患者的临床症状及健康生存质量,促进鼻黏膜纤毛传输功能的恢复,降低 MLK 鼻内镜评分。鼻渊患者因长期鼻塞出现嗅觉减退等症状也可通过刺激相应穴位进行治疗。此外,指压迎香穴治疗鼻渊能改善局部及其临近组织的血液回流,增强局部对气候变化的适应能力和对病邪的防御能力。

小儿推拿常用方法:清补肺经、清补脾经、按揉鼻通穴、擦鼻旁、捏挤板门。

(李　雪)

第三节　鼻　窒

【概述】

鼻窒,古病名。刘完素《素问玄机原病式》曰"窒,塞也",并认为"侧卧则上窍通利而下窍闭塞"乃"阳明之脉左右相交"。鼻窒是一种以长期鼻塞不通、流涕不止为特征的鼻病,其鼻塞具有交替性、间歇性和持续性。本病相当于西医的慢性鼻炎,为鼻黏膜和黏膜下组织发炎,其病理过程符合炎症一般规律,即局部黏膜充血、水肿,或肥厚、萎缩。

鼻炎有急性和慢性之分,急性多归属于"伤风""感冒"范畴,"鼻窒"则强调主要临床症状为鼻塞不通,并持续一段时间。

小儿鼻炎很普遍,发病率 >12%,常可诱发鼻窦炎、咽炎、扁桃体炎、中耳炎、腺样体肥大等,近 40% 鼻炎患儿存在咳嗽和哮喘,甚至影响小儿记忆、智力、性情和学习。

小儿推拿是防治鼻炎的有效方法,值得推荐。

【病因病机】

邪气侵袭、鼻窍不利为鼻窒的基本病机。

鼻为呼吸之门户,最先感知外界气候变化。外界之风邪、雾霾、粉尘、花粉、皮毛等异物,以及温差变化等总最先由鼻感知。它们是外邪,从外而入,作用于发育不完善的小儿鼻腔,使肺气闭郁,从而引发鼻塞、流涕、喷嚏等鼻窒症状。也只有通过鼻塞、流涕和喷嚏,小儿自身才能排出邪气,鼻腔才得以更好发育。

🔍 知识链接

小儿鼻的解剖生理特点

　　鼻由外鼻、鼻腔、鼻窦三部分构成,具有呼吸、嗅觉、共鸣及反射功能。鼻为呼吸道之始,有调节空气温度、湿度、滤过和清洁作用。正鼻腔广布黏膜,血管丰富,舒缩灵敏,每日约释放 290J 热能,使吸入空气保持在 30~33℃。黏膜腺体不停分泌,以湿润气道,滋养纤毛,维持湿度。前庭鼻毛能过滤掉粗大异物和粉尘,未被阻挡的雾霾、病菌等细小颗粒会被黏膜吸附,并被黏液中的溶菌酶溶解杀灭,形成鼻涕或痰液排出。各种气味吸入鼻腔嗅沟处,溶解于分泌液中,刺激嗅细胞产生嗅觉。支配鼻的神经主要是嗅神经。

　　小儿上颌骨和颅骨发育不全,鼻和鼻腔相对短小,鼻腔内鼻毛稀少(新生儿几乎没有下鼻道和鼻毛),鼻腔黏膜柔嫩,血管、淋巴相对成人丰富。鼻窦不发达,蝶窦生后即存在,3~5 岁后方有生理功能,上颌窦 2 岁时出现,至 12 岁发育充分,额窦 6 岁左右成熟。

　　小儿不会吐痰,故流涕更普遍。

【临床诊断】

(一)诊断要点

　1. 类似伤风,但病程超过 1 周(普通感冒病程 5~7 天),且全身症状轻,鼻部症状重。鼻塞尤为突出,鼻塞呈间歇性或两鼻孔交替性。久病可有嗅觉减退。

　2. 临床检查　早期鼻黏膜充血,呈红色或暗红色,下鼻甲肿胀,对血管收缩剂敏感。久病下鼻甲肥厚,表面呈桑椹状或结节状,触之质硬,弹性差,对血管收缩剂不敏感。部分患儿鼻中隔偏歪。

(二)鉴别诊断

　1. 鼻渊　鼻渊可有鼻塞,但以鼻涕量多、质黏稠、脓性为特征,伴头昏、头痛,检查见鼻道内脓性分泌物。

　2. 鼻息肉　鼻塞固定于病变侧鼻孔,涕多,检查见鼻腔内赘生物。

【治疗】

(一)治法

祛邪通窍为鼻窒的基本治法,尤其在初期。后期因肺气耗散,鼻失温养,又当温补肺气。

(二)基本方

头面四大手法(开天门、推坎宫、揉运太阳,改耳背高骨为拿风池,共 5~8 分钟)

清补肺经(根据虚实确定比例)

拿列缺(1 分钟)

揉外劳宫(1~2 分钟)

推"介"字(先于肺俞点揉,振颤并擦之透热。后在背部行"介"字形推法 1~2 分钟)

捏脊并拿肩井(每捏脊 3~5 遍时,就势提拿肩井 1 次,反复操作 1 分钟)

双点门(同时点揉百会和风府 1~2 分钟)

鼻局部操作(详见操作指南)

方解:头面四大手法调阴阳,疏风邪;又因位居鼻周而通鼻窍。清肺经祛除外邪,补肺经实卫固表。拿列缺配合揉外劳助肺之宣散而通窍。肺俞和"介"字推宣肺肃肺并能化痰化浊，捏脊并拿肩井升提气机、温肺散邪。双点门醒脑开窍，预防感冒。鼻局部操作为推拿特色，近治作用明显。全方攻补兼施，祛风散邪通窍，还能增强体质和鼻的适应能力，治疗各种鼻炎有效。

（三）操作指南

1. 头面四大手法最早见于清代熊应雄《小儿推拿广意》，开天门、推坎宫、揉太阳三法长于调和阴阳和祛风解表。调和阴阳增强鼻适应外界气候的能力，祛风解表切中鼻窒外邪侵袭病机。加之三法均位于鼻周，又能通利鼻窍，故宜重点并长时间操作。四大手法中，原有组合为掐揉耳背高骨，为宁心安神防惊风而设，于鼻窒宜改为长于发散之风池，拿揉之。

2. 鼻窒初期以清肺经、祛邪气为主，后期配合补肺经、益肺气，或根据虚实情况确定清补比例。如鼻塞流涕，头昏头痛，确定清肺经6~8，补肺经2~4。如果症状减轻，为防止反复发生，可清肺经3~5，补肺经5~7等。

3. 鼻局部操作　①黄蜂入洞。以食、中二指指端置于两鼻孔下揉1分钟。②擦鼻旁。以食、中二指夹持鼻之两旁，来回快速从鼻根至迎香擦之，透热为度。③点穴。取治鼻穴（下关穴前1寸凹陷中，以双拇指端向鼻根方向揉动）、迎香穴、山根穴（以拇指指腹振按），每穴点按1分钟。④振揉鼻通（鼻通位于鼻翼上部，当鼻软骨尽头）。用两手中指指腹向内上方交替揉按，每揉3振1，操作1~2分钟。⑤扳鼻梁。两手拇指分别置于鼻根部一侧和鼻翼部另一侧，两手同时协调用力向对侧扳动鼻梁20~30次。⑥熨鼻。双手搓热，以热手熨鼻。

鼻局部操作为推拿特色，疗效确切。局部操作使局部潮红、发热，其活血化瘀、消炎消肿、通窍之力强，各型鼻炎不论急性、慢性均可应用。"治鼻穴"对应蝶腭神经节，其内有三叉神经感觉支、翼管神经交感和副交感支，其为中枢调节鼻腔血管和腺体的主要神经节，手法刺激可降低鼻黏膜敏感性，稳定鼻腔内腺体，减少分泌，止涕有效。迎香、山根和鼻通为古人常用通窍之穴，对鼻部血管痉挛、局部瘀血及炎性产物有很好的调控作用。

4. 鼻位于正中督脉，双点门，一取百会（囟门），一取风府（脑门），二穴亦在督脉上。同时操作能通督脉，通鼻窍。操作时宜让患儿俯卧于医生腿上，此时患儿鼻孔朝下，加之操作时的振颤将有利于鼻涕和异物排出。其他正中线上的开天门、掐山根、按印堂同此原理。

5. 极少数患儿推拿后有少许鼻血，不必惊慌。

（四）辨证论治

1. 风邪羁留

证候：多见于过敏性鼻炎。晨起、进餐或温差大时流涕、喷嚏、咳嗽，恶风，舌脉多无变化。

治法：祛风散邪，通利鼻窍。

处方：基本方重点操作头面四大手法、清肺经、拿列缺、揉外劳宫。加抱肚（胸）法3~5次，推上三关1~3分钟，扣拨云门中府3~6次，并沿上肢掌面桡侧顺肺经走行方向拍、揉、搓、擦令热。

方义：加抱肚（胸）法以发汗解表；推上三关解表散寒；扣拨云门中府配合沿上肢掌面桡侧顺肺经走行方向拍、揉、搓、擦令热以助肺宣散而通窍之功。

2. 痰湿壅盛

证候：多见于肥大性鼻炎。鼻塞重，说话有嗡嗡声，鼻涕稍稠，或伴咳嗽、气喘、痰鸣，苔腻，脉滑，指纹滞。

治法：化痰化浊通窍。

处方:基本方重点清补肺经、"介"字推、双点门。加点揉三凹(一凹天突,轻揉 1 分钟;二凹缺盆,以食指指腹逐渐按压至患儿最大忍受度,稍停留,放开,再按,操作 1 分钟),运内八卦 1 分钟,揉膻中及乳旁、乳根 1~3 分钟。

方义:加点揉三凹加强化痰止咳之功;运内八卦行气化痰;揉膻中及乳旁、乳根宣肺气,止咳化痰。

3. 气阴两虚

证候:多见于萎缩性鼻炎。反复发作,病程长,易感冒,神疲,少气懒言,胆怯,口干,咽喉不爽,夜啼心烦,舌淡,花剥苔,脉细无力,指纹淡。

治法:益气养阴通窍。

处方:基本方重点补肺经、捏脊并拿肩井、"介"字推。加清天河水、清天柱骨 1~3 分钟,推上三关与下六腑 1~3 分钟(气虚为主多用上三关,阴伤为主多用下六腑)。

方义:加清天河水和清天柱骨清虚热;推上三关温阳补气,推下六腑清热养阴。

【注意事项】

1. 保持鼻腔清洁,戒除挖鼻等不良习惯,多食蔬菜、水果、豆类。

2. 加强身体锻炼,尤其是加强抗寒能力训练,如冷水脸、冷水浴、冬泳等。鼻局部自我按摩也是有效的防治之法,可让小孩常点揉迎香、治鼻穴、鼻通等。

3. 气候恶劣,如雾霾、粉尘、油烟重时应戴防尘口罩,空调环境应随时换气保湿。

4. 避免长期使用血管收缩类滴鼻剂,鼻涕多时,不可强行擤鼻,以免邪毒入耳。

【现代研究】

近年的临床报道表明小儿推拿治疗鼻窒可以改变患者鼻部血液流通,改善鼻腔通气,头面部操作时要以局部潮红、发热为度,才能达到行气活血、宣肺通窍之效。而推拿迎香等穴治疗儿童鼻窒,可改善鼻组织血液循环,增高局部通透和代谢作用,利于鼻分泌物的排除,消除水肿及炎症。运用推拿补法治疗小儿鼻窒,可缓解症状,缩短病程,减少复发。此外,针刺联合推拿治疗小儿鼻窒,能有效缓解鼻塞、嗅觉失灵等症状。相较局部糖皮质激素治疗及手术疗法,小儿推拿治疗鼻窒能有效缓解临床症状及体征,且具有安全性。

相关机制研究:揿针结合小儿推拿治疗肺脾气虚证鼻窒,通过推拿相应穴位可改善黏膜微循环,恢复自主神经的功能,调节免疫细胞因子,改善鼻腔内腺体分泌,控制炎性反应,最终缓解鼻塞症状。另有研究证实,小儿推拿对鼻部血管痉挛、炎性物质的分泌有很好的调控作用,可改善鼻部不适症状,降低鼻腔黏膜敏感性,稳定鼻腔内腺体,减少分泌,具有止涕的作用。

小儿推拿常用方法:清补肺经、推治鼻穴、拿列缺、揉外劳宫、推"介"字。

附:腺样体肥大

【概述】

因腺样体增生肥大而引起相应症状者称为腺样体肥大,本病在儿童并不少见。

腺样体是一团表面呈橘瓣样的淋巴组织,因其位于鼻咽顶部与咽后壁处,故称咽扁桃体。腺样体同腭扁桃体一样,出生后随增龄逐渐长大,2~6 岁时增殖最旺盛,10 岁以后逐渐萎缩。腺样体也是人体重要的免疫器官,有助于防止上呼吸道疾病和调节呼吸。如果腺样体长期反复受到感染、雾霾、粉尘等刺激,就会过度肥大,累及耳(咽鼓管咽口受阻,引起分泌性中耳炎、听力减退和耳鸣)、鼻(并发鼻炎、鼻窦炎、声嘶、睡觉鼾声、呼吸暂停等)、咽喉和下呼吸道(并发咳嗽、哮喘、夜间阵咳),以及颜面(特征性腺样体面容,即颌骨变长,腭骨高拱,牙列不齐,上切牙突出,唇厚,缺乏表情,因长期张口呼吸,影响面骨和面肌发育等。

【病因病机】

痰气交阻、痰热互结、咽喉不利为腺样体肥大的基本病机。

腺样体炎症和肥大多因腺样体直接受到不良空气和温差过大刺激,以及邻近的鼻腔、鼻窦、扁桃体等炎症波及而产生。

【临床诊断】

1. 典型症状为鼻部长期鼻塞、流涕和闭塞性鼻音(声嘶)三联征,耳闷胀、耳鸣、听力下降,入睡时鼾声,张口呼吸,睡眠不安,可伴有阵咳及呼吸困难。

2. 腺样体面容。

3. 鼻咽纤维镜在鼻咽顶部和后壁间见到纵行裂隙分叶状如橘瓣样的腺样体,堵塞后鼻孔 2/3 以上。

【治疗】

(一) 治法

以化痰、理气、活血化瘀、清解热毒和增强体质为基本治法。强调局部治疗和整体调理相结合。

(二) 基本方

头面四大手法(开天门、推坎宫、揉太阳、掐揉耳背高骨,共 3~5 分钟)

清补肺经(根据虚实确定补或泻,或清肺经与补肺经同用)

揉迎香、**按鼻通**(各 1~3 分钟)

叩前额(1 分钟)

双风灌耳(抱患儿同向坐于腿上,双掌快速从外向内密闭患儿双耳,突然放开,再密闭,反复操作 10 次左右)

扣拨廉泉(拇指或中指屈曲置于廉泉,向深层挤按并振颤 1 分钟)

鼓气法(捏住患儿鼻孔,让其尽力鼓气,以耳眼受到震动为佳。反复鼓 10 次左右)

擦肺俞(令热)

方解:以上方法除擦肺俞、清补肺经为增强体质和增强适应寒温能力外,其他均为局部操作,有的作用于耳,有的作用于鼻,有的作用于咽喉。全方扶正祛邪,通窍活血,理气化痰,对腺样体炎症和肥大有缓解作用。

(三) 操作指南

1. 宜与鼻炎、鼻窦炎和慢性扁桃体炎互参,并积极治疗邻近的鼻炎、鼻窦炎和慢性扁桃体炎。

2. 所介绍的手法主要为局部治疗,调体质还应参考感冒、反复感冒和发热等篇章。

3. 迎香宜斜向后上方用力按压,至面部酸胀,甚至泪水溢出为佳。可按压,得气,放松,再按压,操作 10~20 次,也可揉 3 按 1,操作 1~2 分钟。

4. 鼓气法,务必密闭鼻孔,嘱患儿尽力鼓气。先做双风灌耳,再做鼓气法疗效更佳。

(四) 辨证论治

1. 风寒夹痰

证候:声音嘶,鼻塞,腺样体面容,喉间痰鸣,打鼾,头昏,舌淡,脉浮,指纹浮红。

治法:祛风散寒,化痰开窍。

处方:基本方重点操作头面四大手法,清肺经,擦肺俞,鼓气法。加推上三关 1~2 分钟,掐人中 10 次,双点门 1 分钟。

方义:加推上三关散寒解表;掐人中化痰开窍,配合双点门以醒脑开窍。

2. 热毒壅肺

证候:声嘶,咽喉肿痛,面赤,唇红,烦渴,干咳,夜咳,舌红,脉滑,指纹紫。

治法:清热宣肺,化浊通窍。

处方:基本方重点清肺经、叩额窦。加清天河水 2 分钟,捏挤大椎红赤为度,摩涌泉 1 分钟。

方义:加清天河水清热除烦;捏挤大椎清解热邪;摩涌泉引火下行并滋补阴液。

【注意事项】

1. 加强锻炼,增强体质,积极减肥,防止感冒。该病疗程较长,应提前告之家长。

2. 加强呼吸训练,每息可适当延长呼气和吸气时间,睡觉时适当垫高枕头。

【现代研究】

近年的临床报道表明小儿推拿治疗腺样体肥大对于改善患儿临床症状具有显著疗效,患儿鼻塞程度、生活质量等方面均得到改善,且长期疗效更佳。小儿推拿配合刮痧疗法强调局部治疗与整体调理相结合,对腺样体肥大具有一定的治疗及缓解作用。此外,颅颞部按揉法治疗儿童腺样体肥大,在局部治疗的同时,结合捏脊的整体固本疗法,达到治疗目的。同时小儿推拿还具有消炎消肿、通窍之效,不仅能改善局部气血瘀滞,还能改善大脑的血供,缓解因腺样体肥大引发的脑部缺血缺氧。相较于传统西医疗法,小儿推拿治疗儿童腺样体肥大具有疗效显著、易于接受、绿色安全的特点。

相关机制研究:Toll 样受体(TLR)介导免疫细胞,减少炎症反应,小儿推拿可提高外周血巨噬细胞 TLR1、TLR2、TLR4 表达水平以改善小儿上呼吸道感染状况。另外,小儿推拿通过接触患儿体表感受器,可以调节与内脏相关的神经系统和机体内分泌系统,促进血液循环和机体代谢,提高免疫功能,缓解腺样体肥大的发作。小儿推拿治疗腺样体肥大,通过治疗前后鼻内窥镜检查,可缩小肥大的腺样体组织,改善腺样体堵塞后鼻孔的程度及其与咽鼓管咽口的关系,减少腺样体表面分泌物。

小儿推拿常用方法:清补肺经、按鼻通、叩前额、扣拨廉泉、鼓气法。

(李 雪)

第四节 鼻鼽(过敏性鼻炎)

【概述】

鼻鼽是指由于脏腑虚损、卫表不固所致的,以突发和反复发作的鼻痒、喷嚏、流清涕、鼻塞等为主要特征的鼻部疾病。本病为临床上较常见或多发的疾病,可常年发病,也可呈季节性发作。

西医的变应性鼻炎、血管运动性鼻炎、嗜酸性粒细胞增多性非变应性鼻炎等疾病可参考本病治疗。

【病因病机】

邪正相搏、肺气不宣是本病的基本病机。

肺气虚弱,卫表不固,则腠理疏松,风寒乘虚而入,犯及鼻窍,邪正相搏,肺气不得通调,津液停聚,鼻窍壅塞,遂致喷嚏,流清涕;脾气虚弱,生化不足,肺气虚,则鼻窍失养,外邪或异气从口鼻侵袭,停聚鼻窍而发为鼻鼽;而肺气之根在肾,肾虚则摄纳无权,气不归元,风邪得以内侵,此外肺经素有郁热,肃降失职,邪热上犯鼻窍,亦可发为鼽。故鼻鼽的病变在肺,但其病理变化与脾、肾有一定关系。

📖 知识链接

过敏性鼻炎的病因病理

本病的发生与人体接触空气中的花粉、真菌、螨等致敏变应原有关,与空气污染也有关,属 IgE(免疫球蛋白 E)介导的 I 型变态反应,亦称超敏反应。相关病因及其病理变化十分复杂,主要病因病理为:当特异性抗原进入特应性个体后,机体内产生相应的 IgE 抗体,并附着于介质细胞的表面,机体即处于致敏状态。当相同的抗原再次侵入该机体时,此抗原则与介质细胞表面的 IgE"桥联",并激发细胞膜产生一系列生化变化,使之脱颗粒。从被排出的颗粒中和细胞内释放出生物活性介质(如组胺、慢反应物质、缓激肽等),引起毛细血管扩张,血管通透性增加,平滑肌收缩和腺体分泌增多等变化,肌体处于发敏状态,临床上则表现为打喷嚏、流清涕、鼻塞、鼻痒等典型症状。

【临床诊断】

(一) 诊断要点

1. 部分患儿有过敏史或家族史。

2. 本病发作时主要表现为鼻痒、喷嚏频频、清涕如水、鼻塞,具有突然发作和反复发作的特点。

3. 在发作期鼻黏膜多为灰白或淡蓝色,亦可充血色红,鼻甲肿大,鼻道有较多水样分泌物。在间歇期以上特征不明显。

(二) 鉴别诊断

感冒:也有鼻塞、流涕,但感冒初起鼻痒,打喷嚏,流清涕,持续鼻塞,嗅觉减退,语声重浊,数天后打喷嚏停止,清涕渐转为黏黄涕。可伴有周身不适、发热、恶风、头痛等。

【治疗】

(一) 治法

宣肺通窍为本病基本治法。肺气虚寒者给予温肺散寒;脾气虚弱者给予益气健脾;肾阳不足者给予温补肾阳;肺经伏热者给予清宣肺气。

手足阳明经脉循行于鼻部,督脉经鼻中央通过,推拿治疗时应充分考虑其近治作用。

(二) 基本方

开天门、推坎宫、揉太阳(各 1 分钟左右)

清补肺经、补脾经(各 1~3 分钟)

掐揉二扇门(1~3 分钟)

揉外劳宫(1~3 分钟)

推上三关(1~3 分钟)

擦肺俞（两拇指按揉肺俞穴 1~2 分钟,振约 10 次,后以两小鱼际纵向擦之,透热为度）

振揉风府（1~2 分钟）

捏脊并拿肩井（常规捏脊 3~5 遍后,最后 1 遍从龟尾捏至大椎时,就势提拿肩井 1 次;捏脊 3~20 遍,拿肩井 1~7 遍）

鼻局部操作（详见操作指南）

方解:开天门调天人之阴阳,疏风散邪,推坎宫分利头之阴阳,清利头目,揉太阳亦调和阴阳,解表透邪;三穴于鼻周操作能疏风通窍。鼻鼽多为正虚邪恋,当邪气偏盛时以清肺经为主,当正气虚弱时以补肺经为主。补脾经补土生金。配合掐揉二扇门以加强发散祛邪,配合揉外劳宫以升提气机,助肺之宣发而通窍。肺脏攻补兼施,与特定穴肺经同功。推上三关为温为补,温助肺气。捏脊温助督脉,温补肺脾肾脏,增补肺之效,配合拿肩井则升提之力更强。风府属督脉,具有醒脑开窍、疏风散邪之功。

鼻局部操作为推拿特色,近治作用明显。全方以疏风散邪为主,适用于邪气较盛、肺气不宣之鼻鼽。

（三）操作指南

1. 开天门、推坎宫、揉太阳属于湘西刘氏小儿推拿头部开窍操作,可祛风解表,调理鼻部气血。若开窍操作时,手次以 24 次为主,在本病推拿中,此三法取其通鼻窍,调和阴阳增强鼻适应外界气候的能力,故应多推久推,以局部发热为度。

2. 当邪气偏盛时以清肺经为主,当正气虚弱时以补肺经为主,虚实间杂时根据患者临床症状可确定肺经补泻比例。

3. 擦肺俞增强肺卫抗邪能力,操作时先揉按肺俞,后以小鱼际擦肩胛内侧发热。在操作擦法时,可配合食盐与清水,增强擦法的摩擦力,使局部出痧效果更佳。

4. 鼻局部操作　①大鱼际揉鼻周,以大鱼际轻柔的刺激鼻周,以鼻周发红发热为度。②揉按鼻通、迎香穴,以两手拇指指腹置于鼻通和迎香穴,揉按 1 分钟。③黄蜂入洞,以食、中二指指端置于两鼻孔下揉 30~40 秒。④扳鼻梁,两手拇指分别置于鼻根部一侧和鼻翼部另一侧,两手一上一下同时协调用力扳动鼻梁,20~30 次。⑤推宝瓶,以右手食、中指指腹从鼻根到鼻翼进行来回推擦,去重回轻,以局部发红发热为度。

（四）辨证论治

1. 肺气虚寒

证候:鼻痒,喷嚏频频,清涕如水,鼻塞,嗅觉减退,畏风怕冷,自汗,气短懒言,语声低怯,面色苍白,或咳嗽痰稀。舌质淡,舌苔薄白,脉虚弱。下鼻甲肿大光滑,鼻黏膜淡白或灰白,鼻道可见水样分泌物。

治法:温肺散寒,益气固表。

处方:基本方重点补肺经、推上三关和鼻局部操作。加摩百会 1~2 分钟,点上星 1 分钟,横擦前胸（以掌或小鱼际横擦令热）,振揉膻中 1~3 分钟。

方义:加摩百会升提阳气,醒脑开窍;点上星通鼻窍;横擦前胸解表散寒,益肺气,散风邪;振揉膻中聚耗散之肺气,增清肃肺脏之功。

2. 脾气虚弱

证候:鼻痒,喷嚏突发,清涕连连,鼻塞,面色萎黄无华,消瘦,食少纳呆,腹胀便溏,四肢倦怠乏力,少气懒言,舌淡胖,边有齿痕,苔薄白,脉弱。检查见下鼻甲肿大光滑,黏膜淡白或灰白,可有水样分泌物。

治法:益气健脾,升阳通窍。

处方:基本方重点补脾经、推上三关和鼻局部操作。加摩中脘1~2分钟,揉板门2分钟,运内八卦1分钟,运水入土1分钟,揉按足三里2分钟。

方义:加摩中脘以强健脾胃,配合运水入土和按揉足三里补益脾气;运内八卦调畅中焦气机;揉板门健脾化湿,益气通窍。

3. 肾阳不足

证候:清涕长流,鼻痒,喷嚏频频,鼻塞,面色苍白,形寒肢冷,腰膝酸软,神疲倦怠,小便清长,或见遗精早泄。舌质淡,苔白,脉沉细。检查见鼻黏膜苍白、肿胀,鼻道有大量水样分泌物。

治法:温补肾阳,化气行水。

处方:基本方重点补脾经和鼻局部操作。加补肾经、揉肾顶各1~3分钟,横擦腰骶部令热,摩运、振揉丹田和神阙透热为度。

方义:加补肾经配合揉肾顶以温补肾阳。横擦腰骶部配合摩运丹田神阙,前后配伍,增强下焦温热之功,可行气化水。

4. 肺经伏热

证候:鼻痒,喷嚏频作,流清涕,鼻塞,常在闷热天气发作。全身或见咳嗽,咽痒,口干烦热,舌质红,苔白或黄,脉数。检查见鼻黏膜红或暗红,鼻甲肿胀。

治法:清宣肺气,通利鼻窍。

处方:基本方重点清肺经和鼻局部操作。加拿风池并颈夹脊1~2分钟,捏挤大椎与推天柱骨10次,清天河水1~2分钟。

方义:加拿风池并颈夹脊加强疏风清热通窍之功;捏挤大椎与推天柱骨清热解肌,透热达表,通鼻窍;清天河水清热降火。

【注意事项】

1. 保持环境清洁卫生,避免或减少粉尘、花粉等刺激。

2. 有过敏史患者,因避免接触或进食易引起机体过敏反应之物,如鱼虾、海鲜、羽毛、兽毛、蚕丝等。

【现代研究】

近年的临床报道表明小儿推拿治疗鼻鼽能有效改善鼻塞、流涕等症状,提高患儿的抗病能力,减少复发。二部五法推拿法治疗鼻鼽,通过鼻部穴位按摩有效地改善鼻部及临近组织的血液循环,减少炎症渗出,抑制组胺形成释放,增强鼻部对天气的适应能力和抗击病邪的能力。此外,小儿推拿联合耳穴贴压治疗小儿肺虚感寒型鼻鼽,能改善鼻部及临近组织的血液循环,减少炎症渗出,抑制组胺形成,起到止痒通窍的作用。小儿推拿治疗鼻鼽的发作次数及安全性优于单纯的西医药物治疗,作为一种绿色安全的治疗方法,对于鼻鼽的治疗具有很大价值。

相关机制研究:小儿推拿通过相关穴位刺激神经 - 内分泌系统,激发脏腑功能,改善患儿个体体质,从而减少变态反应发生。另有研究发现,鼻鼽的发生主要是免疫失衡的局部炎症结果,通过头面部穴位的刺激可以影响三叉神经的感觉支和翼神经的交感和副交感支,通过刺激鼻腔内自主神经,促使恢复平衡,从而抑制具有促炎作用的感觉神经肽分泌,以减轻血管扩张和降低腺体的分泌,达到治疗目的。此外,宣肺健脾推拿联合针灸治疗鼻鼽,可以降低鼻腔总阻力,提高鼻黏膜纤毛传输率、鼻部通气面积,使肿瘤坏死因子 -α(TNF-α)、C 反应蛋白(CRP)和维生素 D(1.25-OH-D3)水平下降,提高白细胞介素 -10(IL-10)水平,改善患儿临床症状及鼻腔生理功能,有效抑制炎症因子及降低复发率。

笔记栏

小儿推拿常用方法：清补肺经、按揉鼻通穴、擦鼻旁、推上三关、擦肺俞。

（李　雪）

第五节　乳　蛾

【概述】

乳蛾，又名喉蛾，是指以咽痛或异物感、不适，喉核红肿，表面有分泌物附着为其主要特征，因其肿在喉核，形似乳头，状如蚕蛾，故名之"乳蛾"。是临床多发病、常见病之一，常双侧同时发病。本病相当于西医的扁桃体炎。

西医有急、慢性扁桃体炎。急性扁桃体炎以高热、咽喉红肿疼痛为特征，起病急，全身症状重，多参考"发热""(重)感冒"等疾病的治疗。慢性扁桃体炎俗称"大扁桃"，以小儿扁桃体慢性肿大，并在季节（春秋多）变化或感冒时症状加重。西医认为急性扁桃体炎反复发作或急性传染病之后致病菌存留，可以导致慢性扁桃体炎。

推拿调治慢乳蛾有优势。

【病因病机】

慢乳蛾多为慢性过程，其基本病机为正虚热毒未尽，痰瘀互结于喉核。正虚可因禀赋不足，或病久未愈，或营养不良，或调护失宜，致肺脾气虚，或肺肾阴虚。气虚，土不生金，卫表不固，易于感冒，感冒之后不能及时托毒外出；阴虚，虚火上炎，熏灼喉核。

小儿外感，如感冒、鼻炎、发热、咳嗽，特别是急乳蛾（外邪侵袭，内热上攻，火热邪毒搏结喉核）等治疗不彻底，致邪气留恋，余毒未清，余热未尽。气血运行受到影响，气滞、血瘀、痰浊内生。痰气交阻，痰瘀互结，痰热相合，与未解之邪毒胶着、种植于喉核，使喉核肥大、肿硬，发为本病。正虚可因禀赋不足，或病久未愈，或营养不良，或调护失宜，致肺脾气虚，或肺肾阴虚。气虚，土不生金，卫表不固，易于感冒，感冒之后不能及时托毒外出；肺阴虚，虚火上炎，熏灼喉核。

知识链接

扁桃体的作用与扁桃体炎

扁桃体是咽部最大的淋巴组织，是重要的免疫器官，具有细胞和体液双重免疫作用。它含有不同发育程度的 T 细胞、B 细胞和吞噬细胞，能分泌各种免疫球蛋白，对细菌和病毒有强力杀灭和抑制作用。扁桃体在 2~3 岁开始发育，6~7 岁达到高峰，青春期萎缩，故小儿单纯扁桃体大无临床意义。

正常咽喉和扁桃体隐窝内存在 600 余种细菌。由于扁桃体表面上皮完整，黏液不断分泌，细菌大多随脱落上皮细胞和黏液以痰的形式排出。当小儿疲劳、受凉、食物擦伤、局部受到刺激（烟、尘、辛辣）等致免疫力下降时，扁桃体因此发炎，出现充血、肿胀、化脓。小脓栓颜色乳黄或淡白，其形恰似蚕蛾。反复发炎则形成慢性扁桃体炎，致扁桃体增生肥大。两侧扁桃体不同程度肿大可堵住咽部，影响呼吸、吞咽、发音，又因异物感使小儿清嗓不断。

扁桃体肿大分为三度：Ⅰ度肿大超过舌腭弓但不超过咽腭弓；Ⅱ度肿大超过咽腭弓；Ⅲ度肿大达到或超过咽后壁中线。

【临床诊断】

（一）诊断要点

1. 喉核长期肿大（多为Ⅱ、Ⅲ度），左右不对称，表面不光滑，颜色不均匀，色红或绛，痛或不痛。

2. 伴咽喉不适、咽痒、异物感、咳嗽、清嗓等局部症状。急性发作时红肿疼痛较甚，吞咽困难，甚至寒战高热。

（二）鉴别诊断

1. 咽白喉　为白喉杆菌引起的急性传染病，以咽部黏膜形成灰白色假膜及全身毒血症为主要特征。轻者发病较缓，伴全身不适，发热不甚，咽痛尚轻；重者起病急，咽痛剧烈，可伴有高热、烦躁、呼吸急促等。临床检查以肿大扁桃体和咽部表面覆有灰白色假膜，坚韧而厚，不易剥离，若勉强除去则易出血为特征。

2. 抽动症　以局部抽动并伴有长期清嗓为特征，但扁桃体一般不肿大。

【治疗】

（一）治法

扶正祛邪为本病基本治法。扶正重在肺、脾、肾三脏，以补气和养阴为主；祛邪重在祛除外感未尽之邪和内生之痰浊、瘀血与湿毒。喉核肿大，宜利咽散结。

（二）基本方

三补方（补肺经、补脾经、补肾经各 1~3 分钟）

推上三关（3~5 分钟）

清天河水与天柱骨（均以局部潮红为度）

掐揉二扇门与拿风池（各 1~3 分钟）

捏挤板门与按揉膻中（捏挤板门 10 次；按揉膻中 1~2 分钟）

捏脊并拿肩井（3~5 次捏脊后，末次从龟尾向上捏至大椎时，就势将肩井处皮肤拿起。操作 1 分钟）

咽喉局部操作（见操作指南）

方解：补肺经、补脾经和补肾经调补肺脾肾，增强小儿抵抗能力和适应能力，预防感冒，防治慢性扁桃体炎。推上三关为温、为补、为升，托毒外出。捏脊配合拿肩井益气升阳，发散外邪。清天河水和清天柱骨针对余热未清，掐揉二扇门和拿风池针对余邪（毒）未尽，捏挤板门与按揉膻中针对痰浊、瘀血和气滞。全方攻补兼施，整体和局部调理并重，利咽并散结。

（三）操作指南

1. 三补方应该根据具体小儿肺、脾、肾虚的程度选择或合并运用。反复感冒，多补肺经；消瘦厌食，多补脾经；发育不良，多补肾经。在此基础上，推上三关加强补益效果。

2. 清天河水和清天柱骨，掐揉二扇门和拿风池，捏挤板门与按揉膻中也应选择或合并运用。清天河水和清天柱骨针对余热未清，以时时低热、咽红赤、扁桃体红绛为特征。掐揉二扇门和拿风池针对余邪（毒）未尽，以反复感冒，晨起流涕、喷嚏为特征。捏挤板门与按揉膻中针对痰浊、瘀血和气滞，以清嗓频繁、胸闷、喉间痰鸣为特征。

3. 咽喉局部操作为特色手法，近治作用明显，利咽散结效果显著，但手法不宜太重，以患儿能忍受为佳。①纵向推抹。抱儿同向坐于腿上，医者双手从两侧围住儿颈，以食指桡侧分别贴于喉结两侧，先横行推抹，去重回轻 1 分钟，后以食指指腹在喉结两旁从上向下推抹10 余次。②拿人迎。取坐位或仰卧位，医者以拇指与其余四指分别置于两侧人迎穴轻拿之，

1 分钟。③点揉上廉泉及喉核穴。上廉泉位于正中线,下颌下缘与舌骨体之间的凹陷中,以拇指或中指揉 3 点 1;喉核穴为喉结与同侧下颌角连线外上 1/3 与内下 2/3 交界处,以拇、食二指相对,向扁桃体方向揉 3 振 1,每穴 1 分钟。④轻揉天突 1 分钟。⑤云门、中府扣拨法。与患儿相对而坐,一手握其手腕,拇指与患儿拇指相对,在握腕手下压患儿拇指时,另一手拇指扣拨患儿云门或中府,下压和扣拨均达患儿最大忍受度,操作 1 次即可。⑥喉结两旁取痧。

（四）辨证论治

1. 肺脾气虚

证候:反复感冒,咯痰清稀,面色无华,神疲,声低,胆怯,舌淡,苔薄,脉濡,指纹浮。

治法:补益肺脾,利咽散结。

处方:基本方重点补肺经、补脾经、捏脊并拿肩井。加揉外劳、一窝风各 1~2 分钟,开璇玑 3~5 遍,丹田操作透热为度,点揉足三里 1~3 分钟。

方义:外劳宫、一窝风温阳散寒、温中行气;开璇玑宣通气机;丹田培育固本、温补元气;点揉足三里补益脾气。

2. 肺肾阴虚

证候:反复咽部不利,咽干口燥,清嗓频频,干咳,兼唇红,颧赤,手足心热,舌红少苔,脉细数,指纹色绛。

治法:治宜滋养肺肾,滋阴润喉。

处方:基本方重点补肾经、清天河水与天柱骨。加清心经、清肝经各 1~2 分钟,揉二马 1~3 分钟,按揉三阴交 1~2 分钟,擦涌泉令热。

方义:清心经、清肝经清二经热盛;揉二马滋阴补肾;按揉三阴交补益肝脾肾;擦涌泉滋阴退热。

3. 痰瘀互结

证候:咽部异物感,吞咽不利,清嗓频频,每因激动、忧郁而加重,喉核肿硬,舌有瘀点,苔灰,脉涩,指纹滞涩。

治法:治宜化痰逐瘀,利咽散结。

处方:基本方重点清天河水与天柱骨,掐揉二扇门和拿风池,捏挤板门与按揉膻中。加掐揉小横纹、四横纹各 5~10 遍,顺运内八卦 1~3 分钟,分推腹阴阳 1 分钟。

方义:掐揉小横纹、四横纹消胀散结,调中行气;顺运内八卦宽胸理气;分推腹阴阳健脾和胃,理气除满。

4. 急性发作

（1）风热邪毒引发

证候:每因外感咽喉疼痛加重。肿胀明显,局部焮红,吞咽或咳嗽时疼痛加剧,兼发热恶寒,头痛,舌红,苔薄黄,脉浮数,指纹浮红。

治法:治宜疏风清热,消肿解毒。

处方:基本方重点清天河水与天柱骨、掐揉二扇门、拿风池。加头面四大手法 2~3 分钟,掐揉合谷、曲池各 30 秒,捏挤大椎 10 次。

方义:头面四大手法疏风解表;掐揉合谷、曲池清热通络;捏脊大椎清热解表、通经活络。

（2）肺胃热毒引发

证候:每因饮食、情志失调而咽部疼痛剧烈,连及耳根、颌下,喉核红肿,表面有黄白色脓点,咽峡红肿,吞咽困难,颌下痰核,伴高热,口渴喜饮,痰黄稠,口臭,腹胀,舌质红,苔黄,脉洪大,指纹绛。

治法:治宜清肺胃热毒。

处方:基本方重点清天河水与天柱骨、按揉膻中和揉板门、操作云门、中府扣拨法。加清肺经、清胃经各 3~5 分钟,退下六腑 1~3 分钟,推箕门(蘸凉水拍 3~5 遍,推至局部潮红)。

方义:清肺经、清胃经清二经热毒;退下六腑清热凉血解毒;推箕门清热利尿。

【注意事项】

1. 加强锻炼,增强体质。保持口腔清洁,食后漱口,早晚用淡盐水漱口。忌食辛辣刺激食品,多饮水,多吃蔬菜水果。

2. 积极治疗邻近器官疾病,如急性或慢性鼻炎、咽炎、中耳炎等。

【现代研究】

近年的临床报道表明目前针对该病的治疗,现代医学多以药物和手术进行治疗,中医学常采用如推拿、针灸、贴敷等外治疗法进行治疗。有文献表明,通过中药外敷结合推拿法能够减轻慢性扁桃体炎患儿的症状,减少患儿痛苦,该报道以推五经、掐揉少商、鱼际、孔最、曲池、手三里穴和推扶突、人迎穴为推拿处方。对角孙、风池、扁桃体穴、足三里进行按揉,掐少商、商阳穴、提捏肩井穴配合清水漱口,可以明显控制小儿慢性扁桃体炎的发作,有效改善慢性扁桃体炎的相关症状、体征,提高了患儿的生活质量。同时有研究表明,在常规治疗的基础上辅以推拿治疗慢性扁桃体炎反复发作的临床效果值得肯定,不良反应发生率也较低。小儿推拿不仅对慢乳蛾效果显著外,也有助于缓解急乳蛾的症状,提高总体疗效。

相关机制研究:推拿在治疗该病时,能增强儿童机体的免疫及康复能力,使患儿易趋康复,缩短病程。推拿位于颈部扁桃体体表投影区处的扶突、人迎穴,局部刺激可以改善扁桃体周围组织的血液循环,清除扁桃体表面的异常分泌物,宣通气血、通经活络,达到控制其反复发作的目的。扁桃体是重要的淋巴器官,具有免疫功能,推拿治疗该病时,可以通过改善外周血 T 淋巴细胞亚群水平来调节患者的免疫功能,从而控制该病的发作。

小儿推拿常用方法:清肺经、清脾胃、掐揉少商、按揉风池、推人迎。

(于 娟)

第六节 中 耳 炎

【概述】

中耳炎分为分泌性中耳炎与化脓性中耳炎。分泌性中耳炎中医称为耳胀耳闭,化脓性中耳炎中医称为脓耳病。

分泌性中耳炎是指以耳内胀闷堵塞感及听力下降为主要特征的耳病。冬春季节多发,可见于任何年龄,但儿童发病率较高,是小儿常见的致聋原因之一。

化脓性中耳炎是指以鼓膜穿孔、耳内流脓、听力下降为主要特征的耳病。可发生于任何季节,夏季发病率较高,急性化脓性中耳炎好发于婴幼儿及学龄前儿童。

【病因病机】

耳胀多为病之初起,多由风邪侵袭、经气痞塞而致;耳闭多为耳胀反复发作,迁延日久,由邪毒滞留而致,与脏腑失调有关。由肝胆湿热,上蒸耳窍为病,由脾虚失运,湿浊不化,内困于耳窍而为病。因此,耳胀耳闭多为虚实夹杂之证。

脓耳发病,其外因多为风热湿邪侵袭,内因多属肝、胆、脾、肾脏腑功能失调,由肝胆火盛、脾虚湿困、肾元亏虚而致。

【诊断】

(一)诊断要点

1. 分泌性中耳炎

(1)有感冒病史,耳内胀闷堵塞感、听力下降、耳鸣。

(2)耳内镜检查鼓膜完整、内陷,呈橙黄色。

(3)纯音听阈测试示呈传导性耳聋;声导抗测试示呈 B 型声导抗图。

2. 化脓性中耳炎

(1)有感冒病史,耳内剧烈疼痛、流脓。

(2)耳内镜检查见鼓膜呈现弥漫性充血、穿孔、溢脓,有"灯塔征"。

(3)中耳 CT 示耳内乳突气房微混浊,间隔不清。

(二)鉴别诊断

1. 分泌性中耳炎

(1)与化脓性中耳炎相鉴别:分泌性中耳炎和化脓性中耳炎均可有耳内疼痛、听力下降、耳闷塞感和上呼吸道感染史,但是化脓性中耳炎疼痛剧烈,且鼓膜充血明显,常有穿孔、耳流脓;分泌性中耳炎则以耳内胀闷感为主,鼓膜内陷,可有积液征。

(2)与鼻咽癌引起的鼓室积液相鉴别:鼻咽癌发于咽隐窝者也可有耳内闷塞感、听力下降及耳鸣等表现。但分泌性中耳炎多有上呼吸道感染史,且鼻咽部检查正常。而鼻咽癌多有回缩鼻涕带血,且在鼻咽部检查、EB 病毒检测及影像学检查中有阳性发现。

2. 化脓性中耳炎

(1)与耳疮、耳疖相鉴别:化脓性中耳炎、耳疮和耳疖都可有耳内疼痛、流脓、发热,传导性耳聋的表现。但化脓性中耳炎可表现为多种形式的鼓膜穿孔,而耳疮和耳疖则没有鼓膜穿孔。另外,由于耳疮外耳道皮肤的充血肿胀、耳疖外耳道局部的充血隆起,可有耳郭牵拉痛或耳屏压痛,而化脓性中耳炎则没有。

(2)与大疱性鼓膜炎相鉴别:大疱性鼓膜炎和化脓性中耳炎都有耳内剧痛、流血性分泌物,后耳痛迅速缓解,以及传导性耳聋的表现。但大疱性鼓膜炎只是鼓膜上皮层的破溃,没有穿孔。

(3)与分泌性中耳炎相鉴别:分泌性中耳炎和化脓性中耳炎都有耳内疼痛、耳闷塞感和上呼吸道感染史,但化脓性中耳炎疼痛剧烈,且鼓膜充血明显,有穿孔,分泌性中耳炎则以耳内胀闷感为主,鼓膜呈现内陷,可有积液征。

【治疗】

(一)治法

1. 分泌性中耳炎　本病的发生与肺、脾、肝三脏功能失调有关。初期多为实证,病久则多为虚实夹杂证,临诊应辨证内治与外治相结合,并注意通窍法的运用。

2. 化脓性中耳炎　化脓性中耳炎初期多为实证、热证;病久则多为虚证或虚实夹杂证。急性化脓性中耳炎以邪实为主,应辨证内治与外治结合;慢性化脓性中耳炎多属正虚邪滞,常反复加重或症状缠绵难愈,临床上尤以外治更为重要,可收到事半功倍之效。

（二）基本方

1. 分泌性中耳炎

头面四大手法（3~8分钟）

分手阴阳（1~3分钟）

清板门（1~3分钟）

补肾经、补脾经、清肝经（3~5分钟）

揉二人上马（1~3分钟）

揉外关（1~3分钟）

按揉耳门、听宫、听会、翳风、风池、迎香、风门、肺俞、脾俞、肝俞、肾俞、涌泉、阳陵泉（3~5分钟）。

2. 化脓性中耳炎　基本方见分泌性中耳炎。

方解：头面四大手法调阴阳，提神醒脑；分手阴阳能平衡阴阳，调和气血；清板门能清中焦脾胃的湿热，起到和胃、降逆、泻胃火的作用；补肾经、补脾经培补先后天，清肝经清虚火，缓拘急，配合揉二人上马能补养肝肾；揉外关能解表清热；按揉耳门、听宫、听会、翳风、风池、迎香、风门、肺俞、肝俞、肾俞、涌泉、阳陵泉能清热泻火，聪耳开窍，通络止痛，疏通耳部经气，调节耳部气血运行之力。

（三）操作指南

1. 分手阴阳　掌心向上，掌后腕横纹（腕部第一横纹），靠近拇指端为阳池，靠近小指端为阴池。用两手拇指自掌后腕横纹中央向两侧分推，称分推大横纹，也称分手阴阳，是为起式。

2. 头面四大手法　传统多为开天门、推坎宫、揉太阳各24次，掐揉耳背高骨数次。

3. 清板门　板门穴位于手掌大鱼际平面。用拇指桡侧缘着力，从掌根部直推向其拇指根部。使小儿大鱼际暴露，术者用右手拇指来回推之称清板门。

（四）辨证论治

1. 分泌性中耳炎

（1）风邪袭耳

证候：耳内作胀或微痛，耳鸣如闻风声，自听增强，听力减退。舌质淡红，苔白，脉浮。

治法：疏风散邪，宣肺通窍。

处方：基本方重点拿揉风池、翳风、风门穴，加拿揉肩井（1~3分钟），清肺平肝（1~3分钟），按揉外劳宫（1~3分钟）。

方义：加拿揉肩井以解表发汗，通窍行气；清肺平肝能疏风解表，配合按揉外劳宫温阳散寒，发汗解表。

（2）脾虚湿困

证候：耳内胀闷堵塞感，日久不愈，伴听力下降，耳鸣，呈"嗡嗡"声。舌质淡红，舌边有齿印，苔薄白，脉细缓。

治法：健脾利湿，化浊通窍。

处方：基本方重点补脾经，加推三关（1~3分钟）、揉足三里（1~3分钟），顺运内八卦（1~3分钟）。

方义：加推三关以补气行气，配合揉足三里能健脾和胃、调中理气；顺运内八卦可宽胸理气。

[]

（3）肝胆蕴热

证候：耳内胀闷堵塞感，耳内微痛，耳鸣声响如机器声，自听增强，重听；舌红、苔黄，脉弦数。

治法：清泄肝胆，利湿通窍。

处方：基本方重点清肝经，加推小肠（1~3分钟），按弦走搓摩（1~3分钟）。

方义：加推小肠以清利下焦湿热，配合按弦走搓摩可理气。

（4）气血瘀阻

证候：耳内胀闷阻塞感，日久不愈，甚则如物阻隔，听力减退明显，日渐加重，耳鸣如蝉或嘈杂声，舌质淡暗，舌边有瘀点，脉细涩。

治法：行气活血、通窍开闭。

处方：基本方重点按揉翳风，加按揉心俞、膈俞各1分钟，拿风池（1~3分钟）、按揉血海、合谷（1~3分钟）。

方义：加按揉心俞、膈俞以理气调血、活血通脉，配合拿风池可发汗解表；按揉血海、合谷能通经活络。

2. 化脓性中耳炎

（1）风热外侵

证候：耳内作胀、疼痛、听力下降，舌质红，苔薄白或薄黄，脉浮数等。

治法：疏风清热，解毒消肿。

处方：基本方重点按揉翳风、风池、揉外关，加清天河水（1~3分钟），清肺经（1~3分钟），揉小天心、一窝风（1~3分钟）。

方义：加清天河水以清热解表，配合清肺经可疏风解表；揉小天心、一窝风能清热、宣通表里。

（2）肝胆火盛

证候：耳痛、耳内流脓色黄带血，听力下降，舌红苔黄，脉弦数有力。

治法：清肝泻火，解毒排脓。

处方：基本方重点清肝经、清板门、按揉涌泉，加退六腑（1~3分钟），按揉合谷、曲池（1~3分钟）。

方义：加退六腑以清热凉血解毒，配合按揉合谷、曲池解表可清热、通络止痛。

（3）脾虚湿困

证候：耳内流脓清稀不臭，缠绵日久，多呈间歇性发作，伴听力下降，舌淡苔白，脉缓弱等症。

治法：健脾渗湿，排脓托毒。

处方：基本方重点补脾经、补肾经，按揉脾俞、肾俞、肺俞，加推三关（1~3分钟），按揉关元、气海（1~3分钟）。

方义：加推三关以补气行气，配合按揉关元、气海可培补元气、温肾壮阳。

（4）肾元亏虚

证候：耳内流脓不畅，呈豆腐渣样，气味臭秽，日久不愈，听力明显减退。舌淡红，苔薄白或少苔，脉细弱。

治法：补肾培元，祛腐排脓。

处方：基本方重点补肾经、按揉脾俞、肾俞，加擦命门、肾俞（1~3分钟），推三关（1~3

分钟)。

方义:加推三关以补气行气,配合擦命门、肾俞可滋阴壮阳、补益肾元。

【注意事项】

1. 积极防治上呼吸道疾病是预防本病发生的关键。

2. 患伤风鼻塞、鼻窒、鼻渊等鼻病时,应使用滴鼻药,以保持鼻腔及咽鼓管通畅。

3. 擤鼻方法应正确,不宜用力过度,以免邪毒窜入耳窍。

【现代研究】

近年的临床报道表明对于中耳炎的治疗,患儿家长更倾向于保守治疗。按摩耳门、听宫、听会、翳风穴有开窍聪耳和通络活血的功效,通过按摩四穴以疏通经络、刺激神经,可有效改善中耳供血,加速毒素排泄。苍耳子散熏鼻联合鼓膜按摩治疗儿童分泌性中耳炎急性期疗效确切,其不良反应和复发率都较低,避免手术治疗后的不良反应,患儿乐于接受。鼓膜按摩可以加强鼓膜张肌及镫骨肌的活动,有利于中耳进行声音传导,可能也对患者听力恢复起到一定作用。以中指旋转按压耳前颞颌关节处,手法按摩听宫、翳风、耳门三穴,可以通经活络,内鼓外引,使经气充于耳则耳聪窍通。

相关机制研究:中耳炎因病变部位较深,局部用药难以达到治疗目的,全身用药则需要长期大量服用才能奏效,鼓膜按摩能够有节奏的调整耳道压力,带动鼓膜振动从而形成鼓室和外耳道之间的气压梯度,调节咽鼓管内的气压,帮助鼓室内外之间的气压维持相对平衡,从而提高治疗效果。随着治疗过程中气压流动发生改变,听骨链的活动会逐渐加强,附着在中耳中的炎性物质会逐渐松解,达到缓解症状的目的,减少并发症的出现;反复按摩鼓膜会改善局部血液循环,增强内耳淋巴液和毛细血管之间的微循环,帮助患者恢复听力。

小儿推拿常用方法:按摩翳风、耳门、听宫、听会、合谷、足三里。

(于　娟)

第七节　耳鸣耳聋

【概述】

耳鸣为自觉耳内持续声响,妨碍听觉,因小儿不能表述,故耳鸣强调主观感觉。耳聋指听力不同程度的下降或丧失,轻者听力下降,重者全然不闻外声。耳聋又分"重听"和"无闻"。《杂病流源犀烛》言:"耳聋者,音声闭隔,竟一无所闻者也,亦有不至无闻,但闻之不真者,名为重听。"无闻即全聋,重听为不全性耳聋。《医学入门》谓"耳鸣乃是聋之渐也",说明两者本质相同,都是听力障碍,只不过程度有差别,临床上耳鸣、耳聋既可单独出现,亦可同时出现。

每年的3月3日为国际爱耳日,新近调查发现我国0~6岁听力障碍患儿约为5%,多数与中耳炎、外伤、耳周病变、药物中毒有关。由于耳鸣耳聋影响感知外界声音信息,常常导致患儿语言功能障碍,产生聋哑,所以早发现、早诊断、早干预耳鸣耳聋有重要意义。

西医将本病分为感音性耳聋和传导性耳聋。中国古代就用按导法健耳复聪,小儿推拿防治耳聋有优势,值得探讨。

【病因病机】

本病有先后天之别,又有虚实之分。实证为风、毒、痰、瘀、火等邪气(病理产物)阻滞耳窍,脉络不通,如墙隔音,听力下降或丧失。虚证为"髓海不足,则脑转耳鸣;上气不充,脑为之不满,耳为之苦鸣"(《灵枢·脉度》),可因先天禀赋不足,久病暗耗精气,暴病所伤等,致耳窍失养,感音障碍,发为本病。

【诊断】

1. 患儿对声音不敏感。轻者听音不清,辨音不准,重者完全不闻声音,不能寻声音转移注意力。

2. 可突然发生,亦可渐进发生。

3. 可有头部、耳部外伤史,或高热、滥用药物史,或外感病史。

4. 耳科检查,可有不同程度的听力障碍,要求确定其听力障碍的类型和程度。

【治疗】

(一) 治法

通窍复聪为本病的基本治法。实证宜祛邪、化痰、逐瘀、通络以复聪,虚证宜补肾、益气、养血、活血以复聪。

(二) 基本方

调五脏(逐一捻揉五经穴并牵拔之,后逐一掐五指十宣,左右手各 10 遍)

清脾经、清肝经(各 3~5 分钟)

补肾经与掐肾纹(补肾经 3~5 分钟,掐肾纹 1~3 分钟)

掐左右端正(两指甲置于患儿中指甲旁同时掐之,约 10 次)

揉外劳宫与掐揉二扇门(各 3~5 分钟)

拿风池与上月球(各 3~5 分钟)

推天柱骨与桥弓(拍天柱骨数遍并下推令热;推桥弓,左右各 5 遍)

头面耳局部操作(见操作指南)

方解:实证耳鸣耳聋为邪气闭阻,窍道不通,邪气多端,治法亦多。清脾经除湿化痰,清肝经清降肝火,掐左右端正醒脑豁痰通窍,外劳宫配合二扇门开宣腠理,逐寒散邪,推天柱骨与桥弓降逆化痰。虚证耳鸣耳聋为精气不足,耳窍失养失充。以补肾经、掐肾纹益肾复聪,拿风池与上月球改善大脑血供,揉外劳宫与二扇门升举阳气,"发脏腑之汗",调五脏刺激五脏、协调五音。局部操作,局部开窍、活血,利于小儿听力发育。全方融发散外邪,平肝潜阳,清热泻火,豁痰开窍,活血化瘀和补益精气,聪耳诸法为一体,可试用于各种耳鸣耳聋。

(三) 操作指南

1. 头、面、耳的局部操作为推拿优势,应该重视。先做头面四大手法(开天门 1 分钟,推坎宫 1~2 分钟,揉或运太阳 2~3 分钟,掐揉耳后高骨 10~20 次);继点百会与四神聪,各 10~20 次;快速扫散头之两侧少阳经,或轻叩之,操作 1 分钟;拿五经 5~10 遍。继则重点耳部操作:①点揉耳周。先以大鱼际或拇指指腹揉耳周 1~2 分钟。后点耳门、听宫、听会、完骨、角孙、翳风、风池等穴,每穴点约 10 次。②猿猴摘果。双手拇、食二指夹捏耳尖,向外向上牵引提拉,手指一松一紧,或一捏一放,使耳尖发热发红为度。然后就势向下推抹,并牵拉耳郭;每提拉 3~5 次耳尖,向下捻揉与牵拉耳垂 1 次,操作 20 次。③叩耳周。五指分开,罩住耳,节律性叩击耳周 1 分钟。④双风灌耳。两掌心或拇指指腹正对耳窍,同时快速向中央挤压并密闭耳窍,突然放开,反复操作 10~20 次。⑤鸣天鼓。一手掌从耳后向前,将耳郭折叠并按压密闭,另一手食、中、无名三指节律性击打手背,3 次为一节拍,操作 9 个节拍。换另一耳同法操作。亦可双掌同时从耳后向前使耳郭折叠,按压耳窍密闭,中指紧贴头皮,食指置于中指背面,食指快速从中指背滑下弹击后脑勺,操作 1 分钟。⑥擦耳。食、中指分开,置于耳之两侧,快速上下擦之令热。

2."猿猴摘果""双风灌耳""鸣天鼓"等均为古法。其中,猿猴摘果捻揉与牵拉耳郭有利于活络通窍;双风灌耳突然密闭与压放耳郭致耳窍内气流改变,振动与刺激鼓膜;鸣天鼓咚咚声响,通过骨传导刺激听力。其设计原理值得借鉴。

3.掐揉二扇门,古人誉为能"发脏腑之汗",多用掐揉法,揉法柔和,掐法刚毅,揉掐结合,刚柔相济。其掐之力度以患儿最大忍受度为宜,揉掐 3~5 分钟,多有汗出,有一定的醒脑开窍复聪作用。

4.上月球使患儿悬空时,可用一手手掌置于风府(也称脑门,即枕骨大孔处)震颤之。

5.为使天人合一,可考虑早晨操作调五脏、补肾经、掐肾纹、捋中指并掐左右端正(豁痰开窍)、揉外劳宫与掐揉二扇门、拿风池与上月球等。睡前操作清脾经、清肝经、捋中指并掐左右端正(镇静息风)、清天柱骨与推桥弓。

6.认真检查患儿颈椎,发现错缝,及时纠正。

(四) 辨证论治

1. 肾精亏虚

证候:耳鸣如蝉,入夜尤甚,听力渐降,或初生即聋,夜啼烦躁,咽干口燥,舌红少苔,脉细数,指纹深红。

治法:补肾填精,滋养耳窍。

处方:基本方重点补肾经、掐肾纹、揉外劳宫。加温运丹田(摩、揉、振按、横擦小腹),横擦腰骶令热,揉二人上马 1~2 分钟,拿揉太溪、昆仑(拇指与食、中指相对,置于二穴,同时拿揉)2~3 分钟。

方义:运丹田、横擦腰骶以温补下元,补肾固本;揉二人上马、太溪、昆仑以补肾滋阴。

2. 中气不足

证候:耳鸣耳聋,劳则更甚,耳内空豁或冷感,四肢倦怠,食少纳呆,梦呓,面色萎黄,唇淡,苔薄白,脉弱无力,指纹色淡。

治法:升提气机,益气充耳。

处方:基本方重点揉外劳宫、掐揉二扇门、拿风池、上月球、清脾经。加补脾经 3~5 分钟,捏脊 3~20 遍,点揉足三里、三阴交各 1~3 分钟。

方义:补脾经、揉足三里、三阴交可健脾胃,壮身体;捏脊以通经络,培元气,和脏腑。

3. 外邪闭阻

证候:耳鸣耳聋发于外感、热病之后,耳内疼痛、胀闷、阻塞,兼鼻塞,咽喉不利,恶心欲吐,或头痛,两腮肿痛,面瘫,舌苔薄黄,脉浮,指纹浮。

治法:疏风散邪,活络通窍。

处方:基本方重点拿风池、揉外劳、掐揉二扇门。加清肺经 3~5 分钟,捣小天心、天门入虎口各 1 分钟,推上三关 3~5 分钟,清天河水 1~3 分钟,捏挤板门、大椎各 10 次。

方义:清肺经、捣小天心、天门入虎口、清天河水可以解表清热;捏挤板门、大椎可以疏风解表,清泄外邪。

4. 气血瘀阻

证候:耳内鸣响,耳痒耳痛,头痛如刺、部位固定,耳窍堵塞,鼓膜内陷、增厚,或颜色暗,舌质紫暗或有瘀斑,苔薄,脉涩,指纹紫滞。

治法：活血化瘀，通络开窍。

处方：基本方重点调五脏、掐揉二扇门、拿风池、上月球。加点心俞、膈俞各 1 分钟，轻叩头（两手呈爪状，快速叩击头部，咚咚声响）1~2 分钟，拿百虫、点揉太冲各 1 分钟。

方义：点心俞、膈俞、叩头可以疏通气血，通经活络；百虫、太冲能疏肝理气，通经活络。

5. 痰火郁结

证候：两耳鸣响不已，听音不清，时时闭塞，耳内流脓流水，鼻涕腥浊，头昏，咽喉不利，痰多，口苦，舌红苔黄腻，脉滑，指纹紫。

治法：清火化痰，开闭通窍。

处方：基本方重点清脾经、清肝经、清天柱骨、推桥弓。加清天河水 1~3 分钟，捣小天心 1 分钟，掐揉掌小横纹 1 分钟，顺运内八卦 2~3 分钟，点揉天突 1~2 分钟，揉膻中并乳旁、乳根（三指揉法）1~2 分钟。

方义：清天河水、捣小天心、掐揉掌小横纹，能够清热散结；顺运内八卦、点揉天突、揉膻中并乳旁、乳根可以宽胸理气。

6. 肝火上扰

证候：暴聋或耳鸣如潮，耳聋时轻时重，每因情志急躁而加剧，耳胀痛，口苦，咽干，心烦易怒，面红目赤，舌红苔黄，脉弦数，指纹绛。

治法：清肝泄热，解郁通窍。

处方：基本方重点清肝经、清天柱骨、推桥弓。加掐山根青筋 10 次，搓摩胁肋 5~10 遍，掐太冲 10 次，点揉三阴交 1 分钟。

方义：掐山根青筋可以清肝开窍；搓摩胁肋、掐太冲可以疏肝理气；点揉三阴交滋阴清热。

【注意事项】

1. 小儿 4 个月时应具有头和眼睛向声音方向转动和注视的能力，据此可在孩子背后突然击掌，大声说话或吹口哨等判断小儿是否存在听力障碍。

2. 听力保健宜从妊娠期开始，母亲不要轻易接受预防注射，腹部不要接受放射性照射，预防各种感染，一旦感染要及时治疗，禁用耳毒性药物，耳聋预防应从围产期开始。要重视防治小儿中耳炎、鼻炎和鼻窦炎等可能引发耳聋的疾病。

3. 保持耳部清洁。如掏耳时注意耳具安全与卫生，洗澡时防止耳内进水。

4. 稍大小儿可嘱每天进行鼓腮锻炼，其法为猛吸一口气，然后闭口，捏鼻（密闭鼻孔），用力鼓气（腮），使内压增高，冲击振动鼻、目、耳、咽。每天早晨做 10 次左右。

【现代研究】

近年的临床报道表明目前针对本病的治疗多采用非手术治疗，中医学在治疗该病时常采用中药、针刺、推拿、穴位注射等。穴位推拿有调和气血、疏通经络的作用，通过按揉相关腧穴可以有效缩短耳鸣时间，缓解耳鸣症状，改善听力，提高患者生活质量。有文献表明，按揉双侧晕听区及患侧耳门、听宫、听会、翳风穴，可以减轻耳鸣，恢复听力，对于不同证型耳鸣耳聋，推拿疗效有所差别，实证疗效优于虚证。同时有研究表明，耳部按摩联合耳后筛区注射地塞米松治疗突发性耳聋，能够有效改善患者各频率气导纯音听阈均值（PTA），降低耳鸣程度，在患者听力恢复和耳鸣改善方面有良好的疗效，具有一定的临床价值，其中耳部按摩以鸣天鼓、鼓膜按摩、耳郭按摩和按听宫为推拿处方。

相关机制研究：推拿在治疗该病时，通过手法达到气血流通，使闭塞的耳窍得以宣通。经络按摩能刺激末梢神经，促进血液、淋巴循环及组织代谢，协调各组织、器官功能，使新陈

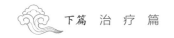

代谢水平有所提高,促进耳聋的康复。有研究表明推拿治疗耳鸣耳聋,通过对皮肤和穴位的有效按摩,能扩张毛细血管,促进血液和淋巴液循环,加速组织代谢产物的排泄,降低血中组胺等化学介质的产生,减轻炎症反应,特别是鸣天鼓按摩手法可以激活耳道鼓气,改善咽鼓管功能,从而改善听力,减轻耳鸣。

小儿推拿常用方法:按摩耳郭、揉翳风、耳门、听宫、听会。

（于　娟）

第八节　近　视

【概述】

近视是指眼睛视近物清楚,视远物模糊的现象。西医学认为,近视是眼处于自然状态时,平行光通过眼屈光系统折射后,焦点落在视网膜之前的一种屈光状态。本病属于中医"能近怯远"的范畴,高度近视又称"近觑"。

近视在我国极为常见,目前我国儿童青少年总体近视率为53.6%,即一半以上儿童及青少年近视。引起近视原因很多,可能与遗传、发育、环境、疾病和用眼习惯等有关,其中用眼不当为首位原因。

小儿近视刚发生,用眼习惯未形成,如及时发现,及早纠正,对于防止近视、防止度数加深和防止如视网膜脱离、黄斑出血、青光眼和白内障等并发症有意义。

我国清代即有眼科推拿。推拿既能调节并增强体质,又具有精细的眼局部操作,在近视防治中有一定优势。长期在少年儿童中推广的"眼保健操"就是推拿防治近视的实例。

【病因病机】

目力不及为近视的基本病机,可由肝肾两虚、心气不足和气血不足引起。

先天禀赋不足,如早产、父母近视;或后天失养,如热病久病后期,以及不正常用眼等均可致肝肾两虚。肝藏血,开窍于目,精血不足,目失涵养,成像困难,视远物影像不清而近视。久视久思,劳伤心气,气损及阳,不能温煦目窍,阳气难于发于远而仅能视近,或过用目力,耗气伤血,导致目络不通,目窍失养,目中神光不能发越于远处。

【临床诊断】

（一）诊断要点

1. 视远困难,视近尚可,高度近视者眼前黑影飘动,眼球突出。

2. 眼科验光　轻度近视:小于3.00D;中度近视:3.00~6.00D;高度近视:6.00D以上。眼底检查:视乳头颞侧弧形斑、豹纹状眼底等。

（二）鉴别诊断

假性近视:中小学生多见,病程短,休息或散瞳后远视力明显提高,用检影法验光近视度数消失。

真性近视:病程长,恒定,散瞳后不增加远视力,不改变近视度数。

【治疗】

（一）治法

舒筋通络为本病的基本方法。肝肾两虚宜补益肝肾;心气不足宜益气养心;气血不足宜补血益气。

（二）基本方

补脾经、补肾经、清肝经（各 1~3 分钟）

按揉合谷（3~5 分钟）

抹前额、分抹前额（各 1~3 分钟）

头面四大手法（各 1 分钟）

按揉"四明穴"（上明穴、睛明穴、翳明穴、光明穴各 1 分钟）

揉二人上马与揉肾顶（各 1~3 分钟）

眼睛局部操作（见操作指南）

方解：补脾经补益气血，补肾经滋补肾精，清肝经疏肝明目。合谷为手阳明大肠经原穴，为治疗头面部疾患的要穴。抹前额、分抹前额安神明目，开窍镇静。开天门、推坎宫、运太阳、揉耳后高骨明目开窍。上明穴、睛明穴、翳明穴、光明穴合称"四明穴"，上明穴、睛明穴位于眼周局部；翳明属经外奇穴，位于项部；光明穴位于下肢，为足少阳胆经络穴，四穴共用，疏通经络，明目利窍。揉二人上马与揉肾顶滋肾养阴，以上操作强目力而视远。局部操作疏通经络，激活气血，解除眼疲劳。全方以滋补肝肾、益气养心、补血益气立法，以局部操作为特色，用于各种近视。

（三）操作指南

1. 无论何种近视，均应局部操作。①起式：患儿仰卧，医者坐于其头顶侧，抹前额、分抹前额各 1 分钟。②点穴：分别点睛明、印堂、攒竹、鱼腰、上明、太阳、承泣、四白、球后（位于面部，当眶下缘外 1/4 与内 3/4 交界处），每穴逐渐加力至最大忍受度，停留 3~5 秒，放开，再点，每穴点 10 次左右。③刮眶上下：双手拇指屈曲，以桡侧缘分刮前额、眶上和眶下，至局部发热。④捏双眉弓：双手拇、食指相对，捏挤眉弓，由眉头捏至眉尾，各 5 次。⑤一指禅偏锋推：一指禅偏锋沿"∞"方向推眼眶周围 2 分钟。⑥捻揉耳郭：拇指与食指相对捏住耳郭，从上至下捻揉 10 遍。⑦按揉翳明穴：双手食、中两指按揉翳明穴 2 分钟，以酸胀为度。⑧熨目（温经手法）：双手掌快速摩擦感到发热发烫，将双手掌心内劳宫轻覆于双眼上，待热感不明显时，再重复上述操作，如此反复 5 次。

2. 患者坐位，医者一手扶患儿前额，以五指拿法拿五经 5 次；扫散法扫散双侧颞部 1 分钟；拿揉风池 1 分钟；以双手拿肩井 5 次作为结束手法。

3. 合谷位于第二掌骨桡侧中点处，非常敏感，民间谓"增视穴"，宜同时按揉两手合谷。其法为医者两手拇指同时按于两侧合谷，缓慢下压至患儿最大忍受度，停留数秒，放开，再按；或揉 3 按 1。任选一法，操作 1~3 分钟。

（四）辨证论治

1. 肝肾两虚

证候：视近清楚，视远模糊，可有眼前黑花飘动，眼底可见玻璃体液化混浊，视网膜呈豹纹状改变；或有消瘦，头晕耳鸣，腰膝无力，舌质淡，脉细弱。

治法：补益肝肾。

处方：基本方重点补脾经、补肾经、揉二人上马、揉肾顶。加擦命门以透热为度，揉肝俞、肾俞各 1~3 分钟，点揉三阴交 1~3 分钟。

方义：加擦命门温补下元，揉肝俞、肾俞补益肝肾，点揉三阴交调肝补肾。

2. 心气不足

证候：视近清楚，视远模糊，或兼见面色白，心悸，神倦，视物易疲劳，舌质淡，脉细缓。

治法:补心益气。

处方:基本方重点补脾经、补肾经。加调五脏(左右手各 5~10 遍),揉心俞、内关、神门各 1 分钟,捏脊 3~20 遍。

方义:加调五脏调和气血,揉心俞、内关、神门宁心安神,捏脊平阴阳、调五脏。

3. 气血不足

证候:视近清楚,视远模糊,眼底或可见豹纹状改变,或兼见神疲、乏力,气短懒言,面色淡白,心悸失眠,头晕目眩,舌质淡,舌苔白,脉弱或细。

治法:补血益气。

处方:基本方重点补脾经、补肾经。加调五脏(左右手各 5~10 遍),按揉脾俞、胃俞、足三里各 1 分钟,摩腹 3 分钟,捏脊 3~20 遍。

方义:加调五脏调和气血,按揉脾俞、胃俞、足三里补益气血,摩腹增益气血,捏脊平阴阳、调五脏。

【注意事项】

1. 养成良好的用眼习惯　阅读、书写、影视等保持正确姿势和适当距离,如眼和书本应保持 30cm 左右;观看电影、电视时不能太近;看书写字连续时间不宜超过 1 小时,课间离开教室,长期视物时最好中途闭目养神或远眺等。

2. 自我运动眼球　①尽力闭目,持续 5~6 秒,睁开,再闭目,6~8 次。②自我环转头部,使其达到极限位。眼球随颈部运动方向转动;顺时针与逆时针方向各 5~8 遍。③先尽量朝右上角看,再朝左下角看,再朝左上角看,再朝右下角看,眼球做缓慢 "X" 形运动。养成做眼保健操的习惯。

3. 热冷敷交替法　先热敷双眼 1 分钟,再冷敷,热冷交替敷 5 分钟。

4. 定期检查视力,根据视力变化情况评估并改进手法。

【现代研究】

近年的临床报道表明推拿治疗近视具有高效、简便、安全等优点。单纯推拿疗法治疗儿童青少年近视,眼周腧穴应用频次最多的为睛明穴,按揉此穴可通诸脉气血濡养于目,为治疗近视的要穴。头项肩颈部腧穴使用最多为风池穴,配合拿肩井、按揉颈夹脊等,四肢远端腧穴多取光明、合谷等及背俞穴以肝俞、肾俞使用最多。推拿治疗青少年单纯性近视在 −1.00DS~−2.00DS 之间有明显疗效。此外,推拿配合雷火灸可加强眼部气血流通,有效改善患儿裸眼视力及屈光度情况。推拿结合耳穴贴压在提高远视力、矫正屈光度等方面有明显效果,尤其是对年龄小、病程短、近视度数低的患儿。有研究表明,"四明穴"推拿技术配合眼、心、肝、肾、皮质下、目 1、目 2 等耳穴贴压可明显提高患儿的裸眼远视力,防治近视有效率可达 92.1%,不良反应少,儿童依从性高,远期效果好,值得在临床推广应用。

相关机制研究:现有的治疗方式说明解除睫状肌痉挛、恢复调节力是防控近视的有效手段,眼周肌肉局部推拿可直接作用于眼轮匝肌及各条眼球外肌,缓解局部肌肉紧张状态,改善眼部血液循环。刺激颈部深层肌肉可以刺激本体感觉感受器,将此刺激传递到前庭组织,进而影响前庭组织对眼部神经冲动,改善传到眼部的神经冲动,进而改善眼部周围肌肉的情况,从而达到调节近视作用。穴位按摩可以提高交感及副交感神经的兴奋性及其相互作用,按摩眼周穴位能刺激调节视力活动的重要神经节 - 睫状神经节,通过刺激周围运动神经和交感神经产生神经牵涉反应,实现对眼球周围肌群的调节作用。

小儿推拿常用方法：按揉睛明、鱼腰、攒竹、太阳、四白，按揉合谷、光明，拿风池、肩井，按揉肝俞、肾俞。

（于　娟）

第九节　斜视、弱视

【概述】

斜视是指两眼视轴不能同时注视同一目标，是一种发生于眼外肌的疾病。正常人两眼协调性很好，注视某一物体时，两眼同时聚焦，形成清晰立体图像。斜视时，一眼注视目标，另一眼却偏离，两眼不能同时聚焦于该物体，既影响人体外观，又造成视力损害。弱视为矫正视力低于相应年龄正常儿童，且眼球无器质性病变的一种眼病。

斜视在中医属于"风牵偏视""目偏视"，弱视无中医相应病名，但有类似描述，如《眼科金镜》记载："症之起不痛不痒，不红不肿，如无症状，只是不能睹物，盲瞀日久，父母不知为盲。"

斜视和弱视是儿童时期常见和多发眼病，国内外报道其发生率在 2%~4.5%，半数以上弱视与斜视有关。由于长期单眼注视，另一只眼废用而视力下降或停止发育，以后即使戴上眼镜，视力也难于恢复。

【病因病机】

斜视的基本病机为眼肌失衡，其发生与风中经络有关；弱视的基本病机为目力虚弱。由于视觉与成像为肝肾精血功能，眼球运动与灵活却与肝主筋和脾主肌肉有关。所以，斜视多因风邪乘虚入络，或风痰内生，经络受阻，气血运行不利，筋脉弛缓不收而致眼目偏斜。弱视多因先天禀赋不足，或后天脾胃虚弱，气血匮乏，目力虚弱。

【临床诊断】

（一）诊断要点

1. 斜视　两眼不能同时注视同一目标，一眼注视目标时，另一眼偏离目标，检查可发现眼球向某一方向转动受到限制。

2. 弱视　矫正视力低于 0.8。临床上虽因视物昏蒙，但患儿年幼不能自述，多因目偏视（斜视）而被细心家长发现。

3. 眼科检查对诊断斜视和弱视，以及判断其程度有重要意义。

（二）鉴别诊断

近视：近视为"能近怯远"，近看清晰，远看模糊，临床通过配镜可以矫正，而弱视无论近看、远看均较模糊，即使配镜，也难于矫正。

【治疗】

（一）治法

斜视和弱视多本虚标实。标实为风，为痰；以息风、化痰、活络为治法。本虚多肝肾精亏，或脾胃气血不足，宜补肝肾，健脾胃。

（二）基本方

补肾经、补脾经、清肝经（各 3~5 分钟）

揉二人上马（1~3 分钟）

天门入虎口（以拇指从患儿拇指或食指尖推向合谷 3~5 次,掐合谷 1 次,2~5 分钟）
点揉大、小天心（大天心在额正中,以拇指揉按 2~3 分钟;点揉小天心 3~5 分钟）
牵拉耳郭法（两手拇、食二指相对,捏住两耳郭,分别捻揉并牵拉 2~3 分钟）
拿风池并颈夹脊（先定点揉风池 20~30 秒,后从风池起逐渐沿颈夹脊向下拿,10 遍）
眼局部操作（见操作指南）

方解:补肾经、补脾经培补先后天,清肝经清虚火,缓拘急,配合揉二人上马能补养肝肾;拿风池并颈夹脊改善大脑供血,缓解眼部疲劳和放松眼肌。天门入虎口定惊、止痉、缓急;大天心与小天心并牵拉耳郭能正畸止惊。眼局部操作专一治眼。全方调补肝肾,缓解眼肌痉挛,治斜视、弱视有一定效果。

（三）操作指南

1. 重视眼局部操作。局部操作作用于眼,能使眼周经络畅通,活络气血,利于视力恢复。①开天门、推坎宫各 1 分钟,运太阳 1~3 分钟。②按揉睛明、攒竹、鱼腰、丝竹空、球后（位于面部,当眶下缘外 1/4 与内 3/4 交界处）、上明（眉弓中点垂线,眶上缘下凹陷处）、瞳子髎各 1 分钟。③以拇指或中指指腹揉眶内缘,并缓缓沿眼眶呈"∞"字移动,1 分钟。④嘱儿闭目,以食、中二指置于眼球,先轻轻揉动 20~30 秒,轻轻按约 10 次,振 30~40 秒,后以拇、食二指分置于眼球两侧左右推动,并一上一下操作,使眼球左右移动与内外旋转约 1 分钟。

2. 点揉大、小天心与牵拉耳郭为古代治惊之法。惊与斜虽然有别,然其正斜术的设想却有参考价值。古人要求操作方向一定与眼球偏斜趋势相反。《幼科推拿秘书》:"上天心者,大天心也,在天庭中,小儿病目,揉此甚效,以我大指按揉之。眼珠上视,往下揉;眼珠下视,往上揉:两目不开,左右分揉。"《推拿三字经》:"捣天心,翻上者,捣下良,翻下者,捣上强,左捣右,右捣左。"牵拉耳郭法为:先以拇、食二指相对,捻揉耳郭 3~5 次,牵拉 1 次,牵拉方向以耳窍为中心向四周呈扇形牵拉,牵拉 10 遍左右;根据斜视方向,两手协调,内斜患侧耳向后牵,健侧耳向前牵;外斜患侧耳向前牵,健侧耳向后牵。《小儿按摩经》:"二龙戏珠:以两手摄儿两耳轮戏之,治惊。眼向左吊则右重,右吊则左重;如初受惊,眼不吊,两边轻重如一;如眼上则下重,下则上重。"可供参考。

3. 天门入虎口可从食指端沿食指桡侧推向合谷;亦可从拇指尺侧推向合谷。患儿两掌心向下,推拇指由内至外,适合内斜;推食指由外至内,适合外斜。每推 3~5 次,重掐合谷 1 次以定之。

4. 弱视宜配合健脑益智推拿法,以激活大脑视中枢。

🔍 **知识链接**

弱视的"中枢发生学说"

由于弱视"中枢发生学说"获得支持,Wiesel、Hube 二人获得 1981 年诺贝尔生理学奖。他们运用视觉诱发电位观察弱视猫模型,结果显示:弱视病变位置在大脑视中枢,大脑视中枢发生的损伤抑制了正常视觉功能发育,从而导致了弱视。为此,弱视治疗关键或许在于对大脑视中枢受损部位的激活。

（四）辨证论治

1. 风邪中络

证候:常有外感史。眼突然偏斜,复视,头晕头痛,或恶心呕吐、发热等。

治法:疏风清热。

处方:基本方重点拿风池与颈夹脊、揉大、小天心、天门入虎口。加点揉翳风 1~3 分钟,推天柱骨令局部潮红。

方义:加点揉翳风可疏风通络;推天柱骨可疏风清热,祛外邪。

2. 风痰阻络

证候:目珠偏斜,转动失灵,复视;或胸闷呕恶,食欲不振,泛吐痰涎,舌苔白腻,脉弦滑。

治法:祛风化痰通络。

处方:基本方重点清肝经、补脾经、清板门。加顺运内八卦 1~3 分钟,掐揉五指节 2~3 分钟,揉丰隆 3~5 分钟,拿揉风池并肩井 3~5 分钟。

方义:顺运内八卦,善开胸膈,除胀满,加之能行滞化痰;五指节掐之祛风化痰;丰隆为胃经络穴,揉之能和胃气,化痰湿;拿揉风池和肩井可宣通气血,发汗解表。

3. 精血不足

证候:眼目无神,呆滞,昏暗,干涩,伴头晕,听力差,语迟,腰膝乏力,健忘,失眠多梦,神疲乏力,厌食,面色无华,惊惕不安,舌质淡红,苔薄白,脉弦细,指纹淡。

治法:补益气血。

处方:基本方重点补脾经、补肾经、拿风池。加揉二人上马 1~3 分钟,逆运内八卦 1 分钟,揉脾俞、胃俞透热为度,点揉足三里、阳陵泉各 1~3 分钟,掐老龙、皮罢各 10 次。

方义:揉二马为补肾滋阴的要穴,逆运内八卦能调和气血,调和脾胃;揉脾俞、胃俞可健脾助运;点揉足三里以补益气血,阳陵泉可调筋和络;掐老龙、皮罢以开窍醒神。

【注意事项】

1. 初生婴儿缺乏双眼注视,可暂时性斜视;婴儿鼻骨尚未发育完善,双眼距离近,易误诊为内斜。应随时关注小儿眼部发育与姿势,随时检测视力,及早发现斜视、弱视。

2. 注意眼睛自我保护,注意休息,不要用眼疲劳,以免加重症状。随时变换玩具、图片种类、色彩、方向和远近,避免小儿长期从某一角度和位置视物。

3. 已有斜视、弱视,应加强患眼视觉功能训练,并及时佩戴眼镜。

【现代研究】

近年的临床报道表明在麻痹性斜视患眼局部以轻快有力的指揉及一指禅推法为主,配合抹法、运法和弹法,能明显改善患儿斜视度数,7 岁以下或斜视度 <45° 的患者经过 4 个月左右的治疗即可达到有效或痊愈。对于弱视,运用头面四大手法,点按睛明、上明、攒竹等,按揉眼眶周围,熨目,拿五经,按揉翳明、光明等操作对于提高儿童视力水平起效迅速,即刻疗效好且稳固。壮医经筋推拿于眼周、头顶、上肢处松筋解结,可以有效提高弱视患儿的视力水平,且疗效优于单纯的配镜治疗,后期随访中,弱视推拿疗效的稳定性也优胜于配镜治疗。特别是对于小龄儿童,推拿疗法的依从性高,疗效也更为确切。

相关机制研究:小儿斜视经推拿治疗,可以加强眼肌的气血运行,促进眼肌的收缩功能,并使各眼肌的作用协调,故能起到纠正斜视的作用。小儿推拿通过神经反射与体液调节,使经络疏通,阴阳平衡,营卫调和,气血周流如常,目得气血濡养而能视,从而达到对弱视的治疗目的。关于小儿推拿治疗斜视、弱视的临床报道较多,而机制仍不清,有待进一步研究。

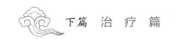

推拿和针刺同宗同理,《针灸大成·按摩经》中认为小儿推拿是"以手代针之神术",有研究显示,对麻痹肌周围穴位予以针刺,可直接兴奋麻痹肌肉,同时针刺治疗麻痹性斜视还有可能解除中枢神经的抑制状态和促进神经的再生。对于弱视,现代研究认为针刺可促进相关神经营养因子的合成和分泌,改善视觉系统三级神经元及其突触功能的低下,加速视觉信息的传递过程。

小儿推拿常用方法:开天门、推坎宫、运太阳、按揉睛明、上明、翳明、攒竹,眼周"∞"字推。

(于　娟)

第十节　慢性结膜炎

【概述】

慢性结膜炎为眼结膜的一种慢性炎症。临床以长期眼睛干涩不适,或畏光流泪,或结膜充血为特征,大多两眼同时发生,可慢性起病,也可因急性结膜炎迁延转化而成。急性结膜炎有明显的季节性,春季多见,中医称"红眼病"。慢性结膜炎属于中医"目涩""目痛""目痒"范畴。《审视瑶函》谓:"不肿不赤,爽快不得,沙涩昏蒙,名曰白涩。"

本病症状比较轻微,一般不影响视力和外观,但病程长,并具有一定传染性,常因疲劳或外感而急性发作,故对小儿学习、生活、交友与性格可能产生负面影响。炎症波及角膜或引起并发症时,可致视力损害。

目前,对其治疗缺乏有效手段,小儿推拿有一定效果。

【病因病机】

眼结膜慢性炎症为本病主要机制,中医责之于"正虚邪恋"。本病多由急性结膜炎失治误治所致,急性结膜炎春季常见,大多数经休息和治疗可痊愈。部分患儿时值腹泻、呕吐、发热,或运动太过,汗出太多,或过用苦寒药物等,损伤正气,不能托毒外出,致肝肾精亏,目失涵养,血燥生风,转为慢性。正虚有气虚和精血不足之分,邪恋多为风热邪毒。

【临床诊断】

(一)诊断要点

双眼长期干涩不爽,异物感,怕见强光,不耐久视,白睛不红不肿,或见赤脉隐隐,小儿喜揉眼、眨眼。

(二)鉴别诊断

急性结膜炎:具有明显(接触)传染性,春季多发。结膜严重充血,黄色分泌物多,双目异物感、灼痛,畏光流泪。

【治疗】

(一)治法

扶正祛邪、消炎明目为本病基本治法,正虚或补肺、脾,或补肝、肾;邪恋或祛风,或解毒,或化痰浊。病在眼,强调局部操作;正虚,则宜兼顾全身。

(二)基本方

五经推法(根据正虚与邪恋程度,分别对心、肝、脾、肺、肾经进行补或泻,多同时运用。共 3~10 分钟)

揉肾顶（1~2 分钟）

揉二马配天河水（各 3~5 分钟）

掐揉内外劳宫（一手中指掐于心经，另一手拇指和中指分别掐于内、外劳宫，两手协调掐揉，1 分钟）

拿肩井（3 轻 1 重，1 分钟）

眼睛局部操作（见操作指南）

方解：五经用补法直补相应脏腑之不足，切中"正虚"病机。五经用泻法直泻相关脏腑邪毒，切中"邪恋"病机。拿肩井升提阳气，发散风热，配清天河水透达之力强。肾顶配合二马，滋阴润燥，清虚火而明目。内外劳宫同时掐揉协调阴阳，配合掐揉心经，则宁心止痒止涩。眼局部操作，局部活血、增强眼的免疫力和适应能力。全方以温补肺脾和滋补肝肾立法，兼祛风透邪，调整阴阳，具有一定的明目、止痒、消炎、润燥作用。

（三）操作指南

1. 眼局部操作为推拿特色，能促使泪液分泌，清洁、滋润双眼，消除视力疲劳，并增强局部防御能力，有利于改善症状。①起式：开天门、推坎宫、运太阳、掐揉耳后高骨共 5~8 分钟。②轻揉眶周：以中指指腹轻揉眶周，缓缓移动，呈横 8 字轨迹，5~8 遍。③按揉四白、迎香各 1~3 分钟。④振泪腺：以双手中指指腹分别置于泪腺部位（目上眶外 1/3 与内 2/3 交界处），持续振颤至局部发热。⑤拿泪囊：拇指与食指相对拿捏住两侧泪囊（眼眶内侧壁前方，当睛明之下），拿 5~8 次，振 3~5 秒。

2. 肝开窍于目，推肝经为本病重点，时间宜长。如邪恋为主应重点清肝经，配合清心经、清肺经、清天河水、拿肩井。如正虚为主，可补肝经，补后加清，配合补肾经、补脾经。

3. "诸痛痒疮皆属于心"。本病主症为双眼干痒涩痛，宜从心治。二人上马与清天河水为常规配伍，一清心火，一补肾水，滋润眼球而止痒。内劳宫配合外劳宫，兼掐心经，长于调节阴阳，清心泻火，除烦、止痒、止涩，临床可重点运用。

（四）辨证论治

1. 风热留恋

证候：常见于急性结膜炎之后，白睛遗留少许赤丝细脉，久不退，睑内轻度红赤，少量眼眵，畏光流泪，干涩不爽，兼恶风，舌尖红，脉浮，指纹浮。

治法：疏风清热利肺。

处方：基本方重点清肺平肝、拿肩井、清天河水。加掐揉小天心、二扇门各 1~3 分钟，拿风池 1 分钟，捏挤大椎 10 次。

方义：加掐揉小天心和二扇门以增强清热之功，拿风池及挤捏大椎以疏风散热。

2. 肺脾气虚

证候：经常眼睛不适，异物感，喜揉搓，反复感冒，咽喉不利，神疲，声低，气短，食少，便溏，舌淡苔薄，脉濡，指纹浮。

治法：治宜补益肺脾，托毒外出。

处方：基本方重点补脾经、清补肺经、拿肩井。加推上三关、揉外劳宫各 1~2 分钟，横擦肺俞令热，点揉足三里 1~3 分钟。

方义：加推上三关，揉外劳宫以温阳益气，横擦肺俞及点揉足三里以顾护肺脾之气。

3. 肝肾阴虚

证候：病程日久，眼干涩不爽，经常挠抓，羞明畏光，眨眼频繁，视力疲劳，白睛赤脉，黑睛细点星翳,五心烦热,夜啼惊呼,舌红苔少,脉细数,指纹紫。

治法:补益肝肾,养血祛风。

处方:基本方重点补肾经、揉肾顶、清肝经、揉二人上马。加揉丹田、肾俞各 1~3 分钟,推下七节骨、横擦八髎透热为度,按揉三阴交 1~3 分钟。

方义:揉丹田、肾俞、按揉三阴交以滋补肝肾,推下七节骨、横擦八髎清肝肾虚热。

4. 痰热搏结

证候:眼干涩隐痛,白睛略赤,有粟粒样小疱,两眦有白色泡沫样眼眵,持久而难愈,兼口黏腻或口臭,大便干结,小便短黄,苔黄腻,脉濡数,指纹紫滞。

治法:清热化痰,明目退翳。

处方:基本方重点补脾经、清脾经、清肺经、内外劳宫双点。加清胃经 1~3 分钟,掐揉小横纹 5~10 遍,掐左右端正 10 次,退六腑 2~3 分钟。

方义:加清胃经、退六腑以清脏腑之热,掐揉小横纹以退热散结。

【注意事项】

1. 注意个人卫生,养成良好用眼习惯,避免烟酒、尘埃刺激,忌辛辣刺激之品。

2. 锻炼身体,增强体质,多参加户外活动。适当哭泣对泪液产生和消炎有益。

3. 对继发性慢性结膜炎应积极寻找原发疾病,针对性治疗。

【现代研究】

近年的临床报道表明结膜为一层薄而透明的黏膜组织,覆盖在眼睑后面和眼球前面,分睑结膜、球结膜、穹隆结膜。本病多由急性结膜炎("红眼病")失治误治所致。在红眼病流行区内,上、下耳尖刺络放血后令受试者按摩眼部对预防红眼病有显著效果,其有效率高于对照组用 0.25% 氯霉素眼液滴双眼。有研究报道慢性结膜炎患者中干眼症的患病率达 31.94%,另有研究表明,熨目后轮刮目眶、按摩眼睑以及选取阳白、瞳子髎、太阳、睛明进行穴位推拿可改善干眼症引起的疲劳感、干涩感、眼胀、眼痛、畏光等症状。此外,口服决明子煎剂,用决明子药渣覆盖纱布热敷眼睑后再进行睑板腺按摩,用食指指腹前端在睑缘做旋转动作,可清除局部脂质和促进局部血液循环,改善刺激症状。

相关机制研究:刺络放血并按摩眼部对人体主要免疫细胞 T 淋巴细胞有良好的双向调整作用,可增强和调整人体免疫功能。此外,推拿的力学作用放松眼周围肌肉,刺激泪腺、神经、睑板腺分泌功能;推拿的感觉刺激神经 - 内分泌 - 免疫网络调节和神经系统调节,平衡机体免疫紊乱状态,提高感觉神经的兴奋性,促进泪液的基础分泌和反射分泌。另外,睑板腺按摩可促进睑板腺分泌物排出,使阻塞的睑板腺管畅通,与口服决明子煎剂并举,可调节脂质代谢,抗炎杀菌,从理化两方面消除睑脂,加强眼部清洁、能量代谢和微循环改善,促使角结膜炎愈合。

小儿推拿常用方法:轻揉眶周,揉按阳白、瞳子髎、太阳、睛明,振泪腺,拿泪囊。

(于 娟)

复习思考题

1. 请简要回答外邪闭阻型耳鸣耳聋的表现及治疗。

2. 试述近视产生的病因病机。

第十三章

伤科疾病

认识推拿治疗在伤科中的地位与应用,熟悉小儿伤科疾病的概念、病因病理、相关知识链接、生理解剖特点。并对临床常见小儿伤科疾病做出正确诊断,掌握推拿治疗方法。

第一节　小儿桡骨小头半脱位

【概述】

"半脱位"指关节结构紊乱,关节面偏离了正常位置,但又未完全脱出窠臼,半脱位关节囊完整,多数在 X 线片上无异常,症状远比全脱位轻。中医学"骨错缝"形象揭示了这类疾病的特征。

小儿桡骨小头半脱位又称"牵拉肘",好发 5 岁以下小儿,多因肘关节伸直和前臂旋前位时受到过度牵拉所致,如手牵时小儿跌倒、脱衣时过度拖拉、翻滚时压住上肢等。

手法治疗本病疗效肯定。

【生理解剖特点】

肘关节由肱尺、肱桡、上尺桡关节构成,桡骨头上凹与肱骨头相接构成肱桡关节,外有关节囊,周围衬绕环状韧带。环状韧带在桡骨颈部仅为一纤维膜,其前下方更薄。5 岁以下小儿桡骨头发育未全,桡骨小头关节面呈卵圆形,并向后方倾斜,与桡骨干并不完全垂直。极度旋前位时,桡骨小头有向外分离趋势。

5 岁以下小儿与成人肘关节生理解剖比较见表 13-1。

表 13-1　5 岁以下小儿与成人肘关节生理解剖比较表

解剖部位	小儿	成人
桡骨头发育	不完全	完全
环状韧带	松弛	紧密
关节囊	薄弱	坚实
桡骨头颈关系	头颈比小 (头比颈大约 20%)	头颈比大 (头比颈大约 55%)

【病因病机】

由于小儿存在桡骨头与环状韧带发育不良、关节囊松弛等解剖特征,存在活动时关节内压异常增大等原因,当小儿前臂过度、过猛牵拉时,桡骨头向外滑移,环状韧带可卡压于肱桡关节内,或环状韧带薄弱点撕脱,从而阻碍桡骨小头回位致半脱位产生。

中医学认为本病的发病因为小儿肌肤柔嫩,腠理疏松,脾胃薄弱,肾气未固,神气怯弱,筋骨未坚而成。

【临床诊断】

(一)诊断要点

1. 上肢过猛、过度牵拉史。

2. 肘部疼痛 小儿哭闹,怕触摸,拒绝拾物、持物,桡骨小头处压痛明显。

3. 肘关节功能受限 肩平面以下尚可忍痛活动,但不能上举超过肩平面。患儿耸肩,肘关节略屈曲,前臂下垂,处于旋前位。

4. X线片 多无异常,部分可见桡骨头旋转或桡骨小头偏离轴位。

(二)鉴别诊断

1. 肘关节其他损伤 如桡骨小头骨折、桡骨小头全脱位等X线片可确诊。

2. 牵拉肩 牵拉肩压痛点在喙突,患儿肩关节呈内收、内旋位,肩外展及后伸功能受限。临床可通过固定肘关节,运动肩关节的方法鉴别。

【治疗】

(一)治法

整复错位。

(二)操作

1. 整复

(1)体位:患儿坐位或由家长抱坐,医生立于患儿对面。

(2)手姿:以右手半脱位为例。术者左手握于肘部稍下方,拇指置于桡骨小头外侧,右手紧握腕上方。

(3)操作:左手固定不动,右手用力拔伸牵引;在牵引基础上,左拇指向内(注意推顶桡骨小头),右手向外同时用力使前臂旋后,并搭同侧肩。

(4)成功标志:复位过程中桡骨小头处弹响,复位后患儿停止哭闹,肘关节功能恢复。

(5)术后处理:轻轻旋转摇摆前臂,必要时,屈肘位用三角巾悬吊固定2~3天。

2. 预防

(1)拿揉患肢,从肩至腕上下往返3~5遍。

(2)拇指点揉手三里、曲池、尺泽、少海、肘髎等,每穴揉3点1,操作约40秒。

(3)大鱼际揉肱骨外上髁及其附近令热;继以拇指揉之,揉3振1,操作约1分钟;擦之令热。

【注意事项】

1. 该病大多能复位成功,一般不需手术,但手法有技巧,务求一次成功,如一次不成功,局部肿胀、疼痛,患儿不配合,则再次复位较难。

2. 患儿年龄越大,复位后肘关节的固定越有必要,可用三角巾悬吊法。

3. 预防操作可每天操作1次,坚持月余,应叮嘱家长避免肘关节过度牵拉。

【现代研究】

近年的临床报道表明针对本病的手法复位可使异常的解剖结构恢复正常,安全性好,临床应用价值较高。手法分为前臂旋前法和旋后法(包括极度旋后屈肘法)。有研究发现旋前法首次复位率及总复位率明显高于旋后法,且最终复位失败率低于旋后法,但首次复位失败后采用相同手法二次复位成功率方面两者无差异。极少数难复性桡骨小头半脱位,可采用纵压提按旋转法治疗。但是复位后是否予以制动,目前学术界存在争议,主要有以下几种观点:①无需固定;②制动应视患儿具体情况而定;③固定制动。有研究显示复位后制动并未明显减少患儿复发的概率,因制动并未改善桡骨小头脱位复发的病理基础。患儿年龄越小,复发机会越大,因而避免在无准备状态下受到突发牵拉才是预防本病复发的主要策略。

相关机制研究:小儿肘部骨骼发育不成熟,关节囊、环状韧带等软组织相对松弛,关节稳定性差,是本病的解剖基础,前臂处于旋前位受牵拉是发病的外力条件,上述理论为临床采用旋后屈肘法提供了治疗依据。而桡骨小头向前错位约占90%,向后错位约占10%。前错位绝大部分可用旋后法复位;对于有跌倒史等而用旋后法复位不成功的患儿应高度注意是否后脱位而需改用旋前法,采用旋前牵引腕部,重现半脱位机制,使桡骨头达到环韧带平面,牵出夹在肱桡关节中的环状韧带,固定住桡骨头,再旋后前臂屈肘,可以使桡骨头顺利进入环状韧带内复位。

小儿推拿常用方法:旋前法、旋后法、纵压提按旋转法等。

(樊　云)

第二节　小儿臂丛神经损伤

【概述】

臂丛神经损伤又称臂麻痹,是指出生时由于胎儿体重较大,胎位不正,或接生失误等原因造成臂丛神经损伤的病症,临床以上肢完全或部分麻痹、功能障碍为特征。该病属中医学"痿痹"范畴,"痹"言其血脉不通;痿言其软弱无力,功能丧失。

本病发生率为 1.6‰~2.5‰,推拿是保守治疗小儿臂丛神经损伤较好的方法。

【生理解剖特点】

臂丛神经由颈 5~8 和胸 1 神经根前支构成。分根、干、股、束、支。其中,C_5、C_6 于前斜角肌外缘合成上干;C_7 独立为中干;C_8、T_1 组成下干。三干均位于第 1 肋骨表面,每干长约1cm,每干向下分成前后两股,六股均投影于锁骨下,每股长约 1cm;每股再分 3 束,束长约3cm,在相当于喙突水平分为神经支,形成腋、肌皮、桡、正中、尺神经等终末神经。臂丛全长约 15cm,有 15 万余根轴突,整个臂丛集中于斜角肌、喙突、缺盆和肩关节附近。

【病因病机】

臂丛神经损伤与难产、巨大儿、臀位和横位等胎位不正及宫缩乏力等有关。回顾性调查发现,近一半患儿有难产或围生期窘迫史;出生时体重大于 4.5kg 的发生率比一般患儿高 45倍;45% 左右由肩位难产所致,臀位以外展方式娩出,发生率也很高。

中医学认为该病为产伤、受寒等致经脉受损,血液不循常道,瘀而成痹,废而不用,肌肉萎软,筋骨失养而成。

【临床诊断】

1. 上臂丛(颈 5~ 颈 7)损伤　腋、肌皮、肩胛上神经及肩胛背神经麻痹,桡、正中神经部分麻痹。肩关节不能外展与上举,肘关节不能屈曲,腕关节肌力减弱,前臂旋转障碍,上肢伸面感觉大部分缺失。三角肌、冈上肌、冈下肌、肩胛提肌、大小菱形肌、桡侧腕屈肌、旋前圆肌、肱桡肌、旋后肌等出现瘫痪或部分瘫痪,但手指活动正常。

2. 下臂丛(颈 8、胸 1)损伤　尺神经麻痹,臂内侧皮神经、前臂内侧皮神经受损,正中、桡神经部分麻痹,肩、肘、腕关节活动尚好,但手内肌萎缩,骨间肌尤其明显,手指不能屈伸,拇指不能掌侧外展,前臂及手部尺侧皮肤感觉缺失。尺侧腕屈肌、指深浅屈肌、大小鱼际肌群、全部蚓状肌与骨间肌瘫痪。

3. 全臂丛损伤　早期整个上肢呈迟缓性麻痹,各关节不能主动运动,但被动运动正常,上肢温度略低,腱反射消失,肢体远端肿胀,Horner 征阳性。晚期上肢肌肉显著萎缩,各关节常因关节囊挛缩而致被动活动受限,尤以肩关节与指关节严重。

【治疗】

(一)治法

活血化瘀,疏经通络。

(二)操作

1. 拿揉颈夹脊与肩井　一手扶患儿前额,一手拇指与其余四指相对,拿揉颈夹脊 1 分钟;拇指指腹定点逐一揉患侧颈 5~ 颈 7 及胸 1 夹脊穴,每穴揉 30~40 秒;手握空拳,从上至下轻叩颈椎正中数遍;双手拿肩井 1 分钟,揉 3 振 1 操作 1~3 分钟,点按 10 次。

2. 点按缺盆　抱患儿同向坐于大腿之上,两手卡于肩部,两食指置于锁骨上窝,从内至外依次点按,每次达患儿最大忍受度,停留 3~5 秒,放开,移动,再点,操作 5~8 遍;定点揉缺盆约 1 分钟。

3. 揉锁骨下　沿锁骨下缘从内至外依次按揉 5~8 遍;于喙突部拨揉约 1 分钟。

4. 点按云门、中府　以手卡于肩外侧,以食指或中指置于云门、中府穴先点按 10 次,再向外扣拨 1~3 次。

5. 扣拨极泉　一手扶患肢前臂,使之外展,另一手中指或拇指扣拨极泉 1~3 次。

6. 点小海、曲池、手三里、合谷等穴,每穴点约 10 次。

7. 疏理上肢　医者以拇指和其余四指相对,沿上肢从上至下依次拨揉其前、外和后侧各 3~5 遍;肌肉萎缩处重点拨揉;五指并拢成梅花杵从上至下逐一啄 3~5 遍;两掌相对夹持上肢从上至下搓揉 3~5 遍,轻轻牵拉并抖动上肢数次;揉掌指关节间隙,劈指缝,捻指节,调五脏,各 5~10 遍。于肩、肘、腕关节运用摇法、屈伸法和旋转法等。

(三)辨证加减

1. 上臂型　以颈 4~ 颈 7 棘间、棘旁和患侧肩胛骨区域为重点行揉、按、振、一指禅推法等,加强上臂外旋、前臂旋后和腕关节背伸运动。

2. 下臂型　以颈 8~ 胸 2 棘间、棘旁区域为重点部位施以手法,并在手臂采用拨揉法、按揉法等。

【注意事项】

1. 本病虽以产伤为主,但亦见于后天损伤,本篇治疗方法适用于各种情形的臂丛神经损伤。

2. 做好产前检查和预测,提高接生质量是预防新生儿臂丛神经麻痹的关键。

3. 手法宜轻柔,切忌粗暴;被动运动要缓和,切忌硬扳强拉。

【现代研究】

目前临床针对本病的治疗方案多种多样,主要有两种不同的意见:保守治疗和外科手术。手术有一定风险、费用较高,甚至有些还需多次手术。保守治疗基于神经自行生长的理论,患儿需接受专业的综合性康复治疗。据文献报道显示,中医临床治疗本病常采用推拿疗法单独使用(包括常规、原始、改良、平衡阴阳、经筋、松筋紧筋、正骨、整体调理、经络或部位辨证手法等),或推拿疗法结合针灸、电针、梅花针、针刀、揿针、穴位注射、热罨包、中药湿热敷等,又或者推拿结合现代康复医学手段(如低频脉冲电、中频电、物理治疗、作业疗法、功能训练、支具、肌电生物反馈、药物注射(如鼠神经生长因子、神经节苷脂和甲钴胺等)、水疗、蜡疗、高压氧等综合治疗。

相关机制研究:本病保守治疗的目的是防治合并症,改善局部代谢循环,促进受损神经的修复再生,提高其兴奋性,保持肌肉质量,建立肌力与肌张力间的动态平衡,促进肢体运动及感觉功能的康复,尽量恢复患儿生活自理能力等。治疗初期,推拿最为重要,能起到激发经气、温阳散瘀、活血通络、解痉松肌、强筋壮骨等作用。臂丛神经损伤往往合并其周围出血,容易粘连瘢痕化,因尽早使用推拿手法或其他治疗手段,预防粘连、阻止瘢痕化。本病主张尽早治疗,早期康复。如经 3~6 个月的正规保守治疗后,临床检查及肌电、MRI 等检查无明显恢复,应及时考虑手术治疗。

小儿推拿常用方法:一指禅推、揉、按、点、拨、拿法、关节肢体被动运动手法。

（樊　云）

第三节　小儿肌性斜颈

【概述】

小儿肌性斜颈是以一侧胸锁乳突肌因纤维挛缩(缩短)而致的以患儿头偏向患侧、下颏转向健侧为特征的疾病。多数患儿患侧胸锁乳突肌可触及硬结或包块,中医学称为"颈筋硬结""筋挛""筋缩"。小儿肌性斜颈的基本病理变化为胸锁乳突肌的间质增生和纤维化。

小儿肌性斜颈多为先天性,发病率为 0.3%~1.9%,推拿是中医保守治疗本病的首选方法。

【生理解剖特点】

胸锁乳突肌起于胸骨柄和锁骨胸骨端,斜向后上止于颞骨乳突。一侧收缩,头侧屈同侧,并转向对侧;两侧收缩使头后仰,其收缩有助于提胸廓,助吸气。胸锁乳突肌上段主要由枕动脉,中段由颈外动脉,下段由甲状腺上动脉供血。胸锁乳突肌主要由副神经支配。

【病因病机】

本病发病机制尚不十分清楚。"宫内压迫学说"认为胎儿胎位不正,局部异常高压,或动脉痉挛、狭窄,或静脉堵塞,血液回流不畅等致局部缺血或瘀血,影响肌肉发育,或坏死,并纤维化。"产伤学说"根据难产,特别是臀位产患儿约占 3/4,推测其可能原因为外伤致局部炎症或损伤后肌肉退行性变和瘢痕化。高龄孕父母、孕母在孕期久坐、坐姿不当、孕期用药、孕期羊水过少及病毒感染等因素也是小儿肌性斜颈发病的高危因素。另外,本病可能存在一定的遗传倾向。婴儿出生后,若长时间斜偏一侧睡卧,也可导致一侧胸锁乳突肌发育不全。

病变多位于胸锁乳突肌中下段,最初为质硬肿块,数月内可逐渐缩小,由于肌肉被纤维组织所代替而引起挛缩。

中医学认为本病多因先天禀赋,气滞血瘀,脉络不通,经筋结聚所致。

【临床诊断】

(一)诊断要点

1. 患儿头部倾斜,表现为头偏向患侧,下颏转向健侧。

2. 胸锁乳突肌处可触及质地较硬,梭形或椭圆形包块。

3. 患侧因面部肌肉及斜方肌萎缩致眼睛变小,面部瘦小而左右不对称。

4. 对于小儿肌性斜颈,超声是最好的检查方法。超声检查可观察胸锁乳突肌的连续性、肌肉厚度、肿块的部位、大小、内部回声情况及胸锁乳突肌与周围组织的关系。它还能帮助准确的将本病与颈部其他疾病鉴别,如颈部囊性淋巴管瘤、颈部淋巴结肿大等,尤其就诊时肿块已消失者,超声检查更为重要。

5. X线检查。有利于鉴别不同原因造成的斜颈,如枕颈部畸形所致的骨性斜颈和自发性寰椎旋转性半脱位引起的斜颈,必要时可进行 CT 检查。

(二)鉴别诊断

1. 骨性斜颈　因先天颈椎骨骼发育异常或寰枢椎半脱位而致斜颈,两侧胸锁乳突肌对称,无包块,X 线片可鉴别。

2. 眼肌异常　眼外肌肌力不平衡,一侧远视,一侧近视时,小儿常以偏颈斜视代偿。

3. 癔病表现　神经性斜颈,精神性斜颈。

【治疗】

(一)治法

活血舒筋,疏经通络,软坚散结。

(二)操作

1. 捻揉胸锁乳突肌　患儿头偏向患侧,使患侧胸锁乳突肌放松,以食指第二指节桡侧与拇指指腹相对捏住胸锁乳突肌,从上至下捻揉 20 余遍;后定点于包块处捻揉并振之,多揉3 振 1,操作 5~8 分钟。

2. 弹拨胸锁乳突肌　一手固定肩部,一手捏住胸锁乳突肌向前,向后推拨,3~5 遍。

3. 颈项旋转　一手托患儿下颏,一手托后枕部,双手协调使患儿头偏向健侧,并使下颏旋向患侧,至极限位,停留数秒,回原位。反复操作 20 次。

4. 颈部抻法　与患儿同向坐位。一手从患侧腋下插入,手掌向上,下压肩部,一手置于患儿头侧,两手同时用力,向相反方向振动,使颈部最大限度倾向健侧,20 次。

5. 拔伸颈项　两腿夹持患儿腿部,一手置于患儿下颌,一手扶其后枕部,两手用力向上拔伸,反复操作 10 次左右。

【注意事项】

1. 治疗时机　本病病理改变为肌肉纤维化,时间越长,肌纤维化程度越重,手法治愈难度越大,超过 1 岁疗效较差,故宜早发现、早治疗,且天天坚持。

2. 旋转、拔伸手法最后操作,力度适中,亦可与放松手法交替进行。

3. 手术指征　①头部旋转受限超过 1 年;②一侧面部发育不良,两侧明显不对称;③经正规严格保守治疗 1 年无改善,或改善不明显者。

4. 生活调理　婴儿熟睡时,可根据其斜颈趋势选择高低不同的沙袋或米袋使之固定于与病理相反位置。平常应在患侧逗患儿,使其下颏转向患侧。

【现代研究】

近年的临床报道表明治疗本病目前国外主要采取手术治疗,以 2~12 岁为宜,但术后易出现感染、血肿、瘢痕及副神经损伤等问题,手术指征等也存在较大争论;国内中医主要采用以推拿为主体的保守治疗方案,报道治愈率在 60%~90% 之间,1 周岁以内患儿效果更好,治愈率一般可达 80% 以上。手法宜在患儿 1 个月 ~4 岁进行,出生后 3 个月以内的患儿效果最佳,所需疗程最短。对于年龄较大患儿(5 岁以上)预后不佳。本病可单纯推拿治疗,也可推拿加中药外敷、传统针刺、足底按摩、针刀、水针、皮内针、梅花针、穴位埋线、艾灸(隔姜灸)、介质按摩;另外,推拿亦可联合肌筋膜按摩、本体促进技术、超声治疗、音频治疗、固定牵引、矫正托、蜡疗、微波、五官超短波、氦氖激光、磁疗、封闭、电磁波治疗仪、功能训练、悬吊运动疗法、早教训练、运动疗法等现代康复治疗手段。推拿治疗本病绝不可只认病不分型,泛泛施以手法,对纤维型和较重的混合型肌性斜颈,盲目手法是有害无益的,反复的牵拉、弹拨、按揉只会增加局部出血机化,使粘连挛缩加重和纤维变性。

相关机制研究:推拿可升高患处温度,扩张毛细血管,加速血液、淋巴循环,使患处肿块炎症消散吸收,促进病变胸锁乳突肌(SCM)及周边肌肉群的发育及修复,缓解 SCM 挛缩,松解粘连,恢复颈部活动,纠正异常姿势。另外,推拿治疗还可早期阻止病情进展,防止代偿性胸椎侧弯、肩部发育不良、颜面部萎缩畸形等并发症。

小儿推拿常用方法:被动牵伸法、旋转法、点按、推揉、弹拨、拿捏法。

(樊　云)

第四节　发育性髋关节脱位

【概述】

发育性髋关节脱位,也称发育性髋关节发育不良(DDH),旧称先天性髋关节脱位(CDH),是临床上较常见的小儿骨伤科关节发育缺陷畸形类疾病,主要包括髋关节脱位、半脱位和髋臼发育不良三种病理状态。本病主要表现为股骨头和髋臼相对解剖位置改变,股骨头外移或者脱出髋臼,并伴随着髋臼和股骨头发育不良、髋关节周围组织和关节囊损伤的改变,且是一种动态的发育异常,可随婴幼儿生长发育而好转或加重。此外,本病还常伴有患儿其他骨骼肌肉异常,如先天性斜颈、距骨内收、跟骨外翻、其他四肢畸形等;先天性肌性斜颈与发育性髋关节脱位同时发生率约为 8%,男童约为女童的 5 倍。本病致残率高,可造成患儿步态异常、脊柱继发畸形、髋关节炎、股骨头骨骺滑脱、股骨头缺血性坏死等,严重影响患儿的生存质量。中医学认为 DDH 当属脱位病范畴,历代有“胯骨出”“大腿根出”“机枢错努”等之称。

据统计我国发育性髋关节脱位的发病率为 0.91%~3.90%,女孩:男孩比例为(4~7):1,左髋关节更易累及,仅 20% 发生在双侧。此外,一些习惯背婴儿的民族发病率明显降低;相反,习惯行双下肢掘绑的襁褓婴儿的地区发病率明显增高。

目前,中医临床主要采用推拿按摩、手法复位或夹板固定等方法来治疗本病,病症较为严重或年龄较大的患儿需手术矫正等综合治疗。

【生理解剖特点】

人类成年人髋关节髋臼深,股骨头圆滑,髋臼全包股骨头,髋关节周围关节囊、韧带和肌肉发达,关节囊较坚固,前后还有韧带加强。但是,小儿髋关节发育不成熟,髋臼较浅,为蝶形或三角形,其后上缘变平,臼窝倾斜度较大。另外,小儿股骨头发育较小,骺核出现较晚,关节囊松弛,周围韧带欠稳固,肌肉不发达,但小儿股骨柔韧性较好。

【病因病机】

发育性髋关节脱位是环境因素和遗传因素共同作用的结果,是一种复杂的多基因病,其具体机制不清。该病的病因至今尚未完全明确,并非单一病因,而是多因素,主要包括遗传、种族、解剖、原发性骨骼发育不良、股骨颈前倾角过大、胎位异常、产后体位、韧带松弛、机械因素、内分泌因素等。

中医学认为患儿先天不良,禀受父母精髓不足,元阳亏损,骨髓不充则骨质柔弱长成畸形,加之筋肉失养、气血瘀滞、经络闭塞所致。

【临床诊断】

(一)诊断要点

DDH 的临床表现因患儿年龄不同而存在较大的差异。

1. 站立前期 新生儿和婴儿临床表现较轻,症状常不明显,如果发现有下列体征时应视为有 DDH 的可能:①两侧大腿内侧皮肤皱褶不对称,患侧皮皱加深增多;②患儿会阴部增宽,双侧脱位时更为明显;③患儿髋关节活动少,活动时受限。蹬踩力量较健侧弱。常处于屈曲位,不能伸直;④患儿两下肢不一样长;⑤牵拉患儿下肢时有弹响声或弹响感,有时患儿会哭闹。

2. 脱位期 患儿一般开始行走的时间较正常而晚。单侧脱位时,患儿步态跛行。双侧脱位者,站立时骨盆前倾,臀部后耸,腰部前凸明显,行走呈鸭行步态。患者仰卧位,双侧髋、膝关节各屈曲 90° 时,双侧膝关节不在同一平面。推拉患侧股骨时,股骨头可上下移动,似打气筒样。内收肌紧张,髋关节外展活动受限。而随着年龄的增长,随之还会出现一系列症状,如脊柱畸形等。

3. 几种常用物理体征的检查 ①欧土兰尼(Ortolani)征("弹进"):多用于新生儿期患儿双侧髋关节常规检查,以便早诊早治。阳性者为平卧位屈髋 90°,检查者握力向下可致髋脱位,外展时髋可复位。本征是检查患髋是否易复位为目的。②加里阿滋(Caleazzi)征或阿里斯(Allis)征:阳性者为单侧脱位时平卧屈髋屈膝二足放台上,可见双膝高低不等。③巴洛试验(Barlow test)("弹出"):多用于检查新生儿,屈髋 90°,屈膝使足跟触及臀部,一手握住踝与股骨大、小粗隆,另一手固定骨盆,髋从中立位渐内收并轻轻用力向下或拇指在小粗隆部加压,可引起股骨头向后脱出。然后外展髋并稍加牵引可使之复位。此为不稳定髋。④望远镜试验:检查者左手扶患髋大粗隆,右手持患肢上下推拉,左手可感大粗隆上下移动。⑤特伦德伦堡(Trendelenburg test)试验:患儿单腿负重站立,正常时对侧骨盆上升以保持平衡,脱位时因臀中肌松弛力弱致对侧骨盆下沉。⑥蛙式试验:又称双髋外展时验。患儿仰卧,医生扶持两侧膝部,将双侧髋膝关节均屈曲 90°,再做双髋外展外旋动作,呈蛙式位,如一侧或双侧大腿不能平落于床面,则该实验呈阳性。应疑有髋关节脱位。检查时若听到响声后即可外展 90° 表示脱位已复位。

4. 髋关节超声检查 对于年龄小于 6 个月的 DDH 患儿,其股骨头骨骺尚未骨化,髋关节超声检查是极为重要的手段,其重点是评估髋关节形态、股骨头位置和髋关节稳定性。常用的髋关节超声检查方法为 Graf 检查法和 Harcke 检查法,前者是静态检查方法,测量 α 角和 β 角;后者为动态检查方法。

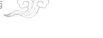

5. X 线检查　一般包括：①Y 线：两侧髋臼最深处的 Y 形软骨中点的水平连线。②Perkin 线：通过髋臼外缘的垂直线。此线与 Y 线交叉形成四个象限，正常者股骨头位于内下象限内。③髋臼指数：为髋臼外上缘至髋臼最深处连线与 Y 线的交角。正常新生儿为27.5°，两岁时 20°，髋脱位者每大于 30°。④CE 角：通过股骨头中心到髋臼上方边缘连线与 Perkin 线相交的交角。此角测量股骨上端的外移程度。半脱位时小于 15°或消失。全脱位时成角消失或成相反的角度。⑤Shenton 线：股骨颈内缘与闭孔上缘连线，正常应为圆滑抛物线，脱位时则失去应有的弧形。⑥VonRosen 拍片：多用于脱位前期病例的检查。双股骨外展 45°，并极度内旋位拍片。若股骨干轴线通过髋臼凹中心，则无脱位，如位于髋臼外缘则为脱位征象。

6. CT 检查　双侧髋关节 CT 横扫，可以了解髋臼前倾角及髋臼对股骨头的覆盖率；CT三维重建则是观察股骨前倾角和后脱位的有效手段，还可评估头臼形态适应情况。

7. MRI 检查　用于观察髋臼前倾角、髋臼外展角及髋臼对股骨头的覆盖率。

（二）鉴别诊断

1. 病理性髋脱位　如婴儿化脓性髋关节炎可以引起。患髋有肿胀、疼痛的病史，X 线片可显示有骨破坏，髋臼发育可以较好。

2. 麻痹性髋脱位　由脊髓灰质炎引起。主要依据病史及臀肌麻痹无力，X 线片髋关节发育尚属正常。

3. 先天性髋内翻　多为 3 岁以上的跛行患儿，望远镜试验阴性。X 线片示股骨头在髋臼内，股骨颈干角变小，大粗隆位置高，使患髋外展受限。

4. 脑瘫　因内收肌紧张致髋关节不能外展。每有肌张力高、腱反射亢进的特点，也可有智力差的表现。

5. 软骨营养障碍　X 线片显示髋关节位置正常，但骨发育不正常。

6. 多发性关节挛缩症　为多发畸形，使下肢不能外展，但有其他关节挛缩征象。本症可合并有髋脱位。

7. 新生儿的髋、膝关节都不易完全伸直，髋外展也仅 20°左右，这些属于正常现象，要注意鉴别。

【治疗】

（一）治法

理筋活血，通络解痉，整复错位。

（二）操作

1. 新生患儿经确诊后即开始手法治疗，患儿平卧，术者一手扶住健侧臀部，以固定骨盆，术侧中指置于患髋后，拇指放在大腿内侧小转子附近，其余手指托住大腿根部，屈膝屈髋90°，轻柔将两髋外展至 45°，当感觉到股骨头滑入髋臼内的弹响时，表明髋关节已复位。每次复位后维持 30 分钟，每日多次（3~6 次）。

2. 1~6 个月的 DDH 患儿，先取仰卧位，医者用拇指揉法或滚法施术于患儿腹股沟直膝盖的部位，再做"蛙式征"复位手法，持续 2~3 分钟；其次，患儿取俯卧位，医者用拇指揉法或滚法施术于腰骶部、臀部及大腿部，再做屈膝屈髋的同时按压腰骶部。行复位手法操作时不需牵引，屈髋 90°，逐渐外展，医者用手指在大粗隆外下方轻轻用力向前内侧推压复位，切忌暴力。年龄为 6 个月以内的 DDH 患儿，手法治疗后一般使用 Pavlik 连衣挽具，其他的还有Von Roson 外展支具、Ilfeld 外展支具、Ottobock 外展支具等。

3. 6 个月~1 岁的 DDH 患儿,可用手法复位,其后采用人字形外展位夹板或支具固定双髋关节。

4. 1~3 岁患儿先行皮肤牵引 1~2 周,必要时可松解挛缩的内收肌腱,在麻醉下行髋关节手法复位,复位后作支架或蛙式石膏固定。

【注意事项】

1. 婴儿期是本病保守治疗的黄金时期。不同年龄段 DDH 的治疗效果明显不同,年龄越小,治疗效果越好,所以应倡导实施婴儿筛查计划。

2. 由于婴儿出生时没有明显体征,本病早期容易漏诊,延误治疗,临床医生需要认真仔细检查。

3. 当母亲哺乳时应使婴儿面对母亲,呈双髋外展、屈曲位。1 岁内患儿应以"骑马式"怀抱,以纠正股骨头不良位置。稍大的患儿平时应避免剧烈的蹦跳等活动,以免增加股骨头的压力。

4. 家长在医生护士专业指导下可对患儿采用居家"髋关节操""蛙操""髋关节外展操"等配合治疗,但应防止造成骨折等伤害。

【现代研究】

近年的临床报道表明,根据 DDH 患儿的不同病情和年龄其治疗方法有所不同,一般分为保守治疗(现代医学和中医学)及手术治疗。保守治疗常优先选择,常见的保守治疗方式包括推拿正骨手法、闭合复位和各种支具应用等。若保守治疗不成功或者患儿年龄较大,髋关节肌肉软组织痉挛严重的,应行手术治疗。DDH 要求早诊断早治疗,其中年龄是影响闭合复位的首要因素,年龄越小,闭合复位的成功率越高。国际上公认闭合复位治疗的最佳年龄一般为 6~18 个月,但也有相关研究指出可适当放宽。闭合复位治疗的理论基础是"头臼同心",在 DDH 早期,股骨头和髋臼的关节软骨本身仍具有生长潜能,塑形能力较强,当充分复位成功时,股骨头将获得稳定的包容,从而重新建立起头臼同心的机构。

相关机制研究:头臼"同心圆复位"是 DDH 闭合复位治疗的目标,也是髋关节能获得正常发育的前提条件,还是获得功能正常髋关节的唯一途径。但临床上并非所有 DDH 在闭合复位后均能立即达到同心圆复位,一定程度的非同心圆复位是否可接受仍存在争议。有些观点认为一定程度的关节间隙增宽是可以接受的,经过复位后短期制动,股骨头可逐渐"靠港"(docking)而达到同心圆复位。临床上所谓的"同心圆复位",更大程度是指头臼的最大接触复位。本病治疗的最终目的是为了取得稳定的头臼同心圆结构,防止股骨头发生缺血性坏死和矫正髋臼残余的发育不良。

小儿推拿常用方法:按摩松筋、正骨复位手法。

(樊 云)

复习思考题

1. 小儿桡骨小头半脱位产生的主要病因病机是什么?

2. 全臂丛损伤型小儿臂麻痹的临床表现主要是什么?

3. 小儿肌性斜颈的诊断要点是什么?

4. 新生儿或婴儿在站立前期如果发现有下列哪些体征时应高度怀疑发育性髋关节脱位(DDH)的可能?

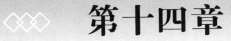

第十四章

皮肤科疾病

笔记栏 📝

14章PPT

PPT 课件

📝 **学习目标**

　　掌握小儿皮肤科常见疾病婴儿湿疹、瘾疹的病因与病机、诊断要点,以及推拿治疗的基本方与辨证加减,为临床治疗小儿皮肤科疾病奠定理论基础。

第一节　婴　儿　湿　疹

【概述】

　　湿疹是婴幼儿时期的一种常见皮肤病。以皮肤表面出现细粒红色丘疹,瘙痒、反复发作为特征;好发于两颊、耳郭周围、额部、眉毛及皮肤皱褶等部,常对称分布。2 岁内小儿多见,一般在 3 岁后逐渐减轻,或自愈。

　　湿疹是西医病名。中医之奶癣、乳癣和胎癣与本病类似。《外科正宗·奶癣》云:"奶癣,儿在胎中,母食五辛,父餐炙煿,遗热与儿,生后头面遍身为奶癣,流脂成片,睡卧不安,瘙痒不绝。"提示本病与湿和热关系密切。

【病因病机】

内外湿邪浸淫肌肤为婴儿湿疹的基本病机。

　　湿邪可由外而入,如生产时受凉受湿、居处因素、尿粪浸渍等;也可因脾胃运化失调,湿浊内生;还可为胎毒遗留。

　　湿为阴邪、黏滞、重浊,阻滞气机,腠理毛孔因之闭郁不畅,发为湿疹。湿疹初起多实,以瘙痒与分泌物多为特征;日久兼虚,血虚风燥,以皮肤干燥、灼痒为特征,如抓搔破皮感染,则化毒成脓。

📖 知识链接

婴儿湿疹病因新说

　　婴儿湿疹为变态反应性疾病,婴儿出生后的生活方式和环境与在母体内完全不同,它们都是新异因子和非己物质,小儿对此都存在不同程度的反应性,如鱼、虾、蛋、牛乳、护肤品、洗浴液、清洁剂、毛制品、化纤、植物、动物、日光、水土等。体外因素不可避免、反应有轻有重是婴儿湿疹病程长,反复发生,时轻时重,难以痊愈的根本原因。然而,湿疹发病关键在于体内因素。新近研究进展:①婴儿湿疹多有家族史。②胃肠道发育不全是湿疹之因。由于肠道屏障结构与功能未完全建立,肠壁通透性强,大分子蛋白质容易透过黏膜入血导致过敏。③婴幼儿皮肤角质层薄,毛细血管网丰富,内皮含水量及氯化物远远多于成人为湿疹易发的病理基础。④3岁后能自愈是对过敏物质适应能力逐渐增强,逐渐适应的结果。⑤不提倡过度忌口,应推荐脱敏疗法。

【临床诊断】

（一）诊断要点

1. 疹子特征　多为细粒红色丘疹。轻者浅红斑片,伴少量脱屑;重者红斑、丘疹,融合成片;亦有水疱者,溃后渗出大量浆液;或结痂脱屑。

2. 部位　多对称分布于面颊、耳郭周围、额部、眉间及皮肤皱褶部,严重者蔓延到胸背及四肢。

3. 伴随症状　瘙痒,遇热尤甚。患儿多在枕上或母亲怀抱蹭擦,或手抓,或烦躁,或哭闹,或食卧难安。

（二）鉴别诊断

1. 尿布疹　又称臀部红斑,于婴儿尿布接触部位红斑及糜烂,发生于臀部、会阴、大腿内侧等处,经常更换尿布,可缓解。

2. 婴儿脂溢性皮炎　新生儿头皮部的灰黄色或黄色油腻鳞屑,常结痂。

3. 接触性皮炎　皮肤或黏膜接触某些物质,如化纤衣物、化妆品、药物等而发生的急性炎性反应。其特点为接触部位水肿性红斑,重者为丘疹、水疱,严重者表皮糜烂,甚至坏死。其边缘较清晰,有明显的刺激物或致敏物接触史。

【治疗】

（一）治法

祛除湿邪为湿疹的基本治法。祛湿有利湿、燥湿、发散湿和温化湿等途径。外湿与风邪相合宜发散风湿,与热邪相合宜清热利湿,湿邪酿毒生浊宜清热解毒化浊。内湿应配合健脾胃,助运化,温肾阳等法。后期血虚,干燥,灼痒(痛),又宜养血祛风。

（二）基本方

清补脾经、肺经(各1~5分钟)

双清肠(同时清大肠小肠1~3分钟)

清天河水与推上三关(多通过旋腕同时推进3~5分钟)

擦膈俞与轻抚脊(先以小鱼际横擦膈俞令热,后从上至下轻抚脊10~20次)

拿血海(1~3分钟)

局部疹子振抚(于疹子处轻搔并振1~2分钟)。

方解:补脾经助运化,绝水湿之源;补肺经充实皮毛,强卫表;清脾经祛水湿,清肺经清肃肺金。清大肠、清小肠化积滞渗湿浊;清天河水清透湿邪,推上三关发散湿邪;拿血海、擦膈俞养血祛风止痒;轻抚脊安抚止痒;疹子局部轻抚与振颤消疹子止瘙痒。全方融发散湿邪,利水渗湿,清热解毒等于一体;整体祛湿和局部安抚相结合,治湿疹有效。

（三）操作指南

1. 湿疹初起,水湿重,以清脾经、清肺经为主。后期分泌物减少,瘙痒,反复发生,以补脾经、补肺经为主,或清补脾与清补肺按照一定比例同时旋推。

2. 双清肠为一手握其手腕,一手拇、食二指分开,同时推食指桡侧和小指尺侧,轻快推进。如配合摩腹揉腹,则能调肠胃、祛湿浊、促进患儿肠道发育,减少肠道过敏所致之湿疹发作。

3. 天河水既能清热,又能透疹;上三关升提气机,发散力强。二穴配伍,治湿疹有效,二穴均上推,可以一手握患儿手腕,一手食、中、无名三指并拢,从腕横纹向肘横纹推进。推手固定不变,握腕之手通过不断旋转患儿前臂而变换天河水与三关位置。此法天河水操作与上三关操作融为一体,使二穴相须为用。

4. "诸痛痒疮皆属于心",湿疹瘙痒,宜安抚。常用安抚法:①轻抚脊。先以小鱼际横擦膈俞,祛风止痒,手法稍重,以局部潮红为度。后俯卧位,术者以手掌从大椎起轻快向下推抹。②洗净手,先以手指在患儿湿疹部位由周边至中央轻搔,逐渐过渡到疹子中央部轻抚并振颤之。此法止痒、消炎有效。

（四）辨证论治

1. 风湿热淫

证候:皮肤细粒红疹,水湿或脓液渗出,瘙痒难忍,皮肤红赤,伴小便短少、哭闹不宁、恶风,易感冒,舌红苔黄腻,脉滑,指纹紫。

治法:清热利湿,祛风止痒。

处方:基本方重点清脾经、清肺经、推上三关和清天河水。加拿风池、列缺、肩井各 1~2 分钟,掐合谷 10~20 次。

方义:加拿风池以祛风止痒;拿列缺可加强宣肺利湿之功;拿肩井清热祛风止痒;掐揉合谷以强肺卫止痒。

2. 脾虚湿盛

证候:皮疹,或水疱色暗,渗液多,或结痂,伴大便稀溏、纳差,舌淡苔腻,脉濡,指纹红。

治法:健脾祛湿,祛风止痒。

处方:基本方重点清补脾经、清补肺经、双清肠、推上三关、轻抚脊。加揉脾俞 1~3 分钟,退六腑 3~5 分钟。

方义:加揉脾俞以增强补脾经助运化,绝水湿之源;退六腑以渗湿浊。

3. 血虚风燥

证候:反复发作,皮疹干燥、皮肤粗糙、色素沉着,瘙痒,舌淡少苔,脉细数,指纹紫。

治法:养血祛风止痒。

处方:基本方重点清肺经、清天河水、横擦膈俞、拿血海。加揉二人上马、点揉三阴交各 1~3 分钟,推下节骨、推箕门令局部潮红。

方义:加揉二人上马和点揉三阴交以增强滋阴养血止痒之功;推下节骨配伍推箕门加强利水渗湿。

【注意事项】

1. 调节饮食 饮食宜清淡、易消化,禁辛辣刺激性食物。

2. 积极寻找过敏原并及时去除,推荐"脱敏疗法",先观察、记录、确定引起湿疹的过敏物质,然后从最小剂量开始摄入和接触该物质,使患儿逐渐适应。

【现代研究】

近年的临床报道表明单纯运用小儿推拿治疗湿疹,从脾治皮,宣畅气机,分消走泄,使留于表里之风湿热从上、中、下三焦分消,致使郁于肌肤风湿热邪得以祛,最终达到邪去正安的目的。小儿推拿联合黄柏苦参方外洗对湿疹的瘙痒、皮损面积、红斑、丘疹和肥厚苔藓等症状均有明显改善,疗效可靠,操作简便。此外,小儿推拿联合加味玉屏风敷脐,疏通经络调和脏腑功能以祛除结郁于肌肤的湿热毒邪,不仅可改善患儿皮肤层次的皮疹等问题,还可调理脾胃达到标本兼治的目的。

相关机制研究:推拿能促使死亡的上皮细胞脱落,有利于汗腺、皮脂腺的正常分泌,使浅表毛细血管扩张,增加皮肤血液供应,促进局部皮肤组织的新陈代谢,改善皮肤组织的营养状况。另外,推拿是一种物理刺激,这种刺激能调节神经反射与体液循环,一方面作用于局部,另一方面引起整体继发性反应,从而使机体产生有关病理、生理过程的改变,促进机体新陈代谢,增强机体抗病能力。同时,穴位刺激使得肌肉合成代谢增加,乳酸、肌酸代谢降低,形成一种非特异性的神经冲动,进而通过神经 - 体液调节来增强免疫。

小儿推拿常用方法:清补脾经、清补肺经、双清肠、清天河水、擦膈俞。

(李　雪)

第二节　瘾疹(荨麻疹)

【概述】

瘾疹又称"风疹块",或"游风",是一种以皮肤出现鲜红色或苍白色风团,时隐时现,伴皮肤瘙痒感为特征的过敏性皮肤病。瘾疹首见于《素问·四时刺逆从论》:"少阴有余,病皮痹隐疹。"本病特点是突然发病,常先有皮肤瘙痒,随即出现大小形态不一的风团块,发作时间不定,发无定处,可迅速消退或反复发作,可发于任何年龄、季节,男女皆可发病。

西医荨麻疹与本病类似,为皮肤黏膜小血管扩张及渗透性增加而出现的局限性水肿反应,分为急性、慢性和特殊类型三种。

【病因病机】

瘾疹的基本病机为风邪浸淫,郁于肌肤。《医宗金鉴·外科心法要诀》云:"由汗出受风,或露卧乘凉,风邪多中表虚之人。"本病表现为皮肤,在表,多系风邪侵袭,亦有体内积热透达于肌肤,郁而为病者。

> ### 知识链接
>
> 荨麻疹病因病理
>
> 荨麻疹是指由各种因素致使皮肤、黏膜、血管发生暂时性炎性充血与组织内水肿,病程超过 6 周者称为慢性荨麻疹。荨麻疹系单纯局限性水肿,乳头及真皮上层有浆液性渗出,乳头水肿,血管周围有少量淋巴细胞浸润,浸润也可致密并混杂有嗜酸性粒细胞。荨麻疹病因复杂,发病机制不明确,治疗较困难,疗程长。

【临床诊断】

(一)诊断要点

1. 突然发生大小不等皮丘疹,形状不一,水肿,色白,界线清楚。

2. 皮疹时起时落,剧烈瘙痒,发无定处,退后不留痕迹。

3. 部分病例伴有腹痛腹泻,或发热、关节痛。严重者可呼吸困难,或窒息。

4. 皮肤划痕试验阳性。

5. 皮疹 3 个月以上不愈或反复间断发作,称为慢性瘾疹。

（二）鉴别诊断

婴儿湿疹:亦有疹子,瘙痒。但湿疹分泌物多,甚至结痂,反复发作,3 岁后多自愈。本病突发突收,多无分泌物。

【治疗】

（一）治法

疏风、解表、透达为本病基本治法。外感者多风,风为百病之长,以祛风为务。内热蕴积透达,郁而为病,宜透达清利。

（二）基本方

清补肺（根据虚实确定清肺或补肺,或按比例运用 1~5 分钟）

推上三关并掐揉二扇门（推上三关 1~3 分钟,掐揉二扇门 1 分钟）

清天河水（以局部透热为度,1~3 分钟）

捣小天心（快速捣 1 分钟左右）

拿肩井（1~2 分钟）

横擦膈俞（令热）。

方解:清肺经祛风解表,补肺经实卫固表;清补同用调和营卫。推上三关与掐揉二扇门发散风邪,配合拿肩井升提气机,发散力强。清天河水既清热解毒,又长于透达,与捣小天心相配则解郁闭之热邪。横擦膈俞为治疗瘾疹效穴。全方疏风发散,透达清利,适用于各种荨麻疹。

（三）操作指南

1. 肺主皮毛,本病发于皮肤,且以风团块为特征,故清补肺经为治疗本病的主要穴位,宜久推先推。如初发、突发,以清肺经为主,逆时针旋推宜重。如后期,反复发生,则宜补肺经,顺时针旋推宜轻。也可先清后补,或先补后清。清能发散,补则收敛,清补同用,调和营卫。应根据病情确定清补比例,使之切合具体小儿虚实情况。

2. 推上三关与掐揉二扇门为古人常用的发散配伍。推上三关宜从重从快,掐揉二扇门宜揉 3 掐 1,揉时和缓,掐之刚毅,临床以微汗出为佳。

3. 天河水和小天心均位于前臂正中线上,同属心包经,经云"诸痛痒疮皆属于心",此之谓也。二穴配伍,清天河水长于透达与清利,捣小天心长于疏通经络,经络通,郁闭散,瘾疹自消。临床多先捣小天心至前臂掌侧麻木,继则推天河水至局部潮红。

4. 膈俞善清血热,能缓解症状,消除疹子。让患儿俯卧于医生腿上,以前臂垂直于脊柱,在胸 7 平面来回擦动,透热为度。

5. 对于慢性荨麻疹可早上操作补肺经,推上三关并掐揉二扇门,拿肩井,晚上操作清肺经,清天河水,横擦膈俞,使天人合一。

（四）辨证论治

1. 风热在表

证候:风团鲜红,灼热剧痒,伴发热、咽喉肿痛,心烦,遇热皮疹加重,苔薄白,脉浮数,指纹浮。

治法:疏风清热。

处方:基本方重点清肺经、清天河水。加双凤展翅、拿风池并颈夹脊各 3~5 遍。

方义:加双凤展翅配合拿肩井升提气机,发散风热;拿风池并颈夹脊发散风邪以疏风发散,透达清利。

2. 风寒束表

证候:皮疹色白或青,遇寒加重,得温则减,伴恶寒、肢冷,舌淡,舌白,脉浮紧。

治法:疏风散寒。

处方:基本方重点清肺经,推上三关并掐揉二扇门。加揉外劳宫 1~2 分钟,拿列缺 1 分钟。

方义:加揉外劳宫配合拿列缺以增强温阳解表,散寒发汗之功。

3. 邪热内蕴

证候:风团成片,色红,瘙痒剧烈,伴脘腹疼痛,恶心呕吐,大便秘结或泄泻,舌质红,苔黄腻,脉滑,指纹紫。

治法:清泄郁热。

处方:基本方重点清天河水,捣小天心。加清脾、双清肠、清胃经、退六腑各 2~3 分钟,推下七节骨令局部潮红。

方义:加清脾、清胃配合双清肠和下七节骨以清胃肠郁闭之热,通利腑气;退六腑增强清热解毒之功。

4. 血虚风燥

证候:反复发作,迁延日久,午后或夜间加剧,伴心烦易怒,夜啼不安,口干,手足心热,舌红少津,脉细数,指纹红。

治法:养阴清热。

处方:基本方重点擦膈俞,清天河水。加清心经、揉三阴交、拿血海各 1~5 分钟,推桥弓左右各 5 次,纵向轻抚脊柱 3~6 遍。

方义:加清心经清热除烦;揉三阴交配合拿血海滋阴养血润燥;推桥弓清心除烦,配合纵向轻抚脊柱治疗夜啼不安。

【注意事项】

1. 饮食有节,忌食辛辣、鱼虾等,多吃水果、绿豆、冬瓜等。注意天气变化,加强锻炼,增强体质,调整生活节奏,保持心情舒畅。

2. 积极寻找诱发因素,并去除之。

【现代研究】

近年的临床报道表明小儿推拿配合针刺治疗瘾疹,以调和脏腑气血为主,通过相应脏腑所主以分调营卫气血,兼顾透疹及止痒之功,以祛邪外出。或通过轻柔刺激小儿体表的经络穴位,疏风解表以治其标,健脾益肺以固其本,从而达到标本兼治。而小儿推拿配合角脐疗法,可通过温热刺激和物理刺激调节中枢神经性系统和机体平衡,促进疾病好转。同时温热刺激还可加速血液循环和淋巴循环,促进新陈代谢,提高机体的抗病能力。

相关机制研究:小儿推拿刺激穴位能提高机体代谢能力,促进血液循环,提高机体的应激能力,从而加快炎症吸收,减少渗出、粘连。同时,小儿推拿刺激机体可能抑制了 IgE 释放,减少了炎性介质的释放,阻断了变态反应的途径,从而到达治疗瘾疹的目的。

小儿推拿常用方法：清补肺经、掐揉二扇门、清天河水、拿肩井、横擦膈俞。

（李　雪）

复习思考题

婴儿湿疹的病因病机是什么？

PPT 课件

第十五章

其 他 疾 病

第一节　小儿肥胖症

【概述】

　　小儿肥胖症是一种小儿体内脂肪异常堆积、体重超过正常标准的慢性营养代谢性疾病。肥胖分为单纯性肥胖和继发性肥胖,继发性肥胖指肥胖继发于某些疾病;单纯性肥胖症则以肥胖为主诉,并无其他相关致肥胖疾病。

　　随着生活水平提高,肥胖症呈上升趋势。新近调查表明,我国约有 4 600 万肥胖儿童,约 3 亿人超重,肥胖已经成为危害我国儿童健康的主要因素。我国从 1986 年起,每 10 年进行一次关于儿童肥胖的流行病学调查,当年发病率仅为 0.91%(英国 2%~3%,瑞典 2%,新西兰 2%~3%),现在已经接近或超过发达国家。

　　中医关注肥胖很早,有"脂人""膏人""肥人""肥白人"等记载。

【病因病机】

传统中医关于肥胖原因和机制有多种学说。

　　1. 肥胖与脂膏　肥胖是脂肪的异常堆积。《素问·通评虚实论》载:"肥贵人,则膏粱之疾也。"《素问·奇病论》谓:"数食甘美而多肥也,肥者令人内热,甘者令人中满。"《素问·异法方宜论》有"其民华食而脂肥"的记载。《灵枢·卫气失常》首次将人分为脂人、膏人和肉人三类。其中"脂人"和"膏人"体内脂肪多,接近现代对肥胖的认识。

　　2. 肥胖与痰(水)湿　肥胖以体重超重为标准。痰(水)湿是引起体重增加的主要原因。《丹溪心法·中风》谓"肥白人多湿","肥人中风……俱作痰治",《丹溪心法·痞》有"肥人心下痞者,乃有痰",奠定了"肥人多痰湿"的思想。

　　3. 肥胖与脾气虚　肥胖行动不便,懒动,动则汗出,喘喝,符合中医气虚。也因为"肥人多痰湿",而"脾为生痰之源"。沿此思路不难得出肥胖"气虚"论。《丹溪心法·中湿》有"凡肥人沉困怠惰是湿","凡肥白之人沉困怠惰是气虚"。

4. 肥胖为脾胃俱盛 肥人能食,食后能化,能转变为体内脂与膏(气血的形式之一)。提示脾胃之气俱盛,如李东垣《脾胃论·脾胃盛衰论》认为"脾胃俱旺,则能食而肥,脾胃俱虚,则不能食而瘦,或少食而肥,虽肥而四肢不举"。脾胃俱盛论与肥人气虚论明显矛盾,提示肥胖成因复杂。

5. 肥胖与肾虚 肾主水,脾阳源于肾阳。肾阳或肾气不足成为痰湿、水饮的病理基础。故认为肥胖可能与肾虚有关。

6. 肥胖与经穴

(1) 肥胖与宗筋(经):皮肤下面为肌肉,肌肉间有筋膜,筋膜相互融合,诸筋总聚于宗筋。宗筋紧束,人结实;宗筋(经)弛纵不收,皮肤松弛,肌肉松散,四肢怠惰而肥。

(2) 肥胖与带脉:带脉横行腰腹一圈,约束诸经,束缚腰腹。带脉收紧,人体结实,脂膏不附而不肥;带脉不约,腰腹弛缓,水湿内停,脂膏内附而肥胖。

综上所述,引起肥胖的原因很多,但肥胖的实质是脂肪增多并异常堆积,属于脂浊。

知识链接

小 儿 肥 胖

小儿肥胖与遗传因素的关系密切,父母肥胖者其子女有 70%~80% 发生肥胖。肥胖相关基因的研究使人们对遗传因素在肥胖中的作用有了更深的认识。但肥胖是遗传因素和环境因素相互作用的结果,遗传因素能调节营养物质的摄取和储存,同时营养物质和环境因素也能调节能量相关基因的表达。小儿肥胖常伴随心理行为异常,并与心血管疾病、内分泌代谢紊乱有关,小儿肥胖是多因素引起的能量代谢失衡,这些因素包括围生期保健、遗传、与体重相关的内分泌失调以及由外界环境等引起的获得性肥胖等因素。

【临床诊断】

(一) 诊断要点

诊断标准

1. 身高标准体重法 肥胖症指体重超过同年龄正常标准 20%。轻度肥胖,超过同年龄正常标准 20%~29%;中度肥胖,超过同年龄正常标准 30%~49%;重度肥胖,超过同年龄正常标准 50% 以上(表 15-1)。

表 15-1 10 岁以下小儿标准身高体重对照表

年龄	体重(kg)		身高(cm)	
	男	女	男	女
出生	2.9~3.8	2.7~3.6	48.2~52.8	47.7~52.0
1月	3.6~5.0	3.4~4.5	52.1~57.0	51.2~55.8
2月	4.3~6.0	4.0~5.4	55.5~60.7	54.4~59.2
3月	5.0~6.9	4.7~6.2	58.5~63.7	57.1~59.5
4月	5.7~7.6	5.3~6.9	61.0~66.4	59.4~64.5
5月	6.3~8.2	5.8~7.5	63.2~68.6	61.5~66.7

续表

年龄	体重（kg）		身高（cm）	
	男	女	男	女
6月	6.9~8.8	6.3~8.1	65.1~70.5	63.3~68.6
8月	7.8~9.8	7.2~9.1	68.3~73.6	66.4~71.8
10月	8.6~10.6	7.9~9.9	71.0~76.3	69.0~74.5
12月	9.1~11.3	8.5~10.6	73.4~78.8	71.5~77.1
15月	9.8~12.0	9.1~11.3	76.6~82.3	74.8~80.7
18月	10.3~12.7	9.7~12.0	79.4~85.4	77.9~84.0
21月	10.8~13.3	10.2~12.6	81.9~88.4	80.6~87.0
2岁	11.2~14.0	10.6~13.2	84.3~91.0	83.3~89.8
2.5岁	12.1~15.3	11.7~14.7	88.9~95.8	87.9~94.7
3岁	13.0~16.4	12.6~16.1	91.1~98.7	90.2~98.1
3.5岁	13.9~17.6	13.5~17.2	95.0~103.1	94.0~101.8
4岁	14.8~18.7	14.3~18.3	98.7~107.2	97.6~105.7
4.5岁	15.7~19.9	15.0~19.4	102.1~111.0	100.9~109.3
5岁	16.6~21.1	15.7~20.4	105.3~114.5	104.0~112.8
5.5岁	17.4~22.3	16.5~21.6	108.4~117.8	106.9~116.2
6岁	18.4~23.6	17.3~22.9	111.2~121.0	109.7~119.6
7岁	20.2~26.5	19.1~26.0	116.6~126.8	115.1~126.2
8岁	22.2~30.0	21.4~30.2	121.6~132.2	120.4~132.4
9岁	24.3~34.0	24.1~35.3	126.5~137.8	125.7~138.7
10岁	26.8~38.7	27.2~40.9	131.4~143.6	131.5~145.1

2. 体重指数法（BMI）　即体重（kg）除以身高的平方（m²），该法为国际通用评价肥胖指标。亚洲地区标准：18.5 以下为体重不足，18.5~23 为健康，23~25 为超重，25~30 为肥胖，30 以上为严重肥胖。

（二）鉴别诊断

单纯性肥胖与继发性肥胖症相鉴别。某些内分泌、代谢、遗传、中枢神经系统疾病或使用药物所引起的肥胖为继发性肥胖，从病史、症状、体征、化验指标可以鉴别，上述疾病是病理性疾病，单纯肥胖症是生活方式疾病。

【治疗】

（一）治法

肥胖的治疗原则是全身调理和局部消脂相结合。

全身调理针对肥胖病因和病机，通过调节阴阳、气血和脏腑功能，使机体"阴平阳秘"。有利于消除或减轻患儿异常饥饿感和疲劳感，提高患儿节食和自主运动能力，增强其减掉肥胖的信心。适用于任何肥胖患儿。

局部消脂即直接消除某部位异常堆积脂肪。推拿具有局部被动运动、局部产热和促进局部与全身代谢的作用，消脂减肥有良效。

（二）基本方

1. 全身调理基本方

头项部操作（揉按太阳、拿风池、拿肩井，各 1~2 分钟）

脘腹部操作（①摩腹：顺逆时针各 3~4 分钟。②揉腹：掌揉全腹 2~3 分钟。③振按腹：双掌重叠，从上至下振按腹部 3~5 遍。④点穴：分别点按中脘、关元、天枢和滑肉门，每穴点约 10 次；一手点关元，另一手点足三里，两手一起一落 1~3 分钟。⑤拨宗筋：双拇指重叠置于耻骨联合及其附近，揉 3 拨 1，反复操作 1 分钟。⑥束带脉：取坐位，术者从两侧环抱患儿，两中指扣住肚脐，通过腕关节屈伸，两掌两侧推向肚脐，去重回轻，操作 1~2 分钟；取仰卧位，一手拇指在腹一侧，一手食、中、无名指在另一侧，两手同时向中央推进，带起皮下组织，至腹中央时，双手拿起皮下组织，反复操作 20 遍；以小鱼际横擦带脉透热。⑦放气冲：两拇指指腹，或掌根于两侧腹股沟之气街（气冲）处轻揉 1 分钟，后横行置于动脉搏动处下压至动脉搏动消失，持续 1~2 分钟，突然放开，有热感或放电感向下传导，操作 1~3 次）

腰背部操作（①疏理膀胱经：点、揉、推、叩脊柱两侧膀胱经，从上至下为 1 遍，操作 3~5 遍。②通督法：推捋、按揉、击打正中督脉，从上至下 1~3 遍。③点穴：点肾俞、腰眼、肾俞配承山。每穴点揉 1 分钟。④拨环跳：前臂置于环跳缓缓揉动，每揉 3~5 次，以肘尖点拨 1 次，1 分钟。⑤擦法：纵擦脊柱及其两侧，横擦腰骶，透热为度）

上、下肢放松与运动法（分别沿上、下肢长轴，依次揉、拿、按、搓、抖，每侧 2~3 分钟；再分别屈伸、旋转、拔伸和施摇法于上、下肢各关节）

方解：太阳调整阴阳，疏风散邪；风池发汗解表，清利头目；肩井升举阳气、增益精神；三穴相合，阳升阴降。腹部摩、揉、振按，又点按中脘、滑肉门、天枢和关元，点面结合，调理人体阴阳、气血、水液代谢，并促进排便排气。拨宗筋、放气冲和束带脉为推拿之所长，可约束肌肉、筋膜与纵行诸经络，还能开关启痹、行气行水。腰背部操作益肾助阳、化气行水、疏通经络，调节五脏之背俞穴；通督法温助元阳，温化寒饮，消脂消浊；配合上下肢放松与活动有利于导引阳气，增加消耗而减肥。全方涉及人体多个部位和多个穴位，融调补、发散、消脂、利水、泻浊、化痰为一体，切合肥胖脂浊病机，对各型肥胖有效。

2. 局部消脂术

（1）腹部减肥法

荡腹法（立于患儿右侧，叠掌，左掌在下，置于脘部，与腹正中线垂直。以掌根用力斜向推向对侧，旋即以手指将其拨回，手掌与手指交替推按，并逐渐向下移动。从上至下为 1 遍，操作 1~3 分钟。该法既作用于腹壁肌肉与脂肪，又使胃肠振荡，故而得名）

挪腹法（两手握拳，拳面相对，拳背置于前正中线两侧，先下压，后内旋，并逐渐向下移动，从上至下为 1 遍，操作 10 遍）

挤碾腹（一手手掌置于脂肪堆积旁，另一手拳背抵于堆积脂肪另一旁，两手同时反方向用力，旋转、挤碾局部脂肪，透热为度）

抓拿并抖腹（五指成爪状，罩住堆积的脂肪，将其拿起并抖动，操作 1 分钟）。

擦腹（横擦腹部脂肪堆积处，透热为度）

（2）腰臀部减肥法

前臂揉（前臂揉脊柱及其两侧，1~2 分钟；定点揉脂肪堆积部位令热）

推腰背（纵向推脊柱正中，及其两侧；力度深重，缓缓推进，局部潮红为度）

挤碾臀部法（同腹部操作）

抓拿臀部法（同腹部操作）

（3）肩部减肥法

双掌合揉（取坐位。术者立于肩外侧。两手掌相对，五指微屈，分别扣住肩前与肩后，先对称挤按 3~5 次，再回旋揉动，如狮子抱绣球，操作 1~2 分钟）。

按揉肩部（取卧位，以手掌置于肩上轻快揉动，揉 3 按 1，操作 1~2 分钟）。

推擦肩部（取坐位，两手一前一后，中指交扣于对侧肩峰固定，双掌紧贴肩前和肩后，通过手指屈曲使双掌同时向肩峰推进，去重回轻，1~2 分钟；双掌前后擦肩令热）。

方解：以上诸法，均为局部操作，以机械力学原理为主，以局部透热为度，局部消脂有效。

（三）操作指南

1. 全身调理手法宜轻柔，局部消脂手法应从重从快，临床以透热为度。但全身与局部手法不宜截然分开。临床操作绝不是先按全身套路操作完毕，再局部操作，常常融合运用。

2. 充分重视推拿的机械力学原理，据此设计与改良手法。

3. 肥胖总为能量过剩，故化解消耗多余能量为治疗原则，全身调理之太阳、风池和肩井三穴均长于发散，且位于上半身，三者合用，发汗排浊之力较强。临床操作力度和时间以患儿身热，微汗，活泼为度，局部消脂一定要分清主要肥胖部位，据此选择相应部位操作。

4. 拨宗筋、束带脉、放气冲三法为中医减肥特色手法。拨宗筋收缩全身筋膜，束带脉束缚诸经，放气冲引气血归下肢，转移能量。拨宗筋手法宜重，在患儿最大忍受范围内，才易于筋膜收缩。束带脉手法平和，但时间长，以腰腹一匝透热为佳。放气冲按压面积大且深，运用恒力，阻断血循，当下肢发凉与麻木（注意小儿不会准确叙述，需估算时间，1~2 分钟）时放开。

5. 可配合运用减肥介质。介质要求滑润、能活血、易产热、有助于促进脂肪代谢。

（四）辨证论治

1. 脾虚痰湿

证候：形肥，面浮肢肿，皮肤松弛，头重如裹，疲乏无力，尿少纳差，脘腹胀满，苔腻，脉濡，指纹滞。

治法：健脾化湿。

处方：基本方重点为腹部操作、腹部消脂术。加头面四大手法 2~3 分钟，补脾经、清脾经、运内八卦各 2~3 分钟，捏脊 6~20 遍，点足三里 1 分钟。

方义：头面四大手法善于调节阴阳，对头重如裹、肢体困重有较好的疗效。补脾经补脾健运，清脾经运化水湿，补清合用，绝生痰之源。运内八卦化痰化浊。捏脊既补益脾气，又能消胀除满。点足三里补益脾气，运化水湿。

2. 脾胃俱盛

证候：上半身肥胖，头昏，身热多汗，消谷善饥，口臭口苦，烦躁，口渴喜饮，舌红，苔黄腻，脉滑数，指纹绛。

治法：清泄脾胃。

处方：基本方重点为腹部操作、点气冲、疏理四肢。加清脾经、清胃经、清大肠经、退六腑各 1~3 分钟，掐揉掌小横纹 10 遍，推下七节骨令热。

方义：清脾经、清胃经、清大肠经分清湿热、胃热和大肠热。退六腑协助清泄湿热、胃热与大肠热。掐揉掌小横纹化积泻浊、清热。推下七节骨能清能降，为清热利湿之要法。

3. 脾肾阳虚

证候：下半身肥胖、肿胀，小腹坠胀，阴囊潮湿冷缩，舌淡胖嫩，苔薄，脉沉细无力，指纹色淡。

治法:温补脾肾。

处方:基本方重点揉太阳、拿风池、拿肩井,做脘腹部、腰背部操作。加补脾经、补肾经、推上三关各 3~5 分钟,捏脊 3~20 遍。

方义:补脾经、补肾经、推上三关温补脾肾、化气行水。捏脊并拿肩井能升提气机,升举阳气,发汗而泻浊。

4. 阴虚内热

证候:超重,头晕,头痛,筋惕肉𣎴,五心烦热,烦渴喜冷饮,舌红少苔,脉细数,指纹绛。

治法:补益肝肾,滋阴除烦。

处方:基本方重点为腰背部操作。加清肝经、补肾经、清心经、清小肠经各 1~3 分钟,揉二人上马 1~2 分钟,推箕门令局部潮红,摩涌泉 1 分钟。

方义:清肝经清热明目、补肾经滋补肾阴、清小肠经清虚热泻肾浊。揉二人上马滋阴补肾,退虚火。推箕门退虚热有较好的疗效。摩涌泉引火归原。

【注意事项】

1. 小儿推拿防治肥胖已经突破了传统特定穴和传统小儿推拿思维,对于肥胖而言,传统小儿推拿特定穴和手法主要用于对全身体质、脏腑和气血的调节,局部消脂更多运用的是成人推拿手法。

2. 治疗期间应观察小儿精神、汗、二便和脉搏等状况。如二便增多,汗多,脉搏、呼吸加快,喜欢运动等,提示有效。整个手法从重从快,以局部潮红或发热为佳,故应运用介质以防皮肤破损。

3. 推拿时间比一般小儿推拿长。全身调理(包括辨证论治)控制在 30 分钟以内,局部消脂大多 15~20 分钟。疗程也长,可每周推 2~3 次,1 个月为 1 疗程。

4. 注重综合防治,包括饮食、运动、心理、改变行为生活方式等。

【现代研究】

近年的临床报道表明全身调理结合局部消脂推拿法具有良好的减肥效果,可以显著降低小儿单纯性肥胖患者的体质量、体质指数、腰围、臀围,可明显降低血脂指标总胆固醇(TC)、甘油三酯(TG)水平,明显提高高密度脂蛋白(HDL-C)水平。实施经络点穴推拿结合针灸治疗能有效降低患儿体重,减少腹部脂肪堆积,治疗后患儿体重较治疗前显著减轻,体重指数较治疗前显著降低,腹壁脂肪厚度较治疗前显著变薄。

相关机制研究:推拿治疗单纯性肥胖的作用机制可能是通过改善皮下脂肪细胞中过氧化物酶增殖物激活受体 γ(PPAR-γ)的表达水平,从而影响脂肪的代谢,促进皮下脂肪的分化,对皮下脂质累积产生调节,使皮下脂肪的重新分布,从而实现降脂减重的作用。

小儿推拿常用方法:腹部操作、补脾经、清脾经、清胃经、清大肠经。

(李忠正)

第二节　小儿语言障碍

【概述】

小儿言语与语言障碍为临床较为常见的综合征,言语与语言障碍有别,前者属于视听途径的基本言语不能完整交际,后者指造句、表意或理解他人言语过程障碍。两者表现形式不同,却最终影响小儿语言交流与沟通,影响学习、发育和日常生活。本教材统称为小儿语言障碍。

引起小儿语言障碍的原因很多,如言语运动障碍、听力障碍、视觉障碍、智能障碍、行为与心理异常、神经系统病变、精神活动异常和环境剥夺等。

本病归属于中医"语迟""结巴""聋哑"范畴。

【病因病机】

本病较为难治,中西医均在探索。小儿推拿多从脑、心、肾和肺功能失调进行思考。

1. 语言障碍与脑 《素问·脉要精微论》言:"头者,精明之府。"汉以后医家逐渐将头和神相联系。《金匮玉函经》曰:"头者,身之元首,人神所注。"清代王清任通过比较心和脑的生理解剖论定脑"生灵机,贮记性";同时发现"两耳通脑,所听之声归于脑","两目即脑汁所生,两目系如线长于脑,所见之物归于脑"。从而建立脑与五官相通,脑主视、听、嗅、语、味的假说(《医林改错》)。他还发现了不同年龄段小儿大脑与语言发育规律:"看小儿初生时,脑未全,囟门软,目不灵动,耳不知听,鼻不知闻,舌不言。至周岁,脑渐生,囟门渐长,耳稍知听,目稍有灵动,鼻微知香臭,舌能言一二字。至三四岁,脑髓渐满,囟门长全,耳能听,目有灵动,鼻知香臭,言语成句。所以小儿无记性者,脑髓未满;高年无记性者,脑髓渐空。"其建立的"脑髓学说"成为中医防治小儿语言障碍的重要思路。

2. 语言障碍与心 语言是人类特有的生命现象,语言能力关乎生命力和未来发展。"心者,君主之官,神明出焉",民间有"言为心声"之说,心还开窍于舌,参与发音。神明则思维清晰,言辞达意,语言流利,神不明则谵妄,或登高而歌,或喃喃独语,或答非所问。传统语言障碍责之于心。

3. 语言障碍与肾 小儿语言发育是整个人体发育的重要内容,发育是人体功能不断成熟的过程,肾藏精,精生髓,髓通于脑,肾主人体生长发育,故肾与语言形成和发育有关。肾精足,小儿发育正常,从牙牙学语,看图识字,组词造句到抑扬顿挫、侃侃而谈,语言不断进步丰富。肾精不足,语迟、言謇、构词造句困难,甚至失语。

4. 语言障碍与肺 发音是表达性语言在口腔中运作,由呼吸、喉部、软腭等构音器官协调产生。呼吸所形成的气流使喉部声带振动产生声音;来自喉部的声音和气流由软腭引导至鼻腔或口腔,并经其他构音器官,如舌、唇、牙齿、下颌等塑形产生语言。肺开窍于鼻,肺连咽喉,声门与会厌亦为肺所司,故语言障碍与肺有关,传统有"金实则不鸣""金破亦不鸣"之说。

总之,小儿语言障碍有虚有实,为各种原因蒙蔽脑心,言语不利的结果。

知识链接

现代医学对儿童言语语言障碍的认识

儿童言语语言障碍包括:①儿童语言发育迟缓(在发育过程中其语言发育没有达到与其年龄相应水平,其病因包括听觉障碍、儿童自闭症、智力发育迟缓以及受语言学习限定的特异性障碍如发育性运动性失语和发育性感觉性失语);②儿童构音障碍(构音器官先天性和后天性的结构异常所致的发音障碍,包括运动性构音障碍如脑瘫,器质性构音障碍如腭裂、舌系带异常等,功能性构音障碍如发音错误固定等);③儿童口吃(言语流畅性障碍);④吞咽障碍(吞咽器官发生病变而引起的症状);⑤失语症(多见于脑损伤后儿童导致原来的语言能力丧失或受损);⑥发声障碍(不同程度的声音嘶哑和异常的共鸣方式);⑦口颜面失用和言语失用(舌、唇、喉、咽、颊肌等执行自主运动困难)。

【临床诊断】

小儿语言障碍有多种类型和表现形式。

1. 失语　指由于大脑言语中枢以及相关部位损伤导致的获得性言语功能丧失或受损。表现为小儿原有的听、说、读、写、计算等功能减弱或丧失。

2. 运动性构音障碍　指由于神经肌肉病变导致构音器官运动障碍,表现为不会说话、说话费力、发声和发音不清楚。

3. 器官结构异常构音障碍　指构音器官形态结构异常所致的构音障碍。如腭裂、舌或颌面部畸形,或术后。表现为不能说话、鼻音过重、发音不清等。

4. 发声(嗓音)障碍　指由于呼吸道及咽喉器质性病变导致失声、发声困难、声嘶等。

5. 儿童言语发育迟滞　指儿童言语发育落后于实际年龄,表现为不会说话、说话晚、发音不清等。

6. 听力障碍所致语言障碍　指由聋致哑。主要表现为不会说话或发音不清,或答非所问。

7. 口吃　指言语流畅性障碍。表现为说话拖长音、重复、语塞并伴面部及行为变化等。

【治疗】

(一)治法

虚证:重在益气养阴。益气有助于语言洪亮、有力、有序、有节;养阴使声音清晰、圆润。益气重在肺、脾和心;养阴以肺、肾为主。

实证:重在疏肝清热,豁痰逐瘀。疏肝平肝使气机条达,语言平稳、流利、不急、不结巴;豁痰逐瘀使心、脑清明、通畅,言由心生而不错乱。

健脑益智,促进大脑发育贯穿小儿语言障碍治疗始终。

(二)基本方

推五经与调五脏(先顺时针旋推补脾经,补肾经,后逆时针旋推清肝经、清心经。肺经据虚实或补或清,各经操作 1~3 分钟。调五脏,左右手各 5~10 遍)

囟门推拿法(分别摩、揉、振、推、弹囟门,8 分钟。囟门已闭,百会代之)

振脑(哑)门(先定点点揉风府或哑门 1 分钟。一手扶患儿前额,使头略后仰,另一手小鱼际轻轻击打后枕部,每击打 5~6 次,就势向上推顶后枕部,拔伸头颈,并振 1 分钟。改小鱼际为拳,以拳眼叩击颈椎,从上至下为 1 遍,操作 5~8 遍。小鱼际横擦头颈之交,令热,或上月球悬吊小儿)

鸣天鼓与双风灌耳(各操作 1 分钟。详见操作指南)

揉二人上马与捣小天心(揉二马 1~2 分钟,捣小天心令掌侧前臂麻木)

按揉天突(揉 3 按 1,操作 1 分钟)

掐人中与承浆(食、中二指分开,分别掐于人中和承浆,同时揉掐 1 分钟)

方解:小儿脾肾多不足,故补肾经、补脾经,促先天后天发育。小儿心肝多有余,故清肝经、清心经,泻火宁神。外邪阻滞宜清肺经,久病声无力补肺经。推五经与调五脏,遍及五经,协调五脏;捣小天心作用于心包经,醒神开窍。囟门推拿法、振脑(哑)门和鸣天鼓为健脑益智,促中枢发育而设。揉二人上马养阴,有益于发声。人中祛风豁痰醒神,配合承浆助口齿利落。全方切中小儿语言障碍虚实病机,通过刺激心脑以促进语言发育和改善语言质量。

(三)操作指南

1. 推五经参考虚实,调五脏套路同一,均要求遍及五经,并且做到推至、气至、语言至,即做某指,念某指,让患儿感受某指。有助于患儿建立反射弧,有利于大脑发育和学习发音。必要时,除手指外可操作脚趾,取十指连心之意。

2. 鸣天鼓有多种方法,其一为一手掌从耳后向前,将耳郭折叠并按压密闭,另一手食、中、无名三指并拢,节律性击打按压手的手背,交替鸣双耳。其二为双掌同时从两耳后向前按压折叠耳郭,使耳窍密闭,中指紧贴头皮,食指快速从中指背滑下,弹击后脑部,嘣嘣声响。双风灌耳为以双掌快速向内密闭耳窍,快闭快放,使气流来回灌注。鸣天鼓与双风灌耳均为古法,古人早用于耳部复聪。鸣天鼓通过弹击头颅产生声响,双风灌耳振动耳膜,促患儿语言发育常有奇效。

3. 振脑门为刺激枕骨大孔处,其内有延髓等生命中枢,古人谓此为风府和哑门。风府与风有关,其中眩晕、抽动秒语、谵妄、言謇、失语既为语言障碍,又与中风有关,哑门更说明其与语言和发音关系密切。由于风府和哑门相隔很近,常常一指覆小儿两穴,操作时可以拇指或掌根定点振揉,尤以振法为特色,振法产生振动波,利于信息深透和扩散,如果在上月球牵引颈椎基础上振按更佳。

4. 人中配合承浆,一为督脉体外之末,一为任脉之端。一手食、中二指分别掐揉,搭建交通任督之桥梁,使阴阳二气得以环周,有利于语言、心智康复。此为古代交通小周天之法。

(四)辨证论治

1. 心虚胆怯

证候:智力低下,神情呆滞,静而少动,语迟,口吃,自闭,或言语不清,易惊恐,身战栗,喜投母怀,夜啼,不喜与人交流,面色无华,头发稀疏,流涎,舌淡,脉迟无力,指纹淡。

治法:益心强胆,宁心安神。

处方:基本方重点补心经、补脾经、调五脏、捣小天心。加点揉心俞1~2分钟,掐揉内关10次,掐精威1分钟,搓摩胁肋5~8遍,推揉膻中1分钟。

方义:点揉心俞能补益心气,增其胆量。掐揉内关能使神志安定,有助于从容言语。掐精威定惊醒脑。搓摩胁肋长于疏肝利胆,有利于胆之决断。推揉膻中能宽胸理气,升提气机。

2. 肺肾阴虚

证候:语言、智力与形体发育迟缓,明显低于同龄小儿,无声或声音嘶哑,或口吃,清嗓频频,咽干口燥,久咳,气急难续,潮热盗汗,面颊红赤,舌红少苔,脉沉细而数,指纹绛。

治法:滋阴润嗓,退虚火。

处方:基本方重点操作囟门推拿法、揉天突、揉二马与捣小天心。加推抹咽喉令热,下推天柱骨令热,水底捞明月和天河引水各1分钟,掐廉泉10次,摩涌泉10次。

方义:推抹咽喉、下推天柱骨可以退虚火。水底捞明月和天河引水退热养阴。掐廉泉滋润咽喉,善治"金破不鸣"。摩涌泉引火归原。

3. 痰气交阻

证候:多见于药物所致,失聪失语,语言错乱,反应迟钝,意识不清,动作不自主,或吞咽困难,口流涎液,喉间痰鸣,关节强硬,肌肉瘫痪,或癫痫发作,舌胖,苔腻,脉濡,指纹暗滞。

治法:豁痰开窍。

处方:基本方重点清肺经、振脑门、揉天突。加掐揉五指节10遍,揉掌小横纹1分钟,掐揉四横纹10遍,猿猴摘果、搓摩胁肋各5~8遍。

方义:掐揉五指节安神定志。揉掌小横纹化痰消积。掐揉四横纹化痰行滞。猿猴摘果为复式操作手法,化痰顺气。搓摩胁肋以疏肝、行气、降气。

4. 瘀血阻络

证候:产伤或颅脑外伤引发,语言迟缓,不清,口吃,头痛,头晕,健忘,肌肤赤丝缕纹,眼眶黑色,肢萎强硬,舌质暗,有瘀斑,脉涩,指纹紫滞。

治法:活血化瘀,通窍活络。

处方:基本方重点调五脏、捣小天心、点揉哑门。加二龙戏珠、揉耳摇头、天门入虎口各5~10遍,横擦心俞令热。

方义:二龙戏珠镇惊、调和气血,增益语言。揉耳摇头活血化瘀,导引气血。天门入虎口、横擦心俞温通经络。

【注意事项】

1. 言语由综合因素决定,需要包括视听触觉,中枢感受与处理信息及发音、构音等器官的协调完成。言语不是先天就有,而是通过后天学习、培养形成。如果在言语形成过程中,无论是中枢(大脑)还是外周(感官、发音与构音器官)发生异常,都会影响言语形成,出现各种言语障碍。因此本病原因复杂,治疗周期长,疗效(目前)不尽如人意,有待于进一步探索。

2. 对语言障碍的分类和程度最好由专科医生进行评价,小儿推拿应根据评价结果确定和调整治疗方案。

3. 对口吃或发音不清的患儿,应鼓励其说话,应认真倾听,不轻易打断其正在进行的表述。鼓励其高声朗读课文,鼓励其跟随老师或家长学习标准语言。

4. 大力宣传优生优育知识,婚前进行健康体检,减少遗传性疾病发生。妊娠期间应注意养胎、护胎,不乱服药。婴幼儿应合理喂养,注意防治各种急性或慢性疾病。对心智障碍患儿应多关心,多与其交流,鼓励引导患儿走出心理阴影。

【现代研究】

近年的临床报道表明全针刺联合推拿治疗可有效改善有语言障碍的孤独症患儿的情绪,改善其语言障碍和语言训练效果,其能力表达、精细表达、感知表达、社会交流等评分均显著提高。采取按揉四肢,指腹按压太阳、四神聪、风池、印堂等头部穴位,点击、扫散头部,按捏脊柱两侧,按背俞穴等推拿手法结合针灸能明显提升语言发育迟缓患儿格赛尔发育量表(Gesell)评分,改善患儿语言能力。

相关机制研究:针对患儿的头部语言区进行针灸推拿,其主要作用是刺激大脑皮质避免出现受损神经导致的各种症状,可以促使患儿快速发育,改善脑功能,为患儿的大脑提供营养。按摩头部诸穴还可以改善头部血液循环,并建立侧支循环,以促进语言的恢复。

小儿推拿常用方法:调五经、推囟门、头部言语区推拿、拿头五经、掐揉承浆。

(李忠正)

第三节　性　早　熟

【概述】

性早熟(precocious puberty)是小儿常见的内分泌疾病之一。女孩在 8 岁之前、男孩在 9 岁之前出现性发育征象即为性早熟。按发病机制和临床表现分为中枢性(促性腺激素释放激素依赖性,真性)性早熟和外周性(非促性腺激素释放激素依赖性,假性)性早熟,以中枢性性早熟最常见。性早熟可影响最终身高,导致心理问题。

　　不完全性（部分性）性早熟是中枢性性早熟的特殊类型，为孤立的性发育的表现，不伴有其他性征的发育。包括单纯性乳房早发育、单纯性阴毛早现和单纯性早初潮。最常见的类型为女孩单纯性乳房早发育。

　　古代医籍无此病名，现代本病中医和西医病名一致。

【病因病机】

　　本病的发生多因社会和环境因素、生活方式的改变、疾病的影响、过度进食某些营养滋补品，或误服某些药物，或情志因素，使阴阳平衡失调，阴虚火旺，相火妄动，或肝郁化火，导致"天癸"早至。其病变部位主要在肾、肝二脏。

　　1. 阴虚火旺　　肾为"先天之本"，肾精肾气充盛到一定程度时具有促进人体生长、发育和生殖的生理功能。小儿肾常虚，在致病因素作用下肾的阴阳失衡，出现肾阴不足，阴血无以制火而妄动，虚火内扰，相火偏亢，则第二性征提早出现，甚至月经早潮等性发育提前。

　　2. 肝郁化火　　肝藏血，主疏泄，能调达一身之气机。肝经循阴部，抵少腹，布两胁。小儿肝常有余，若因疾病或情志因素导致肝气郁结，郁而化火，肝火旺盛，引动相火，血海浮动，则导致"天癸"早至；肝气郁滞，阻遏于胸，则为痛为聚，出现乳核增大、胀痛；肝经郁阻，湿热熏蒸于上则脸部出现痤疮，流注于下则带下增多、色黄。

🔍 知识链接

下丘脑 - 垂体 - 性腺轴

　　下丘脑 - 垂体 - 性腺轴（hypothalantic piticitary gonad alaxis，HPGA）是人体性发育成熟和产生生殖功能的基础，HPGA 的功能发育是一个连续过程。下丘脑分泌促性腺激素释放激素（GnRH），垂体分泌促性腺激素（Gn），性腺分泌性激素（雌激素和雄激素），它们之间存在着负反馈机制，在整个青春期开始之前，性激素对下丘脑 - 垂体的负反馈作用占优势。健康小儿 7 岁以后，随着下丘脑对性激素的负反馈作用敏感性下降，GnRH分泌开始增加，使 HPGA 功能活跃，逐渐进入性成熟期。如果 HPGA 功能提前发动，使男孩在 9 岁以前，女孩在 8 岁以前出现性腺发育和第二性征并具有生育能力，称真性性早熟。如果仅由于性激素增加，而不是依赖促性腺性激素，引起的性早熟，不具有生育能力称假性性早熟。另外一种为部分性性早熟，表现为孤立性乳房发育，单纯性阴毛、腋毛早现，孤立性早潮等。

【临床诊断】

（一）诊断要点

　　1. 病史　　有误服含性激素食品或药物病史，或过早接触"儿童不宜"的影视作品个人史。

　　2. 临床表现　　女孩在 8 岁之前、男孩在 9 岁之前出现性发育征象。一般女孩先有乳房发育，阴唇发育、色素沉着，接着阴道分泌物增多，出现阴毛、腋毛，最后月经来潮。男孩先睾丸增大，继之阴茎增粗，可有阴茎勃起，阴囊皮肤皱褶增加、着色，出现阴毛、腋毛、痤疮以及胡须、喉结，变声，甚至有夜间遗精。患儿同时伴有线性生长加速。

3. 辅助检查

（1）血清激素水平测定：血清黄体生成素（LH）、卵泡刺激素（FSH）、雌二醇（E2）、泌乳素（PRL）、睾酮（T）等性激素水平随着性早熟的进程而明显增高。促性腺激素释放激素（GnRH）激发试验可以帮助鉴别是否为中枢性性早熟。怀疑先天性甲状腺功能减低症伴性早熟应检查血甲状腺功能。

（2）骨龄（左手包括腕关节 X 线摄片）：中枢性性早熟患儿骨龄往往较实际年龄提前，但是单纯性乳房早发育患儿的骨龄常无增速或呈轻度增速。

（3）骨密度：中枢性性早熟患儿骨密度常高于同龄儿童。

（4）超声检查：女孩应查子宫、卵巢、乳腺 B 超，男孩应查睾丸 B 超，可判断乳腺、子宫、卵巢、睾丸的发育程度以及排除器质性病变。怀疑肾上腺增生或器质性病变时可行腹部 B 超检查。

（5）核磁共振成像（MRI）：怀疑中枢神经系统病变时行头颅 MRI 平扫，重点观察下丘脑及垂体部位，必要时行增强扫描。

（6）CT 扫描：协助排除腹部及盆腔占位性病变。

（7）颅骨及四肢 X 线摄片：怀疑 Mc Cune-Albright 综合征时行颅骨及四肢长骨 X 线摄片可协助诊断。

（二）鉴别诊断

1. 真性性早熟与假性性早熟的鉴别　真性性早熟是由下丘脑 - 垂体 - 性腺轴提前发动，功能亢进所致，可导致生殖能力提前出现。假性性早熟是由于内源性或外源性性激素的作用，导致第二性征提前出现，患儿并不具备生殖能力。真性者促性腺激素水平升高，假性者水平低下。LHRH 兴奋试验，真性者 FSH、LH 水平显著升高，假性者无此反应。

2. 特发性性早熟与器质性性早熟的鉴别　特发性者，一般查无原因。器质性者，先天性甲状腺功能减低症骨龄显著落后，甲状腺素低下；性腺肿瘤者性激素增加极甚；先天性肾上腺皮质增生者皮肤色素沉着，肾上腺肥大；颅内肿瘤者头颅 MRI 可见占位性病变。

3. 单纯乳房早发育　为女孩不完全性性早熟，起病常 <2 岁，仅乳房轻度发育，常呈周期性变化，不伴骨龄提前和生长加速。血清 E_2 和 FSH 的基础值常轻度增高。因本病部分患者可逐步演变为真性性早熟，故应注意随访，争取及时介入治疗。

【治疗】

（一）治法

本病以滋阴降火、疏肝泻火为基本治则。性早熟的共有症状为第二性征提前出现，临床主要辨别其虚实。虚者为肾阴不足，阴阳失衡，相火亢旺，症见第二性征提前出现，伴潮热盗汗，五心烦热，舌红少苔，脉细数，宜滋阴降火；实者为肝郁化火，症见第二性征提前出现，伴心烦易怒，胸闷叹息，舌红苔黄，脉弦细数，宜疏肝降火。

（二）基本方

补肾经　100~300 次

补肺经　100~300 次　肺为水之上源

分手阴阳　24 次

双清肠　各 100~300 次

七节骨（向下推、揉、振叩七节骨 1~3 分钟，横擦之令热）

补脾经　100~300 次

心肝同清　100~300 次

下推脊　50~100 次

退六腑　50~100 次

清胃经　100~300 次

推小横纹　100~300 次

摩腹　100~300 次

百会配涌泉　3~5 分钟

方解：补肾经以平衡肾中阴阳，双清肠、推下七节骨可泻肾浊，补脾经可起到后天养先天，心肝同清、下推脊可清泄火毒、抑制旺盛，退六腑、清胃经、推小横纹、摩腹可通腑泻下、化痰泻浊，百会配涌泉、分手阴阳可调节阴阳。

（三）操作指南

1. 本方适用于各类型性早熟，真性、假性均适用。

2. 清大肠和清小肠名为双清肠，可同时操作。其法为一手固握手腕，另一手拇指与食指分别于患儿手掌两侧的小指尺侧和食指桡侧同时从上至下轻快推进。

3. 心肝同清，其法为一手握住患儿手掌，将患儿食指、中指并拢，另一手用拇指或食、中二指同时向外直推为心肝同清。

（四）辨证论治

1. 阴虚火旺

证候：女孩乳房发育及内外生殖器发育，或月经有提前来潮，男孩生殖器增大，声音变低沉，或有阴茎勃起，伴颧红潮热、盗汗、头晕、五心烦热，舌质红，苔少，脉细数。

治法：滋阴降火。

处方：基本方加揉二人上马，运内劳宫，多揉涌泉。

方义：二人上马是滋阴效穴，能滋阴补肾、顺气散结；运内劳宫能清热除烦，对心、肾两经虚热最为适宜；多揉涌泉加强滋阴泻火之效。

2. 肝郁化火

证候：女孩乳房及内外生殖器发育，或有月经来潮，男孩阴茎及睾丸增大，声音变低沉，面部痤疮，或有阴茎勃起和射精。伴胸闷不舒或乳房胀痛，心烦易怒，嗳气叹息，舌质红，苔黄或黄腻，脉弦数。

治法：疏肝解郁，清心泻火。

处方：基本方加水底捞明月、按弦走搓摩、按揉太冲、顺运内八卦、清天河水、多清心经、清肝经。

方义：水底捞明月有清心、退热、泻火的功效；按弦走搓摩为局部治疗，可疏肝理气；按揉太冲可疏肝火、解郁热；顺运内八卦可疏导肝气；配合清天河水加强清热除烦；多清心经、肝经，可加强清心、肝之火。

临床上有表现以脾虚痰湿为主的虚实夹杂证，症见第二性征发育，伴形体偏胖、少动懒言、纳呆、苔厚腻脉滑，治宜健脾利湿，化痰散结，治疗可选用基础方加补脾经、顺运内八卦、按揉丰隆等以加强健脾助运化湿之功。

【注意事项】

预防

（1）母亲孕期慎用含激素的食品及药物，哺乳期不服避孕药物。

（2）儿童勿服用人参、鹿茸、紫河车等补品补药。需控制摄入快餐食品、膨化油炸食品等食物。需避免摄入或接触的物质有保健品、牛初乳、蜂王浆、避孕药、女性护肤品、女性化妆品、花粉、鸡胚、蚕蛹等。

（3）避免接触涉性影视、书籍、网络。

（4）减少接触各种"环境内分泌干扰物"，如洗涤剂降解产物壬基酚、合成树脂原料双酚A和塑料增塑剂等。

日常调护

（1）对患儿家长需详细解释该病的发病原因和及时治疗对患儿预后的重要性。

（2）对患儿需做好心理安慰，解除心理压力。

（3）患儿宜按预防部分所述控制饮食，加强体育锻炼，控制使用含激素物质。

【现代研究】

近年的临床报道表明小儿推拿结合中药能有效改善幼女乳房早发育的症状，使乳房肿块消失，且相较于西药治疗，小儿推拿结合中药治疗的不良反应少，临床疗效佳，值得推广应用。

小儿推拿常用方法：揉太冲、揉涌泉、清肝经、运内八卦、补脾经、补肾经。

（戴　缙）

第四节　自　闭　症

【概述】

中医古代文献中无该病名的准确记载，但有相关症状的描述，如《国语·晋书》载："童昏不可使谋。"《诸病源候论·小儿杂症诸候》中有"数岁不能行候，四五岁不能语候"的记载。《小儿药证直诀·行迟》即言："长大不行，行则脚软。"根据其主要临床症状，本病属"童昏""语迟""清狂""无慧""胎弱""视无情""目无情"等范畴。

西医又称孤独症，是一组以社会交往障碍、言语和非言语交流障碍、狭隘兴趣、刻板行为为主要特征的神经发育障碍性疾病，以往称广泛发育障碍。

【病因病机】

自闭症病位在脑，和心、肝、脾、肾有密切的关系，病机总由脑神惑乱和脑神不足。脑为髓海，《素问·五脏生成》云："诸髓，皆属于脑。"神是一身之主，总管人之精神活动，《素问·脉要精微论》云："头者，精明之府。"心主神明，也包含脑主神明。《素问·金匮真言论》云："开窍于口，藏精于脾，故病在舌本。"《灵枢·海论》指出："髓海不足，则脑转耳鸣，胫酸眩冒，目无所见。"《医林改错》认为："两耳通脑，所听之声归脑，两目系如线长于脑，所见之物归于脑；鼻通于脑，所闻香臭归于脑。"

1. 先天不足，肾精亏虚，脑髓不足　肾藏精，肾精生髓，肾精气充盛，脑髓、骨髓化生。《医方集解》云："肾之精与志皆藏于肾，肾精不足则志气衰，不能上通于心，故迷惑善忘也。"若肾先天或后天不足，导致肾精亏虚不能化髓充脑，神明用之不足，元神不得滋养，而发为精神活动异常。自闭症患儿如先天禀赋不足或母孕期间受邪或产伤等，均可导致肾精不足、脑髓不充，以致发病。

2. 神失所养，心窍不通　心藏神，人体生命活动的全部外在表现，以及人的精神、意识、思维活动都属"神"的具体表现，心主神功能正常，则精神振奋、神志清晰、思考灵活、反应敏

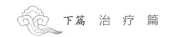

捷。《素问·阴阳应象大论》云:"心主舌。"《灵枢·忧恚无言》言:"舌者,音声之机也。"心气通于舌,舌方能柔软灵活,语言流利。孤独症儿童不识亲疏、表情淡漠、不喜交际、行为怪异、兴趣狭窄、貌聪无慧、语言障碍等症状皆由心神失养所致。

3. 肝失条达,升发不利 孤独症为情志障碍性疾病。肝主疏泄,调畅气机、情志,若肝失疏泄,则情志抑郁,表情淡漠;病久肝郁化火,则现急躁易怒、喜怒失常等。肝开窍于目,肝经上系于目,孤独症儿童目不视人,缺少目光对视,主动回避眼神诸表现,亦与肝失疏泄、升发不利相关。

4. 脾失健运,痰浊内生 孤独症患儿往往有言语障碍,是舌本不利的表现,因此与脾相关。再者脾又主肌肉,患儿多喜吞食软食、温食,且不喜咀嚼,咀嚼肌乏力,有脾胃虚弱的表现。脾失健运,运化失常,痰浊内生,蒙蔽清窍则发为神昏。

知识链接

自 闭 症

自闭症是一种发育障碍类疾病,病程可持续一生,难以逆转,且患病率逐年升高,已给家庭和社会造成巨大的经济和社会负担。然而,自闭症的病因尚未完全明晰,缺少有效的治疗和干预方法。自闭症是生物性疾病,受基因和环境因素共同影响,环境可能是主要影响因素。自闭症儿童大脑早期发育异常可能是自闭症发病的直接诱因,神经毒性物质、营养物质、代谢产物和神经活性物质等都可能是自闭症的病因。现在,越来越多的研究聚焦于脑肠轴(brain-gut-axis)。

【临床诊断】

(一)诊断要点

自闭症主要通过询问病史、精神检查、体格检查、心理评估和其他辅助检查,并依据诊断标准做出诊断。

根据《中国精神疾病分类方案与诊断标准》第三版,本病诊断标准如下:通常起病于3岁以内;人际交往障碍;语言障碍;兴趣和活动异常。以上至少需具备其中2项,排除儿童精神分裂症、Asperger 综合征、Rett 综合征。

(二)鉴别诊断

1. 感受性和表达性语言发育障碍 患儿对语言的理解力低于其智龄所应有的水平,几乎患儿所有的语言表达都受损害,这类患儿在5岁以前,可有某些孤独症行为表现,如社会交往障碍,但缺乏孤独症儿童特有的感觉过敏或麻木的感知障碍。这类言语障碍患儿能利用手势和表情与人交往,且有想象性游戏,而以上能力孤独症儿童是缺乏的。

2. 儿童少年精神分裂症 大多在少年期发病,在发病前有一个正常发育阶段。精神分裂症患儿常呈现自闭、情感平淡、在交往中情感反应不适宜和角色功能丧失,有不合逻辑的思维,以及出现妄想、幻觉等,而小儿孤独症的患儿一般不会出现妄想或是幻觉等症状。

【治疗】

(一)治法

醒神开窍、和胃健脾为本病基本治法。肾精亏虚,脑髓不足,当填精充髓,补肾益智。神失所养,心窍不通,当豁痰开窍。肝失条达,升发不利当清心平肝,安神定志。脾失健运,当益气健脾。

（二）基本方

头面四法（开天门、推坎宫、揉太阳和耳后高骨）起式各 24 次

囟门推拿法（分别摩、揉、振、推、弹囟门,5~8 分钟。囟门已闭,百会代之）

掐揉承浆、廉泉穴　掐 3~5 次,揉 1 分钟

风府、哑门　或点,或揉,并振之。操作 1 分钟

推五经（补脾经、补肾经、清肝经、清心经,肺经据虚实或补或清,各操作 100~300 次）

调五经　3~5 遍

掐十宣　2~3 下

捣小天心（2~3 分钟,稍重,令掌侧前臂麻木）

开璇玑　3~5 次

捏脊（向上 6 行,向下 3 行）

揉三阴交　1 分钟

擦涌泉　1 分钟

方解:头面四法调和阴阳,祛风解表,镇惊通窍。囟门有益智健脑的作用。承浆有生津敛液、舒筋活络的作用,廉泉有约束阴液,养阴润燥,共用治疗流涎、语言不利、失语。风府穴有疏风解表、醒脑开窍的作用;哑门有醒脑开窍作用,共用可促进发声。推五经与调五脏,遍及五经,协调五脏;小儿脾肾多不足,故补肾经、补脾经,促先天后天发育。小儿心肝多有余,故清肝经、清心经,泻火宁神。外邪阻滞宜清肺经,久病声无力补肺经。推五经与调五经,遍及五经,协调五脏;捣小天心作用于心包经,醒神开窍。十指连心,掐十宣可助醒神、开窍、调理五脏。揉二人上马养阴,有益于发声。捏脊调阴阳,理气血,和脏腑,通经络,培元气,强腰脊,扶正祛邪,促生长发育。开璇玑通调上、中、下焦。宽胸理气、降气化痰、和胃止呕。捏脊为传统方法,单用即有增进饮食疗效,配合补脾经和揉足三里更能调补脾肾,化积导滞。三阴交养阴清热,通调水道。擦涌泉可引火归原,滋阴补肾。全方切中小儿语言障碍虚实病机,通过刺激心脑以促进言语发育和改善语言质量。

（三）操作指南

1. 先天生后天,后天养先天。结合现代研究中肠道菌群失调对该病具有一定影响,故在基础治疗之上着重调理脾胃,培补后天之本,使化生有源,促进孩子的生长发育。

2. 推五经穴时,操作要以一手拇指置于内劳宫,其余四指固握患儿手腕,另一手食、中、无名三指固定相应经穴,拇指旋推,顺时针为补。一说心经、肝经、脾经、肺经向心（向上）推为补,离心（向下）推为泻,肾经反之。每穴推 1~5 分钟。

3. 开璇玑起始手法为分推胸八道,又称分胸阴阳。可用双手拇指逐一分推,也可用双手食、中、无名和小指同时分推。无论拇指逐一推还是四指同时推,均要求推在肋间隙,才有疗效保证。第三步摩腹或挪腹,一般情况用顺时针摩腹,大便秘结多用挪腹。

4. 捏脊临床有两种术式。其一为以两手拇指置于脊柱两侧,从下向上推进;边推边以拇指与食、中二指捏拿起棘突旁皮肤;其二为冯氏捏脊术,双手握空拳,食指半屈在后,拇指伸直在前,与食指相对;从长强起自下而上推进,边推边捏拿局部皮肤,依次推、捏、捻、放、提,直至大椎。捏 5 遍后,第 6 遍捏 3 提 1（"重提"）。提毕,以双拇指揉按相应背俞穴,以揉按肾俞结束。

5. 振脑门为刺激枕骨大孔处,其内有延髓等生命中枢,古人谓此为风府和哑门。风府与风有关,其中眩晕、抽动秽语、谵妄、言謇、失语既为语言障碍,又与中风有关,哑门更说明其与语言和发音关系密切。由于风府和哑门相隔很近,常常一指覆小儿两穴,操作时可以拇指或掌根定点振揉,尤以振法为特色,振法产生振动波,利于信息深透和扩散。

6. 推五经参照调五脏套路同一,均要求遍及五经,并且做到推至、气至、语言至,即做某指,念某指,让患儿感受某指。有助于患儿建立反射弧,有利于大脑发育和学习发音。必要时,除手指外可操作脚趾,取十指连心之意。

(四) 辨证论治

1. 肾精亏虚,脑髓不足

证候:患儿生长发育迟缓,形体羸弱无力,精神萎靡,头晕目眩,健忘失眠,行动迟钝,表情淡薄,听力障碍,腰酸腿软,小便清长或尿频、遗尿,舌淡苔薄,脉沉弱或弦细。多见于年少初病,胎元失养,先天禀赋不足,或后天失养失护等致成肾虚,先天之精不足,脑髓发育空虚或窍道不通,神志失充。

治法:填精充髓,补肾益智。

处方:基本方加直擦脊柱透热 1~2 次,约 30 秒一次。

方义:直擦脊柱补肾益智,温阳生髓。

2. 神失所养,心窍不通

证候:痴呆不识人,言语謇涩,头痛,头晕,健忘,失眠,舌质暗或有瘀点,脉细涩。患儿因产伤、外伤等使血液外溢,瘀阻于脑络,脑失所养而致。

治法:清心安神,豁痰开窍。

处方:基本方加黄蜂出洞 1~2 遍,二龙戏珠 2 遍。

方义:黄蜂出洞清心安神通窍,二龙戏珠养心神,通心窍。

3. 肝失条达,升发不利

证候:急躁易怒,任性固执,听而不闻,不易管教,情绪不宁,高声叫喊,跑跳无常,面赤口渴,狂躁谵语,夜不成寐,时有便秘溲黄,口干,舌尖红,苔黄,脉弦数。小儿纯阳之体,肝常有余,心火易亢,肝木易旺,若情志不遂,暴怒恚郁伤肝,肝气不舒,郁而化火,煎熬成痰,上蒙清窍,或因过喜伤心以及胃热上蒸,扰乱神明。

治法:疏肝理气,安神定志。

处方:基本方加按弦走搓摩(搓摩胁肋 5~10 遍;分推肋缘下 3~5 分钟)。

方义:按弦走搓摩理气化痰,消积散结。

4. 脾失健运,痰浊内生

证候:届年不语,发育迟缓,神疲乏力,少言懒语,多梦易醒,时有夜惊,食少纳呆,面色少华,四末不温,舌淡苔薄,脉细弱。小儿脾常不足,后天补养不足,心主血,脾为生血之源,心脾亏虚,血不养心,则神不守舍。

治法:补脾益气,理气化痰。

处方:基本方加顺运内八卦 100~300 次,掐推四横纹 3~5 遍,运板门 100~300 次。

方义:顺运内八卦行气消积、化痰、平喘。顺运内八卦宽胸理气,和胃降逆,配合四横纹和板门消导之力更强。

【注意事项】

1. 言语由综合因素决定,需要包括视听触觉,中枢感受与处理信息及发音、构音等器官的协调完成。言语不是先天就有,而是通过后天学习、培养形成。如果在言语形成过程中,无论是中枢(大脑)还是外周(感官、发音与构音器官)发生异常,都会影响言语形成,出现各种言语障碍。因此本病原因复杂,治疗周期长,疗效目前不尽如人意,有待于进一步探索。

2. 对语言障碍的分类和程度最好由专科医生进行评价,小儿推拿应根据评价结果确定和调整治疗方案。

3. 对口吃或发音不清的患儿,应鼓励其说话,应认真倾听,不轻易打断其正在进行的表述。鼓励其高声朗读课文,鼓励其跟随老师或家长学习标准语言。

4. 大力宣传优生优育知识,婚前进行健康体检,减少遗传性疾病发生。妊娠期间应注意养胎、护胎,不乱服药。婴幼儿应合理喂养,注意防治各种急性或慢性疾病。对心智障碍患儿应多关心,多与其交流,鼓励引导患儿走出心理阴影。

【现代研究】

近年的临床报道表明小儿推拿疗法结合针刺疗法的疗效优于单纯针刺疗法,证实小儿推拿确实有助于儿童自闭症症状的改善。其机制主要是推拿能给婴儿带来感觉上的刺激。皮肤是人体最大的感觉器官,包含痛觉、温度觉、触觉感受器,与内脏各器官之间及中枢神经系统有着密切关系。通过推拿按摩可以将机体感受的刺激通过传入神经传进中枢,在婴儿大脑形成反射,使大脑对冲动进行分析、判断,而做出相应的反应,从而刺激脑的神经组织发育。

相关机制研究:TNF-α 是一种炎性细胞因子,能够与 TNF 受体结合而引起 NF-κB 的激活。NF-κB 在自闭症与非自闭症人群中,是有较大差异的指标之一。捏脊能够降低自闭症模型大鼠海马 TNFR1 和 NF-κB 蛋白表达。

小儿推拿常用方法:头面四法、推五经、开璇玑、捏脊。

(戴 缙)

复习思考题

1. 推拿治疗小儿肥胖症的思路是什么?
2. 简述小儿推拿治疗小儿语言障碍的基本方及其方解。
3. 简述小儿推拿治疗自闭症患儿的基本方及方解。
4. 简述性早熟患儿的操作指南。

扫一扫
测一测

附篇

保 健 篇

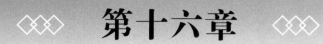

第十六章

脏 腑 保 健

第一节　健脾保健法

脾胃为后天之本,主运化水谷和输布精微,为气血生化之源,小儿脏腑形态发育未全,故运化功能也未健全,易为饮食所伤而出现积滞、呕吐、泄泻、厌食等症,所以中医学有小儿脾常不足之说。但小儿生长发育快,需要的水谷精微却较成人更迫切,因此注意调理脾胃,使其正常运转是儿童健康成长的基本保证。如《脾胃壮实》说:"胃者主纳受,脾者主运化,脾胃壮实,四肢安宁,脾胃虚弱,百病蜂起。故调理脾胃者,医者之王道也;节戒饮食者,却病无良方也。"古人主张扶正气以御邪首应调理脾胃,才能使小儿运化健旺、元气充足、抗病力强、不易为外邪所犯。

一、处方

处方一:摩腹 3~5 分钟。

处方二:捏脊 3~6 遍。

处方三:补脾经 200~300 次,揉足三里 1~3 分钟。

二、操作指南

摩腹时,患儿取仰卧势,术者坐其一侧,以掌心置儿腹部,作顺时针方向摩腹 1~3 分钟,再作逆时针方向摩腹 1~3 分钟。

捏脊时,患儿应空腹。取俯卧位,先自上而下轻轻按揉 2~3 遍。然后捏脊,先作常规捏 4 行;最后 2 行时,于肾俞、胃俞、脾俞、心俞、肺俞处各重提一下,最后按揉以上背俞穴 3~5 次结束。

小儿取抱坐势,术者固定其左手,先补脾经,次揉足三里。

推拿健脾和胃的保健方法很多,可以独取一法,也可以数法结合,配合应用,应视儿体质强弱,灵活选用。一般在清晨或饭前进行,每法以 6 次为 1 疗程,疗程间休息 2 天。疾病期间可暂停,待病愈后再进行。

三、作用

应用此法可健脾和胃、增强食欲、调理气血,小儿营养充足,免疫力增强,能快速茁壮成长。

第二节 补肺保健法

小儿肺常不足,因肺为清虚之体,既易于受邪,又不耐寒热,故在病理上形成了肺为娇脏、难调而易伤的特点。肺主一身之气,脾为气血生化之源,人体之气主要由肺吸入自然界清气和脾胃运化的水谷精气组成,所以肺的呼吸功能与脾的运化功能密切相关。肺的作用,又主以卫外。卫气是由水谷精微化生的,其行于脉外,具有护卫肌表抵御外邪的作用。肺主宣发肃降,肺气将卫气宣发于肌表,调节腠理开合,将代谢的水液转化为汗液,并在卫气的作用下控制和调节其排泄。

一、处方

推肺经200次,推三关200次,开门见山200次,横擦项背之交透热。

二、操作指南

推肺经时,小儿取抱坐位,术者用左手持儿的左手,术者用右手拇指推儿肺经。

推三关时,小儿取抱坐位,术者用左手固定患儿的左手前臂,术者用右手推三关。

开门见山时,小儿取抱坐位,或小儿取仰卧位,依次操作开天门、推坎宫、运太阳、揉耳后高骨。

横擦项背之交时,小儿取坐位或俯卧位,术者用全掌或手掌小鱼际,来回在儿项背之交处摩擦,透热为度。

一般宜在清晨进行,每天操作2次,5次为1疗程。疗程间休息2天,可继续进行第二疗程。

三、作用

此法可扶助正气,增强肺的卫外功能,增强患儿的适应能力和抗病能力。家庭运用此保健法可明显改善小儿反复感冒症状,减少发病次数,减轻病情,缩短病程。

第三节 疏肝保健法

小儿易情绪失常发脾气,烦躁好动,称为小儿脾气暴躁。小儿本为纯阳之体,心肝常有余。中医认为小儿脾气暴躁的主要病机是肝心偏旺。

一、处方

清肝经200次,顺运内八卦200次,按弦走搓摩50次,扫散双颞侧各50次,揉涌泉1分钟。

二、操作指南

清肝经时,小儿取抱坐位,术者用左手持儿左手,术者用右手于小儿食指罗纹面,由指根

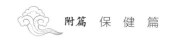

向指尖方向直推。

顺运内八卦时,小儿取抱坐位,术者于儿左手内八卦穴处沿乾、坎、艮、震、巽、离、坤、兑的方位推运。

按弦走搓摩时,小儿取坐位或站立位,术者于小儿身后用双手掌从小儿腋下,沿着胁肋搓摩至天枢穴处。

扫散双颞侧时,小儿取坐位,术者与小儿面对面,术者用双手食、中、无名、小指的四指端在小儿头颞侧施扫散法,由前向后轻扫,可两手同时也可两手交替。

揉涌泉时,小儿取坐位或卧位,术者用拇指按揉小儿脚底的涌泉穴约 1 分钟。

最好是每天下午或晚上操作,可每天操作 1 次,5 次为 1 疗程。疗程间休息 2 天,可继续进行第二疗程。

三、作用

疏肝理气,宁心安神。可明显改善其症状,缓解小儿暴躁情绪,保持正常情绪波动,让小儿能渐渐控制自己的情绪。

第四节　养心保健法

精神调摄是中医保健中极为重要的内容,古人认为:心主神明。如小儿精神振作、双目有神、表情活泼、面色红润、呼吸调匀,均为气血调和,神气充沛无病的表现,即使有病也多轻而易愈。但儿神气怯弱,知觉未开(神经系统发育不健全),小儿病理特点为心气有余,见闻易动,易受惊吓,故病多惊悸哭叫、手足动摇、神乱不安等,因此小儿的精神调摄极为重要。

一、处方

拍心俞 50 次、厥阴俞 50 次,按揉心俞 30 次、抚背 50~100 遍,猿猴摘果 30 次。

二、操作指南

拍心俞、厥阴俞时宜用虚掌拍,动作轻柔有节奏,拍毕用拇、食指面分别按揉双侧心俞、厥阴俞。

抚背时,术者用左手中指贴在督脉上(颈椎棘突上),右手食、无名指分别置于颈椎两旁的足太阳膀胱经上,自上而下推抚。

猿猴摘果时,小儿取抱坐位,术者与其面对而坐,术者以两手食、中指夹住小儿的耳尖向上提 5~10 次,再用双手拇、食指捏住双耳垂向下拉 3~5 次。最后双手捧儿头部左右摇动 3~5 遍结束。

睡前或下午进行治疗为好,每天操作 1 次,5 次为 1 疗程,可连续 2 个疗程。

三、作用

此法能养心安神、滋阴养血,对心肝血虚、心神失养、神志不宁等症也能起到治疗和防微杜渐的作用。

第五节 补肾保健法

正常小儿的健康成长,是由肾的元阴、元阳相互协助、相互支持、相互影响的结果。《素问·灵兰秘典论》云:"肾者,作强之官,伎巧出焉。""作强"即工作能力坚强,"伎巧"意为思维活动灵巧,肾之所以主"作强",出"伎巧",因为肾主藏精,精生髓,髓又上通于脑,故又称脑为髓之海,精足则令人智慧聪明。

一、处方

推五经 100 次,捏十王各 20 次,摇四肢关节各 20~30 次,捏脊 3~5 遍,横擦腰骶部透热。

二、操作指南

推五经时,小儿取坐势或仰卧势,术者以左手托儿左手使手心向上,术者右手五指并拢合儿掌上,术者手掌沿小儿手掌顺指根向指尖推抹出去。

捏十王,摇四肢关节时,小儿取坐势或仰卧势,术者将小儿双手拇、食、中、无名、小指各捏 20 次;然后摇四肢腕、髋、踝关节各 20~30 次。

捏脊时,患儿应空腹。取俯卧位,先自上而下轻轻按揉 2~3 遍。然后捏脊,先作常规捏4 行;最后 2 行时,于肾俞、胃俞、脾俞、心俞、肺俞处各重提一下,最后按揉以上背俞穴 3~5次结束。

横擦腰骶部时,患儿取俯卧势或横卧在家长双腿上使其背朝上,术者用将手掌放于小儿腰骶部,来回摩擦,感觉掌下透热即可。

可早晚各操作 1 次,亦可于早或晚日行 1 次,连续 30 天为 1 疗程,疗程间休息 1 周,继而再行第 2 疗程。

三、作用

此法能促进小儿智力开发,有助于身心健康、精神愉快;通经活络、调畅气血有助于恢复肢体功能。

（陆　萍）

281

第十七章

体质调节

第一节　标准体质保健推拿法

【临床表现】先天禀赋较好(父母身体、心理素质好),足月顺产,母乳喂养,聪明,思维活跃,抗压能力较强,五行不缺不旺,体形匀称,反应敏捷,头发乌黑光泽,双目炯炯有神,天庭饱满,面色红润,皮肤润泽,耳鼻畅通,嗅觉与听觉灵敏,口唇微红,舌淡红、苔薄白,指纹红活。身高、体重、头围、囟门闭合、胸围、出牙情况等与年龄相符。饮食、睡眠、大小便、语言、姿势、动作、脉律,以及各种反射等随增龄变化。

【心理与性格】活泼开朗,乐于与人相处,交流顺畅。

【适应性】强。

【发病倾向】无。

【保健推拿法】摩腹,捏脊,补肺经,补脾经,补肾经,清心经,清肝经,清大肠,揉板门,点囟会,揉足三里,揉风池,开天门,推坎宫,揉耳后高骨,按弦走搓摩,扫散头颞部,揉涌泉,拿五经、揉睛明、攒竹、迎香、耳郭、耳垂,拿颈部,横擦胸部,拿四肢。

第二节　偏态体质保健推拿法

一、缺土

【临床表现】五行缺土。身体消瘦,肌肉松散,肢软,懒言乏力,面色发黄,或面部白斑,食欲差,偏食,吮指,流涎,喜热饮,胃脘冷,大便稀溏不成形,唇淡,舌淡胖嫩、舌苔少或花剥,指纹淡。

【心理与性格】不欲饮食,喜静恶动,随意性强,主动性差。

【适应性】食谱变化难于适应,牛奶、鸡蛋、海鲜易过敏。

【发病倾向】易消化不良,食欲不振,易营养不良,贫血,药物和食物易过敏。易患食后腹胀、腹泻、呕吐、脘腹疼痛、打嗝、呃逆、头昏、疳证、胃炎、胃溃疡、肠炎等。

【保健推拿法】补脾经,运内八卦,捏脊,运水入土,推上七节骨,摩腹,揉足三里。

二、土旺

【临床表现】五行土旺。形宽体胖,胃口好,口气臭秽,喜冷饮,面色红,鼻红,小便黄,大便秘结,汗多,肢体劲强。舌红,苔厚腻,脉滑数。

【心理与性格】好动,性情宽厚,爱说话。

【适应性】强。

【发病倾向】肥胖、高脂血症、糖尿病。

【保健推拿法】清脾经,清胃经,揉板门,退六腑,捏脊,运水入土,推下七节骨,摩腹,揉腹,振脐,揉阴陵泉。

三、缺水

【临床表现】五行缺水。五迟、五软,囟门迟闭,方颅,面暗,有眼袋发黑,智力和应变能力稍差,精神差,注意力不集中,记忆力差,健忘,遗尿,耳目不聪,舌胖嫩,脉沉细,指纹暗。或消瘦,肢体软,身热,手足心热,自汗盗汗,易烦躁,两颧红,眼干涩,口燥咽干,易惊,舌红少苔,脉细数。

【心理与性格】因心理和智力发育不全而胆怯、口吃、易惊吓、记忆力差等。

【适应性】与人相处困难,难以融入集体,对父母极度依赖,易上当受骗,易出现身体不适,易于疲劳。

【发病倾向】以精、气不足的虚证为特征,主要表现为阳虚和阴虚两种状态。易患身材侏儒症、龋齿、牙齿松动或出血、痴呆、智力障碍、脑瘫、癫痫、性功能低下、腰膝酸软疼痛、耳鸣耳聋、视物不清(昏花)、自闭症、哮喘、肺气肿、糖尿病、肾炎、肾病综合征等。

【保健推拿法】补肾经,揉肾顶,掐肾纹,掐揉二人上马,擦关元、气海,摩揉神阙,揉命门,横擦腰骶,运土入水,揉三阴交,摩涌泉。

四、水旺

【临床表现】五行水旺。水肿,小便混浊,尿频、尿急、尿热、尿痛、尿血,女孩乳腺发育过早,月经提前来潮,阴唇发育过早,男性睾丸及阴茎生长过早,提早变声,长喉结,长胡须,阴部、腋部毛发提早生长,形体肥胖,汗毛多而黑,或其他性早熟特征。舌红,苔黄腻,脉滑有力,指纹淡。

【心理与性格】好动,好表现,易手淫。

【适应性】发育过早致与同龄孩子相处困难,易冲动。

【发病倾向】易患泌尿系统疾病及精神方面疾病。成年后易患性功能异常疾病。

【保健推拿法】清肾经,清膀胱,清肝经,揉腹,清天河水,纵推脊、推下七节骨,摩涌泉,揉三阴交,揉肾俞,揉次髎。

五、木旺

【临床表现】五行木旺。形体修长,消瘦,山根色青,口唇青紫,挤眉弄眼、频繁眨眼、眼眵多,时惊惕、抽搐、夜卧难安、躁扰不宁,头屑多,面红目赤,大便色青,舌质青紫,苔薄,脉弦,指纹青紫。

【心理与性格】易偏激,冲动、任性、固执、我行我素,脾气急,爱打闹,易喊叫,易烦懑气馁,易焦虑。

【适应性】对情志刺激敏感,争强好胜,好表现自己而难于与人相处。

【发病倾向】多性情异常、多风病、多目疾。易发热、抽搐、惊风、震颤麻痹、耳鸣耳聋、中耳炎、多动症、抽动秽语综合征、精神分裂症、甲亢、头痛、眩晕、高血压、肝硬化、吐血、呕血、胆结石、月经不调、黄水疮、结膜炎、斜视、青光眼及出血性眼病。

【保健推拿法】摩囟门,清肝经、清心经、补脾经,捣小天心,掐精威,揉风池,揉肝俞,按弦走搓摩,掐老龙与皮罢,振脑门,运内八卦,推下七节骨,掐太冲。

六、缺木

【临床表现】五行缺木。身材矮小,形胖,筋弱,情绪低落,声音低微,行走缓慢,反应迟钝,双目沉暗,性格柔弱,犹豫,爱哭,怕黑,少汗,肢冷,男性女性化。舌质淡、苔白,脉濡,指纹浮红。

【心理与性格】胆小,遇事无主见,听之任之。注意力不集中,精神涣散。

【适应性】遇事难于表达自己主张,故而适应性稍强。

【发病倾向】惊惕、夜卧不安、痴呆、抽动症、夜啼、注意力缺陷多动障碍、惊风、痫病、手足搐搦症、近视。

【保健推拿法】补肝经,补肾经,揉二人上马,摩腹,捏脊,补脾经,按弦走搓摩,揉肝俞、胆俞,揉三阴交。

七、火旺

【临床表现】五行火旺。活泼好动,喜笑颜开,话语多,思维跳跃,注意力不集中,身热,哭声响亮,精力充沛,面赤唇红,口渴多饮,多汗,小便短少而黄,大便干,易烦躁、夜卧不安,睡中惊惕或啼哭,梦话,吐舌弄舌,多汗,舌质红、苔薄黄、脉数,指纹绛。

【心理与性格】好高骛远,有始无终,动作浮夸,语言夸大,易自负,爱打人毁物,胡言乱语,哭笑无常。

【适应性】适应冬天、宁静、清淡菜蔬,不适宜夏天、吵闹、辛辣等。

【发病倾向】烟酒及燥热食品易引起火热证候。遇挫折易引发神经精神疾病或心理疾病。易于激动、狂躁,更容易失眠。易患口腔溃疡、夜啼、淋证、失眠、病毒性心肌炎、冠心病、高血压、高脂血症等。

【保健推拿法】清心经,清肝经,清小肠,掐揉小天心,打马过天河,退六腑,水底捞明月,黄蜂出洞,揉三阴交。

八、缺火

【临床表现】五行缺火。面色发白,形寒肢冷,失眠多梦,健忘,精神差,双目无神,心悸怔忡,心慌胸闷气短,语声低微,神疲乏力,自汗出,舌质淡、脉细弱无力,指纹淡。

【心理与性格】不爱笑、胆怯、懦弱、自卑,不敢冒险,口吃。

【适应性】无主见。得过且过,适应性强。

【发病倾向】寒证,气虚证,胸痹,易抽搐,易健忘、多梦、头昏头痛。

【保健推拿法】摩百会,头面四大手法,补心经,补肝经,振揉虚里,推上三关,拿肩井,揉内关,捏脊,摩腹,揉气海、关元。

九、缺金

【临床表现】五行缺金。声低息微,少气懒言,神疲乏力,动则尤甚,呼吸浅,面发白,皮肤不温,易汗出,怕风,易感冒,胸廓扁平或鸡胸,鼻塞,遇冷遇热时清涕较多,或咽喉不适,舌质淡,苔白,指纹浮。

【心理与性格】平素懒于言语,怯场,害羞,不喜欢冒险。

【适应性】对气温变化难以适应,对地域变化适应性较差。

【发病倾向】当季节交替,或气候变化,或迁徙异地时极易引发感冒、过敏、皮肤病等。一旦发病,多迁延难愈。易患感冒、咳嗽、哮喘、气管炎、支气管炎、肺炎、过敏性鼻炎等。

【保健推拿法】补肺经,补脾经,补肾经,捏脊,摩腹,掐揉二扇门,揉外劳,推上三关,头面四大手法,擦风池风府,拿肩井,揉气海、关元。

十、金旺

【临床表现】五行金旺。声音洪亮、呼吸气粗,口渴,咽痒,气息热,说话声音尖锐刺耳或声嘶,喉间常有痰鸣,鼾声重,喜咳嗽清嗓。或皮肤干燥、粗糙,疹子。舌红,脉稍浮,指纹浮。

【心理与性格】刚毅果断、思维敏捷,善辩。

【适应性】对气候变化适应性较强。

【发病倾向】秋易伤燥,冬易上火,易于各种过敏性疾病。易患扁桃体肿大、咽喉炎、鼻窦炎、皮炎、白癜风、鼻衄。

【保健推拿法】清肺经、清肾经,清大肠,拍肺俞,点少商与鱼际,清天河水、水底捞明月,点三凹(天突与缺盆),清天柱骨,肃肺法。

●————————————————————————————(郭现辉)

◆◆◆ 第十八章 ◆◆◆

其 他 保 健

第一节 小 儿 助 长

古人"天人一体"的思想,强调人顺应自然四时的变化,可使身体健壮,少生疾病。《素问·四气调神大论》曰:"春三月,此谓发陈,天地俱生,万物以荣,夜卧早起,广步于庭,被发缓形,以使志生……此春气之应,养生之道也。"春天是万物复苏生长生发的时候,在此季节,根据小儿生理特点及生长特性,适时的进行综合调理,减少小儿生病次数,帮助小儿健康成长。

【作用机制】

"脏腑娇嫩,形气未充",为小儿生理特点之一,它体现在"脾常不足""肾常虚"。人的生长发育有两个高峰期,第一个高峰期是在婴儿期,也就是出生后满28天到1周岁,第二个高峰期是在青春期,一般来说是从10~20岁。同时人的生长发育受到以下因素的影响:

1. 遗传因素 人体的生长发育会受到父母双方及家族基因的影响。

2. 性别因素 女孩青春期开始和结束时间都要早于男孩,所以在同一年龄段女孩与男孩体格发育标准不同。

3. 疾病因素 疾病对儿童的生长发育影响较为明显,反复易感的儿童体重身高增长较为缓慢。

4. 环境因素

(1) 母亲在妊娠期间营养不良或感染病毒,会影响小儿体格生长,甚则导致发育迟缓或先天畸形。

(2) 良好的生活环境、健康的生活习惯、合理的喂养方式、适当的体育锻炼都可以帮助儿童正常健康成长。

【推拿方法】

补脾经(1 000次),补肾经(1 000次),推五经(300次),掐十王(20次),摇四肢关节(各30次),捻十指、十趾(各30次),按揉双侧增高点(各500次,增高点位于小指自然屈曲时,指端上5分为增高1点,上8分为增高2点。),捏脊(6遍)。

用生长膏涂抹于四肢关节。摇四肢关节,上肢摇肩关节,屈伸肘关节,摇腕关节;下肢摇髋关节,屈伸膝关节,摇踝关节。操作时幅度、力度由小到大,注意保护关节,避免损伤。

【注意事项】

1. 适当的增加体育锻炼,如跑、跳等有助于孩子身高增长。

2. 针对反复易感的儿童,注意保暖,适当增加衣物,减少去公共场所次数,室内保持空气流通。

3. 脾胃虚弱者和脏腑郁热者应少吃、不吃生冷寒凉以及油腻的食物,合理、节制饮食。

● (鲁梦倩)

第二节 小儿眼保健

眼睛是人体的重要器官,保护视力对人们的工作学习、生活起居、保持充沛的精力有密切的关系。目前我国存在视力问题的人群众多,且越来越呈低龄化发展,儿童的视力问题刻不容缓,故须从小养成保护眼睛的好习惯,消除眼疲劳,保护视力,培养良好的用眼习惯。

【作用机制】

"五脏六腑之精气,皆上注于目而为之精",肝开窍于目,肾主瞳仁,小儿用眼习惯正在形成。眼保健推拿法是通过推拿手法对穴位的刺激,达到疏通经络,调和气血,增强眼周围肌肉的血液循环,改善眼部神经的营养,使眼肌的疲劳得以解除。为了保护视力,预防近视,可在日常生活中行以下眼保健推拿法,达到眼部保健的功效。

【推拿方法】

开天门(1 分钟),拿睛明(3~5 次),点穴(以拇指按揉攒竹、四白、鱼腰、瞳子髎、丝竹空各30~40 秒),振按目上眶(揉 3 振 1,操作 1 分钟),熨目(两掌心搓热,捂于眼球,再搓,再捂 1 分钟),推颈后三线(分别从上至下推揉颈后正中及两旁寸许,3~5 遍),拿肩井(3~9 次)。

【注意事项】

1. 小儿哭闹时不宜操作。
2. 嘱小儿眺望远处或视绿色植物。
3. 督促小儿每日做眼保健操,并养成良好的用眼习惯。

● (鲁梦倩)

第三节 小儿鼻保健

鼻塞、鼻痒、流鼻涕等是儿童常见的临床症状,重者形成鼻炎,严重影响儿童的身体健康和生活质量。因此养护鼻窍,使嗅觉灵敏,增强抗病能力和适应能力,预防急性或慢性鼻炎、过敏性鼻炎等疾病的发生,是非常重要的。

【作用机制】

肺开窍于鼻,鼻窍为呼吸之门户;鼻主要与阳明经脉相关联。《素问·五常政大论》中记载"少阳司天,火气下临,肺气上从,白起金用……大暑以行,咳嚏鼽衄鼻窒,曰疡,寒热胕肿"。《金匮要略·痉湿暍病脉证治》记载"头中寒湿,故鼻塞,内药鼻中则愈"。指出寒湿之邪困于头部可导致鼻塞,并且开外治法治疗鼻塞的先河。隋、唐、宋时期,把鼻流清涕之症作为专节,论述其病因病机以及治法。

【推拿方法】

开天门(24 次),推坎宫(64 次),掐揉山根(10 次),扳鼻梁(10 次左右),黄蜂入洞(1 分钟),按揉迎香、睛明、巨髎、上星(揉 3 按 1,每穴 1 分钟),拿五经(3~5 遍),擦鼻旁(透热为度)。

【注意事项】

1. 鼻部保健宜在早上和上午进行。

2. 推拿手部穴位时可使用粉质介质,推拿面部时应使用油质介质以防粉质入眼。

3. 应适当体育锻炼增强体质,及时增添衣物注意保暖,预防感冒。可经常用冷水洗鼻;若鼻塞或鼻涕较多,可用生理盐水冲洗鼻腔。配合中药熏洗效果更佳。

（鲁梦倩）

第四节 小儿耳保健

儿童脏腑娇嫩,易受外邪所伤,哺乳不当、感冒、大声戴耳机听歌、游泳、吸二手烟等都可能损伤儿童听力,因此保护和提高听力,促进耳及神经发育,调节肾气,强身健体,是小儿常用的保健方法。

【作用机制】

肾开窍于耳,小儿"阳常有余,阴常不足",肾精亏乏,肝阳独亢,易损伤听力。耳与少阳经脉及太阳经脉相关联。

【推拿方法】

搓揉耳郭(1~2 分钟),下拉耳垂(10 次),"鸣天鼓"(1 分钟),按揉耳门、听宫、听会、翳风(揉3 按 1,每穴 30~40 秒),掐揉耳背高骨(1 分钟),双凤展翅(10 遍),猿猴摘果(5~10 次),双凤灌耳(20 次),搓擦耳根(透热为度)。

【注意事项】

1. 环境宜安静,手法宜轻柔,搓擦适度,以免损害小儿皮肤。

2. 配合听力训练。

（鲁梦倩）

第五节 婴 儿 抚 触

抚触在英语中即"Touch"。婴儿抚触于 20 世纪 90 年代进入中国,有别于中医传统的小儿推拿,属于妇幼保健护理的范畴。是指抚触者通过双手直接接触婴儿皮肤,按照一定的技术要求对婴儿各部位进行有序、规范地抚摩,从而促进婴儿生长发育、增强婴儿免疫力的特殊操作技能。

一、婴儿抚触的特点

婴儿抚触具有安全有效、简便易学、经济实用的特点,同时又是增进母婴交流的最佳途径。

二、婴儿抚触的作用

（一）促进母婴间交流,利于婴儿智能及情商发育

抚触过程中的眼神及语言等的交流,能促进婴儿视力、听力、定向力和认知能力的不断

形成与发展,以及情绪表达能力的提高,从而有利于婴儿智商及情商的发育。

（二）改善消化功能,增进食欲,促进婴儿生长发育

抚触能使迷走神经兴奋性增加,胃肠蠕动增强,胃泌素、胰岛素释放增多,血糖降低,从而增加婴儿哺乳量,促进食物的消化、吸收和排泄,促进婴儿的生长发育。

（三）改善婴儿睡眠

抚触对于入睡困难、易惊醒、睡眠方式多变等睡眠障碍的婴儿有良好效果,能够促进婴儿正常睡眠节律的建立。加深婴儿的睡眠深度,延长婴儿的睡眠时间。

（四）有利于提高婴儿的免疫功能

抚触能刺激婴儿的淋巴系统,使婴儿儿茶酚胺、肾上腺素、血清素分泌平衡,并加强免疫反应,从而增强了婴儿抵抗疾病的能力。

（五）保护婴儿的皮肤,减少皮肤病的发生

抚触能有效地保持婴儿皮肤的清洁和弹性,从而预防各种婴儿皮肤病的发生。

三、婴儿抚触的适用范围

婴儿抚触适用于顺产、剖宫产的足月新生儿、早产儿,以及0~3岁婴幼儿。

四、婴儿抚触的注意事项

（一）不宜进行婴儿抚触的情况

1. 婴儿饥饿时。

2. 哺乳1小时内,或腹胀时。

3. 婴儿发热时。

4. 婴儿局部皮肤破损、感染、过敏时。

5. 怀疑婴儿有骨关节脱位或骨折时。

（二）婴儿抚触时的注意事项

1. 室温保持26~28℃。

2. 每次抚触前必须洗净双手。

3. 保持双手的温暖,不得以冰凉的手接触婴儿皮肤。

4. 定期修剪指甲,不留长指甲,以免抚触时划伤婴儿皮肤。

5. 抚触操作时应摘除戒指、手链、手镯和手表等饰品,以免碰伤婴儿。

6. 抚触操作者宜穿着宽松柔软、色彩柔和的纯棉服装。

7. 抚触操作时,尽可能每个体位只运用一次。

8. 婴儿抚触一般先仰卧位再俯卧位。

9. 身体左右两侧的操作要对称,尽量不要有偏颇、遗漏。

10. 婴儿肌肤娇嫩,抚触时应使用润肤油等,不宜干性摩擦。

11. 婴儿抚触手法宜轻不宜重。一般开始时动作要轻,然后逐渐增加压力。

12. 腹部抚触时,如新生儿脐痂尚未脱落,应避开该部位。

13. 婴儿抚触操作时,应使用接触面积大的手法,以增加柔和感。

14. 抚触者操作时要细心、耐心,并且有恒心、爱心。

15. 抚触操作时,抚触者应注视婴儿,并不断通过微笑、语言与婴儿交流。

五、婴儿抚触的准备事宜

（一）环境

1. 温度　26~28℃。

2. 光线　柔和。

3. 背景音乐　轻柔舒缓。

（二）备用物品

床垫、坐垫、毯子、浴巾、按摩油（婴儿润肤油）、婴儿换洗衣服及尿片等。

六、婴儿抚触的基本手法

包括推、摩、抹、揉、捏、点、按、搓等手法。注意：动作要轻柔，以让婴儿感到舒适和得到安抚为原则。

七、婴儿抚触的顺序

1. 仰卧位　头面部→胸部→上肢部→下肢部→腹部

2. 俯卧位　背部→臀部

实际操作中，可根据婴儿的月龄调整抚触操作的顺序。

一般婴儿抚触每次 15~20 分钟，每天 1~2 次。

八、婴儿抚触的具体方法

1. 头面部　开天门、分头阴阳、抹面展微笑。

2. 胸部　沿肋弓轻揉推抹。

3. 上肢部　轻捏扭转从上臂至腕，再轻揉推摩手掌捻手指。

4. 下肢部　轻捏搓下肢从大腿至踝部，推摩脚底轻提脚趾。

5. 背部　分抚脊背至臀部。

6. 臀部　抚头颈背臀结束。

（陆　萍）

第十九章

小儿推拿歌赋

1. **小儿无患歌**(《小儿推拿方脉活婴秘旨全书》)

孩童常体貌,情态自殊然,

鼻内干无涕,喉中绝没涎。

头如青黛染,唇似点珠鲜,

脸方花映竹,颊绽水浮莲。

喜引方才笑,非时手不宣,

纵哭声无诈,虽眠未久眠。

意同波浪静,性若水中天,

此候俱安吉,何愁疾病缠。

[按]《秘传推拿妙诀》中"看小儿无患歌"同此。

2. **论色歌**(《小儿按摩经》)

眼内赤者心实热,淡红色者虚之说,

青者肝热浅淡虚,黄者脾热无他说,

白面混者肺热侵,目无精光肾虚诀。

儿子人中青,多因果子生,色若人中紫,果食积为痞。

人中现黄色,宿乳蓄胃成,龙角青筋起,皆因四足惊。

若然虎角黑,水扑是其形,赤色印堂上,其惊必是人。

眉间赤黑紫,急救莫沉吟,红赤眉毛下,分明死不生。

3. **面部五位歌**(《小儿按摩经》)

面上之症额为心,鼻为脾土是其真,

左腮为肝右为肺,承浆属肾居下唇。

4. **命门部位歌**(《小儿按摩经》)

中庭与天庭,司空及印堂,额角方广处,有病定存亡。

青黑惊风恶,体和润泽光,不可陷兼损,唇黑最难当。

青甚须忧急,昏暗亦堪伤,此是命门地,医师妙较量。

面眼青肝病,赤心,黄脾,白肺,黑肾病也。

5. **面色图歌**(《小儿按摩经》)

额印堂、山根

额红大热燥,青色有肝风,

印堂青色见,人惊火则红,

山根青隐隐,惊遭是两重,

若还斯处赤,泻燥定相攻。

年寿

年上微黄为正色,若平更陷夭难禁,
急因痢疾黑危候,霍乱吐泻黄色深。

鼻准、人中

鼻准微黄赤白平,深黄燥黑死难生,
人中短缩吐因痢,唇反黑候蛔必倾。

正口

正口常红号曰平,燥干脾热积黄生,
白主失血黑绕口,青黑惊风尽死形。

承浆、两眉

承浆青色食时惊,黄多吐逆痢红形,
烦躁夜啼青色吉,久病眉红死症真。

两眼

白睛赤色有肝风,若是黄时有积攻,
或见黑睛黄色现,伤寒病症此其踪。

风池、气池、两颐

风气二池黄吐逆,燥烦啼叫色鲜红,
更有两颐胚样赤,肺家客热此非空。

两太阳

太阳青色惊方始,红色赤淋萌蘖起,
要知死症是何如,青色从兹生入耳。

两脸

两脸黄为痰实咽,青色客忤红风热,
伤寒赤色红主淋,二色请详分两颊。

两颐金匮、风门

吐虫青色滞颐黄,一色颐间两自详,
风门黑疝青惊水,纹青金匮主惊狂。

辨小儿五色受病症

面黄青者,痛也。色红者,热也。色黄者,脾气弱也。色白者,寒也。色黑者,肾气败也。哭者,病在肝也。汗者主心,笑者主脾而多痰;啼者主肺有风,睡者主肾有亏。

6. 察色验病生死诀(《小儿按摩经》)

面上紫,心气绝,五日死。面赤目陷,肝气绝,三日死。面黄,四肢重,脾气绝,九日死。面白,鼻入奇论,肺气绝,三日死。胸如黄熟豆,骨气绝,一日死。面黑耳黄,呻吟,肾气绝,四日死。口张唇青,毛枯,肺绝,五日死。大凡病儿足跗肿,身重,大小便不禁,目无转睛,皆死。若病将愈者,面黄目黄,有生意。

7. 汤氏歌(《小儿按摩经》)

山根若见脉横青,此病明知两度惊,
赤黑因疲时吐泻,色红啼夜不曾停。
青脉生于左太阳,须惊一度见推详,
赤是伤寒微燥热,黑青知是乳多伤。

右边赤脉不须多,有则频惊怎奈何?
红赤为风抽眼目,黑沉三日见阎罗。
指甲青兼黑暗多,唇青恶逆病将瘥,
忽将鸦声心气急,此病端的命难过。
蚘虫出口有三般,口鼻中来大不堪,
如或白虫兼黑色,此病端的命难延。
四肢疮痛不为祥,下气冲心兼滑肠,
气喘汗流身不热,手掔胸膈定遭殃。

8. 治法捷要歌(《秘传推拿妙诀卷下》)

人间发汗如何说,只在三关用手诀。
再掐心经与劳宫,热汗立止何愁雪。
不然重掐二扇门,大汗如雨便休歇。
若治痢疾并水泻,重推大肠经一节,
侧推虎口见工夫,再推阴阳分寒热。
若问男女咳嗽诀,多推肺经是法则,
八卦离起到乾宫,中间宜乎轻些些。
凡运八卦开胸膈,四横纹掐和气血,
五脏六腑气候闭,运动五经开其塞。
饮食不进儿着吓,推动脾土就吃得。
饮食若进人事瘦,曲指补脾何须怯。
若还小便兼赤涩,小横纹与肾水节。
往上推去为之清,往下退来为补诀。
小儿若着风水吓,多推五指指之节。
大便闭塞久不通,盖因六腑有积热,
小横肚角要施工,更掐肾水下一节。
口出臭气心经热,只要天河水清切,
上入洪池下入掌,万病之中多去得。
若是遍身不退热,外劳宫上多揉擦,
不问大热与大炎,更有水里捞明月。
天门虎口胂肘诀,重揉顺气又生血。
黄蜂入洞医阴症,冷气冷痰俱治得。
阳池穴掐止头疼,一窝风掐肚痛绝。
威灵总心救暴亡,精宁穴治打逆咽。
男女眼若往上撑,重重多揉小心穴。
二人上马补肾经,即时下来就醒豁。
男左三关推发热,退下六腑冷如铁。
女右三关退下凉,推上六腑又是热。
病症虚实在眼功,面部详观声与色。
寒者温之热者清,虚者补之实者泄。
仙人传下教孩童,后学殷勤当切切。

古谓痘科治法难,惟有望闻并问切。
我今校订无差讹,穴道手法细分别。
画图字眼用心详,参究其中真实说。
非我多言苦叮咛,总欲精详保婴诀。
更述一篇于末简,愿人熟诵为口诀。
诸人留意免哭儿,医士用心有阴德。

［按］《小儿推拿广意》"又拿法"同此。

《幼科推拿秘书》"推拿小儿总诀歌"同此诀。

9. 基本手术歌(《推拿指南》)

上下挤动是为推,揉惟旋转不须离,
搓为来往摩无异,摇是将头与手医,
刮则挨皮稍用力,运须由此往彼移,
掐入贵轻朝后出,拿宜抑下穴上皮,
惟分两手分开划,和字为分反面题。

10. 取温凉汗吐泻秘旨(《幼科推拿秘书》)

凡身热重者,但捞明月。或揉涌泉,引热下行,或揉脐及鸠尾。又方用芽茶嚼烂,贴内间史穴上。又方用靛搽手足四心,又用水粉乳,调搽太阳四心,即热退矣。凡身凉重者,揉外劳宫。揉板门穴,揉二扇门、推三关,揉阳位。又方用蕲艾揉细,火烘敷脐立热。

凡要取汗者,推三关,揉二扇门穴,用黄蜂入洞为妙。

凡要止汗者,退六腑,补肺经。如不止,方用浮小麦煎汤灌之,立效。至无疾自汗,乃小儿常事,不可过疑。

凡取吐泻者,外劳推至大陵位。取吐方知为第一,大陵反转至劳宫。泄下心火无止息,左转三来右一摩,此是神仙真妙诀。

凡止吐泄者,呕吐乳食真可怜。板门来至横纹,横纹若转板门去,吐泄童子可安宁。其间口诀无多记,往者俱重过者轻。

此合上外劳二法,俱圆推。男左转女右转,去重回轻,此一节须详究。

11. 各穴用法总歌(《幼科推拿秘书》)

心经一掐外牢宫,三关之上慢从容,
汗若不来揉二扇,黄蜂入洞有奇功。
肝经有病人多痹,推补脾土病即除。
八卦大肠应有用,飞金走气亦相随。
咳嗽痰涎呕吐时,一经清肺次掐离。
离宫推至乾宫止,两头重实中轻虚。
饮食不进推脾土,人事瘦弱可为之。
屈为补兮清直泄,妙中之妙有玄机。
小水赤黄亦可清,但推肾水掐横纹。
短少之时宜用补,赤热清之得安宁。
大肠有病泄泻多,侧推大肠久按摩。
分理阴阳皆顺息,补脾方得远沉疴。
小肠有病气来攻,横纹板门推可通。

用心记取精灵穴,管教却病快如风。
命门有病元气亏,脾土大肠八卦为。
侧推三关真火足,天门肐肘免灾危。
三焦有病生寒热,天河六腑神仙诀。
能知取水解炎蒸,分别阴阳掐指节。
膀胱有病作淋疴,补水八卦运天河。
胆经有病口作苦,重推脾土莫蹉跎。
肾经有病小便涩,推动肾水即清澈。
肾脉经传小指尖,依方推掐无差忒。
胃经有病食不消,脾土大肠八卦调。
胃口凉时心作哕,板门温热始为高。
心经有热发迷痴,天河水过作洪池。
心若有病补上膈,三关离火莫推迟。
肝经有病人闭目,推动脾土效即速。
脾若热时食不进,再加六腑病除速。

12. 手法治病歌(《幼科推拿秘书》)

水底明月最为凉,清心止热此为强。
飞金走气能行气,赤风摇头助气良。
黄蜂入洞最为热,阴症白痢并水泻。
发汗不出后用之,顿教孔窍皆通泄。
大肠侧推到虎口,止吐止泻断根源。
疟痢羸瘦并水泻,心胸痞满也能痊。
掐肺经络节与离,推离往乾中要轻。
冒风咳嗽并吐逆,此筋推掐抵千金。
肾水一纹是后溪,推下为补上为清。
小便闭塞清之妙,肾经虚损补为能。
六腑专治脏腑热,遍身潮热大便结。
人事昏沉总可推,去火浑如汤泼雪。
总筋天水皆除热,口中热气并刮舌。
心惊积热火眼攻,推之即好真妙诀。
五经运通脏腑塞,八卦开通化痰逆。
胸膈痞满最为先,不是知音莫与泄。
四横纹和上下气,吼气肚痛掐可止。
二人上马清补肾,小肠诸病俱能理。
阴阳能除寒与热,二便不通并水泻。
诸病医家先下手,带绕天心坎水诀。
人事昏迷痫疾攻,疾忙急救要口诀。
天门双掐到虎口,肐肘重揉又生血。
一掐五指节与离,行风被喝要须知。
小天心能生肾水,肾水虚少推莫迟。

笔记栏

　　　　板门专治气促攻,扇门发热汗宜通。

　　　　一窝风能治肚痛,阳池穴上治头疼。

　　　　外牢治泻亦可用,拿此又可止头疼。

　　　　精灵穴能医吼气,威灵促死可回生。

13. 推五脏虚实病源治法歌(《幼科推拿秘书》)

　　　　心实叫哭兼发热,饮水惊搐唇破裂。

　　　　天河六腑并阴阳,飞金水底捞明月。

　　　　虚则困卧睡不安,补脾便是神仙诀。

　　　　左转心经与牢宫,再分阴阳三五百。

　　　　肝实顿闷并呵欠,目直项急叫多惊。

　　　　右转心经推六腑,天河明月两相亲。

　　　　虚则咬牙迷多欠,补肾三关掐大陵。

　　　　揉按中指单展翅,再把阴阳着力分。

　　　　脾实困睡频频饮,身中有热觉沉疴。

　　　　推脾推肺推六腑,运水入土并天河。

　　　　虚则有伤多吐泻,左转心经热气疴。

　　　　赤风摇头并运卦,阴阳外间使宜多。

　　　　肺实闷乱兼喘促,或饮不饮或啼哭。

　　　　泄肺阴阳六腑河,八卦飞金与合骨。

　　　　虚则气短喘必多,哽气长出气来速。

　　　　补脾运卦分阴阳,离轻乾重三百足。

　　　　肾主瞳人目畏明,又无光彩少精神。

　　　　解颅死症头下窜,白睛[①]多过黑瞳睛。

　　　　面皮㿠白宜推肺,肾脾兼补要均匀[②]。

　　　　重耳中渚揉百次,尿黄清肾却通淋。

[按]①原文为"精",今改作"睛"。

　　　　②原文为"停",今改作"匀"。

14. 手法同异多寡宜忌辨明秘旨歌(《幼科推拿秘书》)

　　　　小儿周身穴道,推拿左右相同。

　　　　三关六腑要通融,上下男女变动。

(男左手、女右手、男从左手外往里推为补、从里往外推为泄,推女相反在右手。)

　　　　脾土男左为补,女补右转为功。

　　　　阴阳各别见天工,除此俱该同用。

　　　　急惊推拿宜泄,痰火一时相攻。

　　　　自内而外莫从容,攻去痰火有用。

　　　　慢惊推拿须补,自外而内相从。

　　　　一切补泄法皆同,男女关腑异弄。

　　　　法虽一定不易,变通总在人心。

　　　　本缓标急重与轻,虚实参乎病症。

　　　　初生轻指点穴,二三用力方凭。

五七十岁推渐深，医家次第神明。

一岁定须二百，二周六百何疑。

月家赤子轻为之，寒火多寡再议。

年逾二八长大，推拿费力支持。

七日十日病方离，虚诳医家谁治。

禁用三关手法，足热二便难通。

渴甚腮赤眼珠红，脉数气喘舌弄。

忌用六腑手法，泄青面㿠白容。

脉微呕吐腹膨空，足冷眼青休用。

小儿可下病症，实热面赤眼红。

腹膨胁满积难通，浮肿疟腮疼痛。

小便赤黄壮热，气喘食积宜攻。

遍身疮疥血淋漓，腹硬肚痛合用。

不可下有数症，囟陷肢冷无神。

不时自汗泄频频，气虚干呕难忍。

面白食不消化，虚疾潮热肠鸣。

毛焦神困脉微沉，烦躁鼻塞咳甚。

15. 用汤时宜秘旨歌（《幼科推拿秘书》）

春夏汤宜薄荷，秋冬又用木香。咳嗽痰吼加葱姜，麝尤通窍为良。加油少许皮润，四六分做留余，试病加减不难知，如此见功尤易。（手法一岁，虽云三百，然必轻者四分、重者六分，以待加减。）四季俱用葱姜煎汤，加以油麝少许推之。

16. 推拿代药赋（《幼科铁镜》）

前人忽略推拿，（卓溪）今来一赋。寒热温平，药之四性。推拿揉掐，性与药同。用推即是用药，不明何可乱推。推上三关，代却麻黄肉桂。退下六腑，替来滑石羚羊。水底捞月，便是黄连犀角。天河引水，还同芩柏连翘。大指脾面旋推，味似人参白术，泻之则为灶土石膏。大肠侧推虎口，何殊诃子炮姜，反之则为大黄枳实。涌泉右转不揉，朴硝何异。一推一揉右转，参术无差。食指泻肺，功并桑皮桔梗。旋推止嗽，效争五味冬花。精威拿紧，岂羡牛黄贝母。肺俞重揉，漫夸半夏南星。黄蜂入洞，超出防风羌活。捧耳摇头，远过生地木香。五指节上轮揉，乃祛风之苍术。足拿大敦鞋带，实定掣之勾藤。后溪推上，不减猪苓泽泻。小指补肾，焉差杜仲地黄。涌泉左揉，类夫砂仁藿叶。重揉手背，同乎白芍川芎。脐风灯火十三，恩符再造。定惊元宵十五，不啻仙丹。病知表里虚实，推合重症能生，不谙推拿揉掐，乱用便添一死。代药五十八言，自古无人道及，虽无格致之功，却亦透宗之赋。

17. 推拿代药骈言（《推拿捷径》）

推拿纯凭手法，施治须察病情。宜按宜摩，寓有寒热温平之妙；或揉或运，同一攻补汗下之功。推上三关，温能发表；退下六腑，凉为除烦。推五经则补泻兼施。运八卦则水火既济。开气机以防气闭，丹凤摇头；止寒嗽而涤寒痰，黄蜂入洞。术施神阙，宛然导滞温脾；水取天河，不亚清心凉膈。往来寒热，分阴阳则汤代柴胡；消化迟延，运脾土则功逾术附。飞经走气，重在流通；按弦搓摩，何愁结滞。主持温性，传双凤展翅之神；驱逐寒邪，作二龙戏珠之势。急惊者，肝风暴动，掐揉合谷，自无痰壅气促之虞；慢惊者，脾土延虚，推运昆仑，致免肢冷腹

笔记栏

疼之苦。虽牙关紧闭,推横纹便气血宣通;纵人事昏沉,掐指节而神情活泼。宜左宜右,能重能轻,举手之劳,可回春于顷刻;得心之处,调气息于临时。与其用药有偏,或益此而损彼;何如按经施术,俾兼顾而并筹。即无虑肌肉筋骨之伤,便可免针灸刀圭之险。可以平厥逆,定抽搐,原凭手上工夫。非惟止吐,醒昏迷,不费囊中药石。运土入水而泄泻止,运水入土而痢疾瘳。一掐一揉,自成妙决,百发百中,尤胜仙丹。莫谓不抵千金,视为小道;果尔能参三昧,定是知音。

18. 推拿三字经(《推拿三字经》)

小婴儿,看印堂,五色纹,细心详。
色红者,心肺恙,俱热症,清则良,
清何处,心肺当,退六腑,即去恙。
色青者,肝风张,清则补,自无恙,
平肝木,补肾脏。色黑者,风肾寒,
揉二马,清补良,列缺穴,亦相当。
色白者,肺有痰,揉二马,合阴阳,
天河水,立愈恙。色黄者,脾胃伤,
若泻肚,推大肠,一穴愈,来往忙。
言五色,兼脾良,曲大指,补脾方,
内推补,外泻详。大便闭,外泻良,
泻大肠,立去恙,兼补脾,愈无恙。
若腹疼,窝风良,数在万,立无恙。
流清涕,风感伤,蜂入洞,鼻孔强。
若洗皂,鼻两旁,向下推,和五脏,
女不用,八卦良。若泻痢,推大肠,
食指侧,上即上,来回推,数万良。
牙疼者,骨髓伤,揉二马,补肾水,
推二穴,数万良。治伤寒,拿列缺,
出大汗,立无恙。受惊吓,拿此良。
不醒事,亦此方。或感冒,急慢恙,
非此穴,不能良。凡出汗,忌风扬,
霍乱病,暑秋伤。若止吐,清胃良,
大指根,震艮连,黄白皮,真穴详。
凡吐者,俱此方,向外推,立愈恙。
倘肚泻,仍大肠。吐并泻,板门良,
揉数万,立愈恙,进饮食,亦称良。
瘟疫者,肿脖项,上午重,六腑当,
下午重,二马良,兼六腑,立消亡。
分男女,左右手,男六腑,女三关,
此二穴,俱属凉,男女逆,左右详。
脱肛者,肺虚恙,补脾土,二马良,
补肾水,推大肠,来回推,久去恙。

或疹痘,肿脖项,仍照上,午别恙。
诸疮肿,明此详,虚喘嗽,二马良,
兼清肺,兼脾良。小便闭,清膀胱,
补肾水,清小肠,食指侧,推大肠,
尤来回,轻重当。倘生疮,辨阴阳,
阴者补,阳清当。紫陷阴,红高阳,
虚歉者,先补强,诸疮症,兼清良。
疮初起,揉患上,左右旋,立消亡。
胸膈闷,八卦详,男女逆,左右手,
运八卦,离宫轻。痰壅喘,横纹上,
左右揉,久去恙。治歉症,并痨伤,
歉弱者,气血伤。辨此症,在衣裳,
人着裕,伊着棉,亦咳嗽,名七伤,
补要多,清少良。人穿裕,他穿单,
名五痨,肾水伤,分何脏,清补良。
在学者,细心详。眼翻者,上下僵,
揉二马,捣天心,翻上者,捣下良,
翻下者,捣上强,左捣右,右捣左。
阳池穴,头痛良,风头痛,蜂入洞,
左旋右,立无恙。天河水,口生疮,
遍身热,多推良。中气风,男左逆,
右六腑,男用良,左三关,女用强。
独穴疗,数三万,多穴推,约三万,
遵此法,无不良。遍身潮,分阴阳。
拿列缺,汗出良。五经穴,肚胀良。
水入土。不化谷。土入水,肝木旺。
小腹寒,外牢宫,左右旋,久揉良。
嘴唇裂,脾火伤,眼泡肿,脾胃恙,
清补脾,俱去恙,向内补,向外清,
来回推,清补双。天门口,顺气血,
五指节,惊吓伤,不计次,揉必良。
腹痞积,时摄良,一百日,即无恙。
上有火,下有寒,外劳宫,下寒良。
六腑穴,去火良,左三关,去寒恙,
右六腑,亦去恙。虚补母,实泻子,
曰五行,生克当。生我母,我生子,
穴不误,治无恙。古推书,身手足,
执治婴,无老方,皆气血,何两样,
数多寡,轻重当。吾载穴,不相商,
老少女,无不当。遵古推,男女分,

俱左手,男女同,余尝试,并去恙。
凡学者,意会方,加减推,身歉壮,
病新久,细思详,推应症,无苦恙。

（鲁梦倩）

◇◇◇ 主要参考书目 ◇◇◇

1. 廖品东. 小儿推拿学［M］. 2 版. 北京:人民卫生出版社,2016.
2. 汪受传,虞坚尔. 中医儿科学［M］. 3 版. 北京:中国中医药出版社,2012.
3. 刘明军,孙武权. 推拿学［M］. 2 版. 北京:人民卫生出版社,2016.
4. 张素芳. 孙重三小儿推拿［M］. 青岛:青岛出版社,2014.
5. 金义成. 中国推拿全书［M］. 长沙:湖南科学技术出版社,2018.

复习思考题
答案要点

模拟试卷